脳とソシアル

脳とアート
――感覚と表現の脳科学

編集　岩田　誠　東京女子医科大学名誉教授
　　　河村　満　昭和大学教授・内科学講座神経内科学部門

social cognition

医学書院

〈脳とソシアル〉
脳とアート──感覚と表現の脳科学

発　　行　2012年11月1日　第1版第1刷©

編　者　岩田　誠・河村　満
発行者　株式会社　医学書院
　　　　代表取締役　金原　優
　　　　〒113-8719　東京都文京区本郷 1-28-23
　　　　電話 03-3817-5600(社内案内)

印刷・製本　三美印刷

本書の複製権・翻訳権・上映権・譲渡権・公衆送信権(送信可能化権を含む)
は㈱医学書院が保有します.

ISBN978-4-260-01481-6

本書を無断で複製する行為(複写, スキャン, デジタルデータ化など)は,「私
的使用のための複製」など著作権法上の限られた例外を除き禁じられています.
大学, 病院, 診療所, 企業などにおいて, 業務上使用する目的(診療, 研究活
動を含む)で上記の行為を行うことは, その使用範囲が内部的であっても, 私的
使用には該当せず, 違法です. また私的使用に該当する場合であっても, 代行
業者等の第三者に依頼して上記の行為を行うことは違法となります.

〈JCOPY〉〈㈳出版者著作権管理機構　委託出版物〉
本書の無断複写は著作権法上での例外を除き禁じられています.
複写される場合は, そのつど事前に, ㈳出版者著作権管理機構
(電話 03-3513-6969, FAX 03-3513-6979, info@jcopy.or.jp)の
許諾を得てください.

執筆者一覧

岩田　　誠	東京女子医科大学・名誉教授	
河村　　満	昭和大学医学部内科学講座神経内科学部門・教授	
三浦　佳世	九州大学大学院人間環境学研究院心理学講座・教授	
小山　慎一	千葉大学大学院工学研究科・准教授	
宮崎　謙一	新潟大学人文学部人文学科心理学・教授	
小野田法彦	金沢医科大学・名誉教授	
山本　　隆	畿央大学健康科学部健康栄養学科・教授	
廣瀬　通孝	東京大学大学院情報理工学系研究科知能機械情報学・教授	
子安　増生	京都大学大学院教育学研究科教育認知心理学講座・教授	
齋藤　亜矢	京都大学野生動物研究センター・助教	
池内　克史	東京大学大学院情報学環・教授	
工藤　俊亮	電気通信大学大学院情報システム学研究科・准教授	
佐藤　正之	三重大学大学院医学系研究科認知症医療学講座・准教授	
市江　雅芳	東北大学大学院医学系研究科音楽音響医学分野・教授	
中川　敦子	名古屋市立大学人間文化研究科・教授	
泰羅　雅登	東京医科歯科大学大学院医歯学総合研究科認知神経生物学分野・教授	

（執筆順）

発刊に寄せて

　河村　『脳とソシアル』のシリーズも 4 冊目になりました．今回は，「脳とアート——感覚と表現の脳科学」で，これまでとはまた趣が異なっています．この本だけでも成り立つ企画だと思いましたが，なぜ，このテーマを選ばれたのでしょうか．

　岩田　テーマとして，アートはとても大事だと思うんですよね．河村先生や，私たちがやっているような神経心理学が，何をテーマにするかというと，人間が何を考え，何を感じているかということの解明をしたいということです．言語だって，記憶だって，すべてそういったところにつながっているわけで，言語や記憶，行為などの基礎的なもののもう 1 つ上の，それを使って人間が何をするのかといったときに，考えたり，感じたりしている．そのいちばん大事なところがアートでしょう．

　だから，われわれの神経心理学のターゲットになる人間の営みのなかでは，アートというのは自然に出てくるわけで，そういう意味で，別に特殊なことをやったとは思っていないんですけどね．

　河村　最初に大きく「感じる脳」と「表現する脳」に分かれて，「脳と感性」から始まります．いままでの神経心理学というのは，知性面の研究が多かったですね．言語もそうですし，記憶もそうですし，いろいろな意味での認知機能もそうですね．ただ，脳とアートというと，もう少し感性の面に立ち入って脳の仕組みを考えている．そういう特徴があると思いますが，どうですか．

　岩田　僕たちがついこのあいだまでやっていた言語とか行為の神経心理学というのは，みんな，正しい答えというのがあるんですよ．字を見せて，「これ，どう読みますか？」というときに，正しい答えというのがあって，そこに達しているかどうかということで判定するでしょう？

　行為だってそうですよね．櫛を見せて，「使ってごらん」と言ったとき

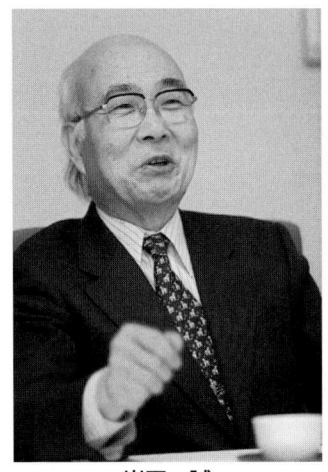

岩田　誠

に，櫛で机をトントンと打ったら，「これは×」とするわけです．

　だけど，感性というのはそういうものではないでしょう．人間がそれに対して何を感じて，どういうふうに思うのかというのが感性だとすれば，その人で起こっていることは，すべて正しいといえば正しい．そういう範囲のことだと思うんですね．ですから，ある意味でいえば，神経心理学のなかでは非常に個=individualに入り込んでいる部分です．

　神経心理学のいままでのターゲットは，人間集団の中での行動だったんです．だから，言語や行為が研究対象になったんだけれども，そうではなくて個を対象とするような神経心理学というのがあってもいいんじゃないかと．ただ，科学としては難しいですよね．「これがエビデンスだ」とするには，統計学的な処理もできないし，スタンダードというのが非常に求めにくいわけです．ですが，いつかはそれをやらないと脳の中のしくみはわからない．そのターゲットが，実はここにあるわけです．

　河村　先生もおっしゃいましたけれども，測りかたが困難だと思うんです．集団を対象にすれば，例えば平均値を取ることができる．でも，相手が個の場合は，なかなか難しくて，定量より定性が大切なのかもしれません．「質」といったものを扱っているのかもしれませんが，そういうことを，だんだん脳科学でできるようになったということですよね．

　岩田　そうだと思います．いろいろなことを調べて，その事実を積み重ねてプロセス全体が矛盾なく説明できてくると，その仮定，ハイポセシス（hypothesis）は正しいだろうという考えかたですね．そういったものが科学です．

　宇宙生成論や生命誕生論も，実験というのがほとんどできない分野ですよね．だけども，宇宙はこういうふうにできたと考えれば，このことも，このことも，だいたい矛盾なく説明できる．とすると，その説はたぶん正

しいだろうと…．実は，精神病理学は，もともとそういうものなんですよね．

　河村　なるほど，そうですか．

　岩田　ヤスパース (Karl Jaspers) という人は，エルクレーレン (erklären) とフェルシュテーエン (verstehen) とを分けて考えていて，人間の精神活動には2つの面があると．それは，精神活動をエルクレーレン＝科学的に解明する，これはたぶん脳の働きとして解明するという意味でしょうけれども，そういう部分と，そうではなくて，フェルシュテーエン＝了解してあげる，なぜこういうことが起こったのかを理解す

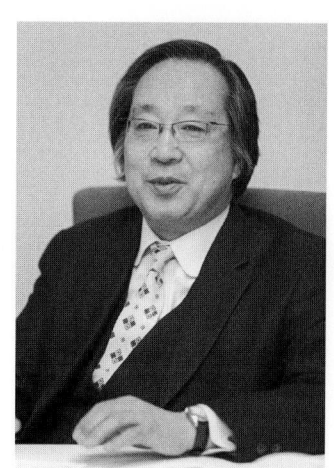

河村　満

る，そのための科学と2つあるのだということを，ヤスパースははっきり言っています．そして，そのフェルシュテーエンのほうが，昔流にいう，いわゆる精神病理学だったわけです．

　フロイド (Sigmund Freud) なんかがやろうとしていたのも，結局，基本的にはそういうことで，行動の原点を，脳を離れてその人の生い立ちなどの事柄のなかで理解しようとしたんだと思うんですよね．

　そういう意味では，古い時代からやっていて，珍しいことではないんです．その後，脳科学というかたちで，脳の神経細胞の活動のプロセスとして，ピシッと理解していくというやりかたのほうが主流になっちゃったから，どちらかというとフェルシュテーエンというのは否定されてしまっているというか，科学的じゃないんだよということになってしまった．それは実は，科学になる以前に芽を摘まれてしまったようなことなので，それをもう1回，科学としてやっていく必要があるんじゃないのかとずっと思っていたのです．そういうテーマとして，僕はアートが面白いと思うんですね．

　　　　　　　　　　　　　　　　　　　　　　　医学書院本社にて
　　　　　　　　　　　　　　　　　　　　編者　岩田　誠・河村　満

目　次

I　序論
脳にとって芸術とは何か……………………………岩田　誠　3
- A　芸術とは　3
- B　芸術の起源　5
- C　感覚，知覚，感性　9
- D　創造性の基盤　10
- E　作業記憶の拡張　12
- F　模倣と教育　14
- G　芸術と宗教　14

II　感じる脳

1　脳と感性……………………………………………三浦佳世　19
はじめに　19
- A　感性という概念の定義と歴史　20
- B　感性に関わる脳科学研究　21
  - 1）知覚印象としての感性　21 / 2）総合印象および創造における感性　23 / 3）美しさに対する脳活動　24
- C　感性と脳に関わる研究の展開　28

2　色彩の認知…………………………………………小山慎一　31
- A　色彩体験は脳で作られる　31
  - 1）色彩認知に関わる脳部位　32 / 2）脳損傷による色彩認知の変化　33
- B　後頭葉内側部の役割　38
- C　色と形の統合：Zeki の三段階処理説　41

おわりに　43

3　絶対音感 ……………………………………………宮崎謙一　47
　A　絶対音感とは何か　47
　B　音の高さの知覚的特性　48
　C　絶対音感の正確さ　50
　D　絶対音感保有者の相対音感—能力欠如仮説　53
　E　絶対音感は稀な能力か　57
　F　絶対音感の獲得過程　58
　G　絶対音感の遺伝的基盤　59

4　香りの脳科学 ……………………………………小野田法彦　63
　A　「ニオイ」の表現　63
　B　袖のか　64
　C　香道と嗅知覚　64
　D　嗅細胞の嗅球への投射　65
　　1）異なるニオイ刺激に対する糸球体応答　65 / 2）濃度変化に対する糸球体応答　66 / 3）より自然なニオイ　67
　E　嗅覚中枢経路と梨状皮質　68
　F　ニオイ刺激に対する前梨状皮質の応答　69
　　1）濃度変化に対する応答　69 / 2）刺激濃度と前梨状皮質の応答　70 / 3）前梨状皮質の活性とニオイ濃度の関係　71
　G　視床背内核のニオイ応答　71
　H　大脳皮質嗅覚野　72
　　1）サルの大脳皮質嗅覚野　72 / 2）ウサギ嗅覚野のニオイ応答　73 / 3）イヌ嗅覚野のニオイ応答　73 / 4）松露との関連　73
　I　ヒトの嗅覚野　74
　J　前頭葉眼窩回の役割　75

5　味覚の脳科学 ……………………………………山本　隆　79
　A　味わうこと　79

- B 味の種類とその応答 80
- C 味覚の中枢経路 82
- D 味の質の情報処理 83
  - 1) ラベルドラインからパターンへ 83 / 2) ミラクルフルーツ 84
- E おいしさとは何か 86
- F おいしさの実感 86
- G おいしさを求める 88
- H おいしいものを食べる 88
- I アクセルとブレーキ 89
- J 前頭連合野の働き 90

おわりに 92

6 バーチャルリアリティの脳科学……………廣瀬通孝 95
- A バーチャルリアリティ技術の幕開け 95
- B バーチャルリアリティとは 96
- C 感覚とバーチャルリアリティ 97
- D 仮想身体とインタラクション 101
- E 高次感覚とVR 103
- F 時間感覚とVR 106

おわりに 108

III 表現する脳

1 アート教育……………………………………子安増生 111
- A アート教育とは何か 111
- B アート教育の歴史 112
- C 子どものためのアート教育 114
- D 多重知能理論とアート教育 118
  - 1) 早期英才教育 120 / 2) 個性化教育 120 / 3) 補償教育 121 / 4) 全人教育 121
- E 脳とアート教育 121

2-1　描く脳——描画の追求 …………………………… 齋藤亜矢　125
　　A　「描く」ことの起源　125
　　B　「描く」ための技術　126
　　C　「描く」ための認知的な基盤　128
　　D　「描く」ことへの動機づけ　130
　　　　1）探索的な行為　130 / 2）イメージ想起と外化　133 / 3）イメージの共有　133
　　おわりに　134

2-2　描く脳——絵を描くロボット ……… 池内克史・工藤俊亮　137
　　はじめに　137
　　A　「お絵描きロボット」が生まれるまで　138
　　　　1）ビンピッキング・ロボット　138 / 2）トップダウン・アプローチ　139
　　B　絵を描くロボット　140
　　　　1）絵を描くロボットとは　140 / 2）モチーフの観察と「絵」の生成　142 / 3）絵筆を用いた描画　143 / 4）描画結果　145
　　おわりに——ロボット魂という自由意志の設計　146

3-1　音楽する脳——音楽の脳科学 ………………………… 佐藤正之　149
　　はじめに　149
　　A　失音楽とは　149
　　　　1）失音楽症の発見　149 / 2）失音楽症の診断と分類　150 / 3）これまでの失音楽症の報告　150
　　B　音楽の受容と表出の障害　151
　　　　1）失音楽症　151
　　C　錯メロディ（paramelodia）　158
　　D　伝導失音楽（conduction amusia）　160
　　E　調性感　160
　　F　和音の受容と側頭葉前部　161
　　G　音楽的情動の独立性　162

H　自験例からみた音楽の受容と表出のメカニズム　163
　　おわりに　165

3-2　音楽する脳―楽譜を扱う脳……………………河村　満　167
　　A　失音楽の種類　168
　　B　失音楽の病巣　169
　　C　音楽の表出，受容障害と楽曲の健忘　171
　　　　1）表出性失音楽　171／2）受容性失音楽　171／3）健忘性失音楽　172
　　D　楽譜の失読と失書　172
　　　　1）楽譜の純粋失読　172／2）楽譜の失読失書　173
　　E　楽器の失音楽　180
　　おわりに　180

3-3　音楽する脳―音楽療法…………………………市江雅芳　183
　　はじめに　183
　　A　音楽療法とは　183
　　　　1）音楽療法の定義　183／2）音楽療法士　184／3）音楽療法の種類　185／4）欧米の音楽療法　186／5）日本の音楽療法　187
　　B　医療としての音楽療法　188
　　　　1）音楽療法の対象となる診療領域　188／2）医療として音楽療法を行うには　189
　　C　音楽療法の将来展望　190
　　D　音楽療法と「表現する脳」　191
　　　　1）光トポグラフィによる実験　191／2）フランス国立リヨン歌劇場の試み　192
　　おわりに　194

4　脳と遊び………………………………………………中川敦子　197
　　A　遊びの定義と系統発生　197
　　B　脳との関連　199

1）中脳・視床・視床下部　200／2）扁桃体　201／3）基底核　201／4）小脳　202／5）前頭葉　202／6）神経伝達物質　203
　　C　遊びと病理　204
　　　1）不安　204／2）注意欠如・多動障害（ADHD）　205／3）自閉症スペクトラム障害（ASD）　205
　　D　ヒトの遊びと発達　206

5　アートの決め手は脳のネットワーク？………泰羅雅登　211
　　A　2つの視覚情報処理経路とアート　212
　　B　視覚情報の質の違い　215
　　C　特徴の抽出　216
　　D　思い出を行動にする　218

6　芸術における時間の表現…………………………岩田　誠　223
　　A　時間とは何か　223
　　B　アートとアーティストにおける時間の意義　224
　　C　絵画における時間表現　225
　　D　音楽における時間表現　228
　　E　舞台における時間表現　229
　　F　文学における時間表現　231
　　G　時間論からみた芸術　233

あとがきにかえて……………………………………………………235
索　引……………………………………………………………………247

●こぼれ話●

初舞台の思い出　45／事実と真実　77／音とコミュニケーション　210
ビオラとともに　221

I 序論

脳にとって芸術とは何か

A　芸術とは

　芸術を論じるのであれば，まず芸術とは何かを定義づけしなくてはならないであろう．芸術はヒトの表現行動，すなわちコミュニケーションのために発信する行動の一形式である．ヒトは，自分の欲動（クラーゲス[1]の用いた用語 Triebe であり，意図的な欲望と本能行動を含む）や感情，思考などをさまざまな表現行動として実現する．しかしこれらの表現行動には，不随意的・反射的な表現運動，欲動推進的・自動的な表現行動，感情を直接的に表現する情動行動，そして芸術活動を含む指示的・表象的な表現行動がある．不随意的・反射的な表現運動というのは，恐怖や喜び，不安などに伴う呼吸，脈拍，筋緊張，腸蠕動，発汗，あるいは瞳孔径などの変化であり，これらの運動は，発信者の欲動や感情，思考などを知る手がかりになり得るという点において表現行動の一部をなすものであるが，非意図的なものであり，芸術表現の対象とはなっても，表現行動としては次元の低いものである．欲動推進的・自動的な表現行動とは，例えば恐れのために逃げ出すとか，怒りや憎しみのために攻撃するとか，あるいは愛するものを抱擁するといった行動であり，社会的な習慣や規範とは関係なく，ヒト一般に共通な表現様式による行動である．これに対し，感情を直接的に表現する情動行動は，ヒト一般に共通の行動と，社会的な習慣や規範に則って営まれる行動とがある．笑ったり，泣いたり，怒ったりする表情は前者の代表であり，親愛の情を示すための握手や接吻，あるいは別れの挨拶として手を振るような行動は後者の代表である．後者の情動行動には，言葉による表現行動も含まれる．挨拶の言葉や，謝罪の言葉，祝いの言葉，あるいは弔いの言葉などは，それぞれの文化において決められた社

会規範に依存している．これらの表現行動は，自分の欲動や感情，思考などを直接的に表現するものであり，自分の欲動や感情，思考の内容と表現行動の様式とは直接的に関連している．特に，不随意的・反射的な表現運動，欲動推進的・自動的な表現行動は，多くの場合，その一致度が高く，随意的に相手を欺くような偽の表現行動をとることは容易ではない．しかし，情動行動の内容と，それを表現する個体の欲動や感情，思考などの内容は，必ずしも一致しているわけではなく，意図的に偽の情動行動を行って，相手を欺くことは容易である．このことは，これらの表現行動は，自分の欲動や感情，思考の操作的表現であるといえよう．

　これらの操作的表現行動とは別に，ヒトは自分の欲動や感情，思考の内容を，表象的・間接的に表現することができる．芝居の舞台で演じられる戦いの場面や，愛の場面は，必ずしも演ずる人たち自身の欲動や感情，思考を直接操作的に表現しているのではなく，戦いとか愛といったヒトの操作的表現行動そのものを，指示的・表象的に表現しているものである．ヒトは，描いたり，刻んだり，積み上げたり，歌ったり，奏でたり，演じたり，踊ったり，そして書いたりして，ヒトが実現するあらゆる操作的表現行動を間接的に表現することができる．このような指示的・表象的表現行動を可能にするヒトの営みを，筆者は芸術活動と呼びたい．

　ここで定義する芸術活動というものは，必ずしも美の追求[2]を目的とする行動ではなく，美の追求という欲動に基づく行動とは独立したものである．美を愛すること，美を表現すること，それだけでは芸術活動とはいえない．例えば，ミロのヴィーナスの彫像は，それが美とは何かということに対する表現者の思いを間接的に表現するものであるがゆえに，それは芸術作品と呼ばれるものである．これに対して，ピュグマリオンが自ら作った美しい彫像を愛してしまったという行動は，芸術活動ではなくなってしまった欲動に基づく行動である．ここで扱う芸術活動は，美の追求という操作的な行動ではない．美の追求という欲動行動だけを論じるならば，その起源はヒト以前の生物にまで，遥かに遡って考えねばならない．

B　芸術の起源

　Homo sapiens sapiens, すなわち新人と呼ばれる生物がいつ頃地球上に出現したかについては諸説あるが, 少なくとも10万年前頃までには, 生まれていたといわれている[3,4]. 一方, 30万年前から3万年前まで地球上にいたとされる旧人(ネアンデルタール人)は, 新人とは亜種の関係にあるといわれ, *Homo sapiens neanderthalensis* と呼ばれてきた. もっとも, 旧人と新人は種レベルで異なるという説もあり, これに従うと, 新人と旧人はそれぞれ *Homo sapiens*, *Homo neanderthalensis* と呼ばれることになる[4]. 旧人たちは, 話し言葉といってもよいような音声コミュニケーションの能力を持っていたといわれ[5], 石刃のような石器を使って木製の槍を作り, 原始的な狩猟を行った[4]. また, 火を使い, 埋葬を行ったとされている. 旧人の文化は, 30万年前から4万年前に至るムスティエ文化と, 3万6000年前から約4000年ほど続いたシャテルペロン文化に分けられる[6]. ムスティエ文化は旧人のみの文化であり, 長い期間にわたりほとんど変化のない文化であったのに対し, 旧人と新人が共存を始めたと考えられる数千年の間に, 旧人の文化は急激に進化し, シャテルペロン文化を形成した. この時代の旧人の遺跡からは, 動物の骨に刻んだ線刻模様や, 骨で作った装身具様のものが発見されており[4,6], シャテルペロン文化においては, 原始的な芸術活動が存在していたのではないかと考えられている. しかし, この時代には, 既に新人も共存していたため, 旧人が残したこれらの"芸術作品"が, 果たして旧人の創作によるものかどうかには議論がないわけではない. シャテルペロン文化に先立つ, 新人がいまだ存在していなかったと考えられる時代に旧人たちが営んだと考えられるムスティエ文化の遺跡においても, 芸術活動を示す遺物ではないかというものが発見されており, 芸術の起源が旧人の時代に遡るとする見解もある. ムスティエ文化の遺物として発見されているものは, 動物の骨で作られたペンダント様の装身具や, 人の顔や動物, あるいは魚を描いた線刻である[4,6]. また, 旧人たちは, 黄土のような色素を頻用し, 花を敷き詰めた床の上に死者を埋葬したこともわかっている. これらの事実を総合し, 芸術の起源

を旧人の時代に求めるという考えが主張された．しかし，旧人たちの遺跡で発見されたこれらの遺物が，本当に芸術作品といえるかどうかは別問題である．装身具や線刻模様，色素の使用，埋葬などは，今日の文化においては芸術活動と密に関連した営みであるが，旧人の文化活動の中で，これらを芸術作品とみなしてよいかについては疑問が残される．

旧人の文化においては，音楽が営まれていた可能性も考えられている．1996 年，4 万 3000 年前の旧人のムスティエ文化の遺跡と考えられるスロベニアの洞窟で，骨幹に数個の孔が開けられたホラアナグマの大腿骨が発見された．これを発見した Ivan Turk[7]は，これを旧人が作った人類史上最古のフルートとして報告したが，これに対しては，骨髄を食べる肉食獣が噛んで開けた孔に過ぎないという反論がなされた[8]．しかし，これが楽器であったと主張し，発見者の説を擁護する意見もある[8]．また発見者の Turk 自身，この孔開き大腿骨の欠損部分を修復したレプリカを作製し，プロのフルート奏者によるこの笛の演奏曲を，YouTube に載せている[9]．これが真実であるとするなら，音楽もまた旧人の時代に既に誕生していたことになるが，これに反対する意見のほうが多いようである[10]．

一方，新人，すなわちわれわれの直接の祖先たちが芸術活動を営んでいたことは，疑いのない事実である．その証拠の1つは，ヨーロッパの新人たちが残した洞窟絵画である．このような洞窟絵画のうち最も古いものは，南仏アルデーシュで発見されたショーヴェ洞窟[11]のものであり，そこには，およそ3万数千年前に描かれたと考えられるサイ，ライオン，ウマ，野牛，トナカイなどの実に見事な壁画が残されている．ラスコーの洞窟画の描かれたのは1万5000年前，アルタミラの洞窟画は1万3500年前といわれているから，このような洞窟画は，約2万年の長きにわたって続いた芸術活動ということができる．このような描画活動は，新人の成し遂げた文化活動として最も独創的で，旧人を含むそれまでのいかなる生物も，成し遂げたことのないものである．それゆえ，筆者は，新人，すなわち *Homo sapiens* という存在は，*Homo pictor*（描くホモ）と呼ばれてしかるべきではないかと考えている[12,13]．これらの絵画作品は，その描かれた目的が何であったにせよ，すばらしい芸術作品であり，新人とともに芸術活動が爆発的に開花したことは事実であろう．

このような洞窟画がなぜ描かれたのかという疑問に対しては，今日では，その描かれた場が，単に絵画が描かれたというだけではなく，音楽や踊りのような総合的パフォーマンスの場であったのではないかと考えられている[6,13,14]．その理由の第一は，新人が壁画を残した洞窟は，決して彼らの生活の場ではなかったということである．新人が居住空間として使ったのは，浅い洞窟の光が届く場所であるのに対し，洞窟画の描かれていた場所は，例外なく日光の差し込まない真っ暗な洞窟の奥であり，描き手たちは，ランプやたいまつを持って，その場所にやって来た．実際，ラスコー洞窟からは，この目的で使用されたと思われるランプが多数発見されている．第二に，洞窟画として描かれているのは動物であるが，そのほとんどは狩の獲物ではなかった動物の絵であり，狩の成功を祈るというような理由で描かれたとは考えられないということである．第三の事実は，洞窟の中で壁画が描かれている場所は，音響効果のよい場所であるという事実である．ReznikoffとDauvois[15]は，実際に壁画洞窟の音響調査を行ってこのことを実証している．また，土取[16,17]は，このような洞窟内で，鍾乳石や石筍を木や手で叩いたり，指ではじいたり，あるいは笛を吹いたりしてすばらしい音楽演奏を試みている．これらを総合して考えると，洞窟画の描かれた場所では，描き手だけではなく音楽演奏者も，そしておそらくは歌い手や，場合によっては踊り手も来て，なんらかのパフォーマンスを行ったのではないかと考えられる．壁画洞窟の中には，一種の供物ではないかと思われるような骨器などが遺されているところもあることから，それはトーテミズムと関連するようなシャマニズム的祭礼の儀式であったのではないか，という考えも成り立つ．そうだとすれば，そのような場所は，そこに集う人々にとっては精神的に極めて大切な聖域であり，すばらしい洞窟画は，その場所の占有権を主張すべく描かれたのではないか，と考えることができる．筆者は，そのような目的で絵画を描く*Homo pictor*の行動を，トポスの権利の主張と呼んでいる[13]．ヒト以外の動物において縄張り行動と呼ばれるものと，その意味はよく似ている．ヒト以外の動物は主として臭いづけによって，縄張りと呼ばれる，食物獲得空間の権利を主張するのに対し，ヒトが主張するトポスの権利は，絵画というはるかに長い時間経過にわたって永続的な権利を主張し続けることを可能とする手

段を使って，精神的な聖域の所有を主張しているのである[14]．

　トポスの権利の主張はその後も延々と続き現在に至っているが，文明時代になると，描くという行動を超えて，石に刻んだり，建造物を作るという行動が芽生えてきた．世界各地にある宗教遺跡や墳墓などは，いずれもこのようなトポスの権利の主張という行動様式の産物であろう．

　これに対し，持ち歩きできる芸術作品，すなわち動産芸術の生産についても，その起源を旧人に求めるべきか，あるいは新人になってはじめて出現したと考えるべきかという議論がある．先に述べたように，シャテルペロン期の旧人文化遺物の中には，装身具ではないかと考えられる骨製品が見出されており，また骨に多くの刻み目を入れたものも発見されているが[6]，これらを動産芸術作品としてよいかどうかには議論が多い．旧人の遺跡で発見された「笛」については，これを肉食獣が噛んだ偶然の産物とする考えが大勢を占めているが[8,10]，一方では，動物を呼び寄せるために使ったのではないかと思われる骨製の呼子笛が，旧人の遺跡から発見されている[6]．筆者が先に述べた芸術の定義からすると，このような呼子笛で動物を呼び寄せる行動は，相手に対する直接的な操作的表現行動であり，芸術活動とはいえない．スロベニアで発見された旧人の「笛」なるものがもし人工的なものであったとしても，その用途は，呼子笛のような操作的道具であった可能性もある．いずれにせよ，動産芸術の点においても，旧人が芸術活動を行ったという証拠は得られていない．一方，Mithen[10]は，旧人たちは優れた歌い手であったのではないかという説を述べている．ただし，その歌は，新人の言葉のようなはっきりした分節構造を持つ歌詞のついたものではなく，メロディ中心のヴォカリーズ様の歌であったのではないかという．これが正しいかどうかは確かめようもないが，死者を埋葬したり，障害者を介護したり，ボディ・ペインティングをしたりしていた可能性が指摘されている[4]旧人たちの世界には，芸術活動の芽生えが存在していた可能性は否定できない．

　一方，同じ頃，すなわち3万数千年前に住んでいた新人の遺跡である南ドイツのHohlenstein-Stadelからは，獅子の頭を持つ男性像と思われる象牙製の小像が見出されているが[6,18]，これは紛れもない表象的・指示的表現行動によって作り出されたものであり，芸術作品と呼んでよいだけの完

成度を持った作品である．すなわち，動産芸術の作成もまた，この時代の新人が生み出した活動であったといえよう．その後，2万年前頃の新人の遺跡からは，ヴィーナス像と呼ばれる，女性をかたどった小像が多数発見されている[6,18]．これらの造形産物は，明らかに指示的・表象的な表現行動によって生み出されたものであり，芸術作品と呼んで差し支えないと思われる．これと同時に，同じ頃の新人の遺跡からは，骨製の笛，ブル・ローラー，スクレイパーといった明らかに楽器と考えられる遺物が多数発見されている[9,15]．ブル・ローラーは，楕円形の板の端に穴を開けて紐を通したもので，紐を手にしてこれを空中にぐるぐる回すと，一定の振動数でウシのうなり声のような音を出す楽器，スクレイパーは，田楽で使用されるササラと同様の楽器であり，ギザギザの刻み目を擦って音を出す楽器である．これらは明らかに音楽の存在を示すものであり，新人たちが盛んに芸術活動を営んでいたこと裏づけるものである．

　以上のことから，旧人たちも芸術活動を行っていた可能性はあるものの，今から約3万年前，新人たちの世界において，芸術活動は爆発的に発展したといってよいと思われる[6,18]．

C　感覚，知覚，感性

　すべての芸術作品は，それを受け取るものに，特有の感覚情報を与える．これらの感覚情報は，それぞれの感覚器において神経活動の電気信号に変換され，感覚器から大脳皮質に送られるが，この過程が感覚(sensation)と呼ばれる現象である．大脳皮質は，感覚器から送られてきた電気信号の中から，感覚器の受け取った情報内容を解読するが，この解読過程は知覚(perception)と呼ばれる．さて，知覚による情報解読には，情報内容に含まれている概念的情報の解読と，それに伴って伝達される心情的情報の解読がある．論理的な情報解読を担う働きは悟性(Verstand)と呼ばれ，心情的な解読過程を営む働きは感性(Sinnlichkeit)と呼ばれる[19]．そして，感覚情報を感性によって受け取る過程は，直観(Anschauung)あるいは感得(Schauung)と呼ぶ[1,19]．芸術活動の心理的過程は，感性による直感である．

悟性は普遍的な働きであり，経験と教育によって社会の中での均一性が築かれていくのに対し，感性は多様性に富み，文化，宗教，社会習慣などによる違いはもとより，個人レベルでの差も大きいし，また同一個体内でも時間的な変動が極めて大きい．したがって，感性による情報解読は，さまざまな異なった結果に至ることが避けられない．しかし，ヒトには，アプリオリに備わった直感があるとし，カント[19]はこれを感性の純粋形式，あるいは純粋直感と名づけた．そのような純粋直感の中で，芸術において最も重要なものが，空間と時間である．すなわち，空間と時間は，普遍的な感性としてすべてのヒトに共通に直感されるものであり，それが芸術の普遍性を保証しているのである．ただし，ここで空間と呼ぶのは，単に視空間だけのことではない．複数の楽音が同時に作り出すポリフォニーの聴空間もまた，純粋直感として受容される[20]．

　先に，芸術活動は美の追求とは独立した行動様式であると述べたが，美の直感が，芸術において重要な要素をなすものであることは事実である．美の判断基準となる感性は，文化による差が大きく，地域ごとに美の判定基準は大きく異なっており，個人差も大きい．しかし，ある程度の普遍性があることも事実である．Perrettら[21]は美人顔の判定において，平均的な顔よりも，特定の特徴が強く現れている顔のほうが好感度が高く，その評価には文化の差はないことを見出した．これは，美人顔の判断基準が一定の普遍性を持っていることを示唆している．音楽における美の判定基準の1つとしては，ポリフォニーにおける協和音，不協和音の対比が挙げられるが，この判定においては，受容された複数の音の周波数の比が利用されていることは，ピタゴラスによって既に明らかにされていたところであり[20]，やはり一定の普遍性を持った感性の存在が裏づけられている．

D　創造性の基盤

　芸術活動は指示的・表象的表現行動であり，その意味で芸術の基本は隠喩(metaphore)である．したがって，習慣的に習得された操作的な情動行動とは異なって，自分の欲動や感情，思考の内容を間接的に伝達するためには，常に創造の意図を必要とする．脳において創造を営む機構は作業記

憶(working memory)であり，作業記憶こそが，芸術活動を可能ならしめている基本的神経機構であるといえる．

　表現行動において形成される作業記憶の場には，外界からのさまざまな感覚情報と，自己の体内の状態に関する知覚情報が受容されるだけでなく，それに加えて自己の脳内に蓄積されているさまざまなエピソード記憶，意味記憶，手続き記憶のレパートリーの中から，その表現行動に必要とされるものが想起されてくる．作業記憶の場においては，これらの情報を組み合わせて，最も適切な表現行動が選択される．このような作業記憶の座は，おそらく前頭前野であろうと考えられる．通常の表現行動においては，選択された行動によって生じた効果の情報が報酬として得られ，その評価に従って，選択された行動の重みづけがなされ，新たな行動選択レパートリーとして脳内に保存される．すなわち，選択されたことによって大きなプラスの報酬が得られた行動は，大きなプラスの重みづけがなされて保存されるので，次回以降の同様な状況において選択されやすくなるのに対し，ネガティブな報酬が与えられた行動にはマイナスの重みづけがなされて保存されるため，次の機会には選択されにくくなる．

　芸術活動における作業記憶の形成においても，この原則は変わらないが，一般的な表現行動と異なって，芸術活動においては自己の体内情報などはあまり利用されず，もっぱら外界からの感覚情報と，特定の記憶情報に基づいた行動選択がなされる．しかし，これらの情報によって行動選択を行う際に，一般の行動選択とは異なった基準の行動選択がなされる．すなわち，選択される行動は，通常の報酬系が与える重みづけとは異なる基準で選択されることが多い．通常の日常生活の状況下では選択されないような行動が選択され，時には，通常の場合にはネガティブな報酬(罰といってもよい)を伴うような行動が選択されることすらある．

　筆者は，頭頂・後頭・側頭境界部に広がる後方連合野を"正直脳(cerveau honnête)"，前頭前野を"嘘つき脳(cerveau menteur)"と名づけている[22,23]．後方連合野は感覚器を通して得られる外界情報に基づいて欲動推進的・自動的な表現行動を実現するに必要な指令を発し，外界情報に対して正直に振る舞うように方向づけをするのに対し，作業記憶の座である前頭前野は，これに記憶情報を取り入れることにより，欲動推進的・自動的

な表現行動，すなわち紋切り型の行動の発現を抑え，外界情報に自動的に従うのではなく，自らの欲動に対して嘘をつくようなかたちで，より報酬が大きくリスクの少ない行動を選択させる．これが，これらの領域の名前の由来である．芸術活動の本質は，指示的・表象的な表現行動であり，これは外界からの情報に対する紋切り型の行動選択を行わないことによって，はじめて実現される．したがって，芸術活動は，あまねくこの"嘘つき脳"の働きによって実現されるものであるといえよう．

ヒト属の知的進化を論じた Mithen[18]によれば，高等霊長類においては，一般的知能に加えて，社会的知能，博物的知能，技術的知能，といったモジュール化された複数の特殊知能があり，類人猿においてもこれらの特殊知能はよく発達しているが，それぞれのモジュールの独立性が高く，異なったモジュールの間の流動的な関係がないという．彼は，ヒトにおいては，さらにこれに加えて言語モジュールという特殊知能が大きく発達したと同時に，社会的知能，博物的知能，技術的知能といった異なったモジュールの知能が流動的に関係し合うことができるようになり，この能力によって表象的な行動が可能になったと述べている．彼はこの能力を認知的流動性(cognitive fluidity)と呼んでいるが[18]，それは，作業記憶の形成に際して，外界からの情報に加えて，エピソード記憶系，意味記憶系，手続き記憶系などの多様な記憶系からの内部情報を，豊富に動員できるしくみができ上がったためであり，このようなしくみを支える能力として，言語能力の発達があったことも間違いないであろう．そのようなしくみで支えられた芸術活動は，認知的流動性の1つの到達点であるといえよう．

E 作業記憶の拡張

芸術活動における作業記憶の働きにおいて重要なことに，作業記憶の容量の問題がある．作業記憶の容量は，その出力系である短期記憶の能力によって判断できる．通常の場合，短期記憶は数分の間しか保たれず，また7件以上のアイテムを覚えていることは困難である．世に天才的芸術家といわれる人々は，その得意とする分野において，抜群に優れた記憶力を有していることが記載されている．14歳のモーツァルトは，ローマの法王

庁で演奏される門外不出の秘曲アレグリのミゼレーレを一度聴いただけでそれを完全に覚えてしまい,宿舎で楽譜に完全に写したといわれている.この曲は5声の合唱曲であり,数十分の演奏時間がある.これをすっかり覚えてしまう能力を,Lechevalier[24]は長期作業記憶(mémoire de travail à long terme)と呼んでおり,数分の間しか保存されない通常の短期記憶とは異なった,短期的記憶貯蔵能力であると定義している.またピカソは,一度目にしたものは,どんな細部にわたっても正確に再現できるほどの驚異的な視覚的記憶を持っていたというが[25],この場合は,時間的ではなく内容の複雑さにおいて,やはり通常の短期記憶とは規模の異なった,精緻な作業記憶の能力であると考えられる.したがって,Lechevalier[24]が指摘した作業記憶の容量の拡張は,単にその時間容量において拡張されるのみならず,空間的情報の複雑さにおいても,生じ得るといえる.すなわち,天才的芸術家には,通常の短期記憶の容量限界を超えた膨大な容量の情報を,通常よりもずっと長時間保持する能力があるのではないかと考えられる.このような能力を,筆者は拡張された作業記憶(expanded working memory)と呼ぶべきでないかと考える.

このような拡張された作業記憶の存在は,しばしば非定型発達者においても認められ,そのような能力の持ち主は,サヴァンと呼ばれている.彼らの中には,極めて優れた拡張された作業記憶を持つものがおり,しばしば天才的な記憶能力の持ち主として世に紹介されている.このような拡張された作業記憶という能力が生得的なものなのか,あるいは訓練によって獲得されるものかについてはいまだ不明であるが,この問題は才能というものを考えるうえにおいて極めて重要である.19世紀末から20世紀初頭にかけ,才能の源泉を脳に求めるという考えが広まり,いわゆる傑出人の脳の研究が盛んになされた.その中でもよく知られているのは,音楽家の脳に関する多くの研究であり,優れた音楽家の脳では,側頭葉の上側頭回と頭頂葉の縁上回が大きく発達していることが見出されている[26].しかし,これとても,脳回が大きいのは生得的な特徴なのか,あるいは音楽教育という訓練によってそれらの脳回が大きく発達したのかという問題が残り,才能の由来についてのはっきりとした結論は出されていない.おそらくどちらの要素も関与していると考えるのが,妥当ではあるまいか.

F　模倣と教育

　芸術活動のような指示的・表象的な表現行動では，表現技術の習得が大きな意味を持っているが，その基本的能力としての模倣の能力と，模倣によって技術を伝播する教育という営みは，ヒトに固有の認知的流動性によって生み出されたものである．模倣能力はヒトに特有とされ，ヒト以外の霊長類では，猿真似という言葉とは裏腹に，真の意味での模倣はないという．また，模倣を介しての教育という現象もみられない．例えば，ヒトの世界で技術を習得するにあたっては，指導者の示す仕草を逐一模倣し，指導者は，弟子の一挙手一投足をも見逃さずに間違いを指摘して教育する．茶道における点前の習得などは，その最も典型的な例であろう．高等霊長類や類人猿でも，道具を使って木の実の殻を割ったり，木の枝でアリを釣ったり，あるいはイモを海水で洗ったりするような技術的知能を示すことが少なくないことはよく知られているが，そのような行動の習得は，ヒトが行うような意味での模倣によるものではない．例えば，石を使って木の実の殻を割るという技術の習得において，成熟サルのそのような行動を見た小猿は，石という道具を使って木の実を割るということは理解できるが，成熟サルの動作を逐一模倣することはできず，試行錯誤で石を木の実にぶつけ，たまたま成功する機会があれば，それを手がかりにして自己流で徐々に技術を習得していくという．成熟サルは，これに対してなんらの教育的指導を行うことはない．このような事実は，道具を使用するという技術的知能は，それのみで独立しており，「やってみせ，やらせてみて」というような，社会的知能を援用したヒトに特有の技術伝播の教育という行動はない．ここでもまた，ヒト以外の存在における認知的流動性の欠如が，彼らにおいては，新しい技術の速やかな拡散や，文化の爆発的な発展が生み出されないことの原因となっていることが理解できよう．

G　芸術と宗教

　以上に述べたように，ヒトにおいて発達してきた認知的流動性は，芸術

活動の基本をなすものであり，これによって，ヒトは世界を間接的に，隠喩として表現することができるようになった．しかし，この能力は同時にもう1つのヒトに特有の営みである宗教をも生み出した．先史時代のヒトにとっては，おそらくこの両者の間には大きな区分はなかったものであろう．3万年ほど前，洞窟の中で芸術活動が芽生えたとき，描くこと，歌うこと，奏でること，踊ることの目的は，おそらくヒトの力ではとても太刀打ちできない大いなる自然の力に対する畏敬の念の表現にあったのではないだろうか．暗闇の洞窟内には，祈りといえるものがあったに違いないと思われる．祈りのために語られる言葉の抑揚は，自ずからメロディを形作っていったであろうし，踊りという身体運動からは，自ずからリズムが生まれたであろう[27]．そしてその祈りの場と，祈りを捧げた時間の記憶のためには，そこに描かれたものが必要だったのではなかろうか．しかし，今から1万年ほど前に起こった農耕の開始とともに，ヒトは祈りの洞窟を見捨てることになる．壁画を描いてトポスの権利を主張する必要はなくなり，反響に満ちた洞窟内では美しく響いた音色も，オープンエアでは貧弱なものとなってしまったに違いない．それと同時に，人々の集団は飛躍的に大きくなり，争いも頻繁になっていったであろう．そうやって豊かさを手に入れた人々は，美の追求の中に，それまでとは違った意味を見出したに違いない．祈りから分離した美の追求は，こうして始まったのではないだろうか．その時以降，芸術と宗教はそれぞれ独自の役割を担うこととなり，別々の道をたどって展開していったと考えられる．

● 文献 ●

1) L・クラーゲス・著，千谷七郎・訳：表現學の基礎理論．勁草書房，東京，1964
2) ウンベルト・エーコ・編著，植松靖夫・監訳，川野美也子・訳：美の歴史．東洋書林，東京，2005
3) DC・ジョハンソン，LC・ジョハンソン，B・エドガー・著，馬場悠男・訳：人類の祖先を求めて．別冊日経サイエンス117，日経サイエンス，東京，1996
4) イアン・タッターソル・著，高山博・訳：最後のネアンデルタール．別冊日経サイエンス127，日経サイエンス，東京，1999
5) Lieberman P : Uniquely Human. The Evolution of Speech, Thought, and Selfless Behavior. Harvard Univ Press, Cambridge, 1991
6) 横山祐之：芸術の起源を探る．朝日選書441，朝日新聞社，東京，1992
7) Turk I : Mousterian bone flute. Znanstvenoraziskovalni Center Sazu, Ljubljana,

Slovenia, 1997〔文献 8〕より〕
8) Bower B : Doubts aired over Neanderthal bone 'flute'(and reply by musicologist Bob Fink). (http://cogweb.ucla.edu/ep/FluteDebate.html)
9) La musique dans la préhistoire. (http://www.hominides.com/html/dossiers/musique-prehistoire.prh)
10) Playing the Neanderthal Flute of Divje Babe. YouTube (http://www.youtube.com/watch?v=sHy9FOblt7Y)
11) Mithen S : The Singing Neanderthals. The Origins of Music, Language, Mind, and Body. Harvard University Press, Cambridge, Massachusetts, 2007
12) Chauvet JM, Deschamps EB, Hillaire C : Dawn of Art : The Chauvet Cave. The Oldest Known Pantings in the World. Harry N Abrams, 1996
13) 岩田誠：見る脳・描く脳―絵画のニューロサイエンス．東京大学出版会，東京，1997, pp 1-190
14) 中原祐介・編著：ヒトはなぜ絵を描くのか．フィルムアート社，東京，2001
15) Reznikoff I, Dauvois M : La dimension sonore des grottes ornées. Bull Soc Préhistorique Française 85 : 238-246, 1988
16) 土取利行：壁画洞窟の音―旧石器時代・音楽の源流をゆく．青土社，東京，2008
17) 土取利行：瞑響・壁画洞窟―旧石器時代のクロマニオン・サウンズ．ビクターエンタテインメント VZCG-687，2008
18) Mithen S : The Prehistory of the Mind. The Cognitive Origins of Art and Science. Thames and Hudson, London, 1996
19) カント・著，篠田英雄・訳：純粋理性批判(上)．岩波文庫，東京，1961
20) マイケル・H・タウト・著，三好恒明・他訳：リズム，音楽，脳―神経学的音楽療法の科学的根拠と臨床応用．協同医書出版社，東京，2006
21) Perrett DL, May KA, Yoshikawa S : Facial shape and judgments of female attractiveness. Nature 368 : 239-242, 1994
22) Iwata M : La ligne humaine de l'utopie. "Les utopies et leur représentations. Comment les penser à l'époque de la mondialisation? Colloque franco-japonais, Tokyo 2000," ed par Kato S, Beaugrand C et Abensour D, le Quartier, Quimper, 2000, pp 59-64
23) 岩田誠：ウソつき脳と芸術活動．小泉英明・編著，"育つ・学ぶ・癒す脳図鑑 21"，工作舎，東京，2001, pp 289-299
24) Lechevalier B : Le Cerveau de Mozart. Odile Jacob, Paris, 2004
25) 高階秀爾：ピカソ 剽窃の論理．ちくま学芸文庫，東京，1995, pp 159-160
26) 岩田誠："脳と音楽"．メディカルレビュー社，東京，2001, pp 1-340
27) アンソニー・ストー・著，佐藤由紀，大沢忠雄，黒川孝文・訳：音楽する精神 人はなぜ音楽を聴くのか？ 白揚社，東京，1994

〔岩田　誠〕

II 感じる脳

1 脳と感性

はじめに

「感性」という日本語が，科学や工学の領域で使われ出したのは，21世紀に入る少し前からで，それほど古いことではない．1992年から始まった，工学者と心理学者を中心とした文部科学省科学研究費重点領域「感性情報処理の情報学・心理学的研究」がその発端といえるかもしれない．感性という言葉は，70年代の高度成長期にマーケティング戦略として盛んに使われたこともあり，当初は，科学領域の学術用語として用いることに違和感や抵抗感が感じられたが，今では感性工学，感性情報学，感性心理学，感性認知学など，研究領域においても教育組織においても，なじみ深い言葉になってきた．

とはいえ，感性という用語で，研究者が思い浮かべる意味は必ずしも一様ではない．むしろ，科学用語としては異例の，百人百様の定義を持っているといえそうである．例えば，後述するように，感性を心的活動，特に認知過程の働きとして捉える研究者もいれば，認知過程の結果として印象や評価に用いる研究者もいる．こうした捉えかたの違いは，時に，議論に齟齬をきたすこともあるが，過程と結果のいずれにも当てはまるこの概念の融通無碍なところにこそ，この分野の特徴があるといえるのかもしれない．

ここでは，まず，感性という用語の研究上での定義や歴史に簡単に触れ，続いて，感性に関係する脳科学的研究を紹介し，この分野での取り組みの一端と可能性について考えてみよう．

A　感性という概念の定義と歴史

「感性」という概念はしばしば日本固有のものとされ，適切な翻訳語がないことから近年は Kansei のまま，海外に発信されている．しかし，もともと学術用語としてのこの言葉が，翻訳語として日本語に入ってきたという経緯は興味深い．

学術用語としての使用は，明治時代の哲学者，西周が英語の sensibility を訳す際に，感性の語を用いたことから始まるとされる[1]．西は別の機会には sensibility を「情」とも訳しているので[2,3]，感性は情と同義で用いられたと考えられる．また，英語の sensibility には美的な鑑賞能力や価値判断能力が含まれている[4]．日本語の日常で使用する「感性」も「センス(sense)がよい」といった表現と同様，美的判断力や創出力の意味で使われることが多い．

感性のもう1つの語源はドイツ語の翻訳からくるとされている[1]．天野貞佑はカントの「純粋理性批判」の中に出てくる Sinnlichkeit を感性と訳している．Sinnlichkeit は五感で捉えられた感覚データなので，現在の言葉遣いであれば，「感受性(sensitivity)」あるいは「感覚」と訳されるべきものだろう．佐々木[4]によると，Sinnlichkeit という概念の「生の」感覚データとしての貧しさが，感性の持つ創造性につながるという．日常で用いる感性の語義にも，直感による鋭い判断やひらめき，洞察あるいは創造の能力が含まれている．このように英語とドイツ語の異なる2つの訳語を持つ日本語の感性は，それぞれの原義以上に広い意味を獲得しているといえるだろう．

一方，既に述べたように，感性は感覚，感情，思考，創造などの心的活動に対する能力や認知過程として用いられるだけでなく，その結果としての印象や評価にも用いられる．例えば，心理学者の三浦[2]は，感性を「ものやことに対して，無自覚的，直感的，情報統合的に下す印象評価判断能力．創造や表現などの心的活動にも関わる(2004)」，あるいは「印象評価を伴う知覚(2008)」，また，「ものやことに対する感受性．とりわけ，対象の内包する多義的であいまいな情報に対する直感的な能力．よいセンス

(1995)」などと定義しており，心的能力や心的過程として捉えているが，感性工学者の長町は「五感ならびに認知を用いた人工物や環境あるいは状況に基づく個人の主観的印象(感性工学国際会議におけるワークショップ，2001)」と定義しており，心的活動の結果として捉えている[5]．しかし，三浦も結果としての感性を否定せず，感性工学においても過程に重きを置いた捉えかたもされている．

結果としての感性は，文化や社会の影響を受ける．あるいは文化や社会の影響を受ける認知過程に依っている．芸術の流派やスタイル，衣服や製品の流行など，時代の感性に呼応して，対象の評価も変遷する．

なお，先に述べた定義の二重性を，主体の心的活動(過程)に付すか，対象の持つ特徴(印象)に付すかということに置き換えるなら，感覚や印象判断が一般に持つ，主述の混同に広げて解釈することもできるだろう[2,3]．例えば「美しい景色」は，その景色の持つ特徴でもあるが，その景色を美しいと判断する主体の評価でもある．同じ景色を多くの者が美しいと判断するなら，そこには普遍的な美(対象)もしくは共感(主体)があることになり，そうでなければ，個人差あるいは美の発見ということになるのだろう．刺激と主体による美の捉えかたの違いが脳科学において指摘できるケースもある．これについては後述する．

B 感性に関わる脳科学研究

1) 知覚印象としての感性

感性評価は確かに好き嫌いや快・不快，あるいは美的判断と密接に関わる．しかし，そうした感情や評価の枠組に基づく判断以前の，知覚印象や質的な感覚もまた，感性として，研究の範疇にあると考えられる．まず，そうした知覚印象としての感性に関係する脳科学研究のいくつかを紹介しよう．

Hiramatsuら[6]は機能的磁気共鳴画像(functional magnetic resonance imaging; fMRI)を用い，素材の質感に関して，脳の賦活部位を考察している．質感は色や明るさの空間分布に基づく．しかし，その分光感度の空間

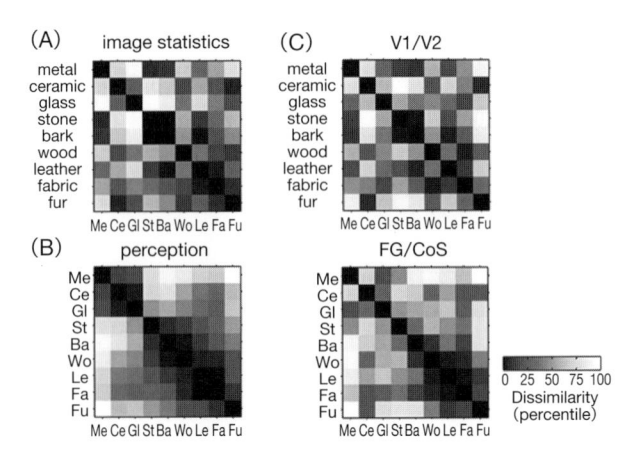

図1 質感の知覚と脳活動
(A)：金属，セラミックなど9種類の素材を模したCG画像の20次元の画像情報（image statistics）の類似度．(B)：素材画像に対する硬さ，光沢感など12項目の心理印象（perception）の類似度．(C)：画像観察中の低次視覚野（V1/V2）と高次視覚野（FG/CoS）の脳活動の類似度．いずれも類似度が低いほど明るく表示されている．

分布に基づく金属感や透明感などの質感には，高次視覚が関わっていると考えられる．Hiramatsuらは金属，木材や毛皮など，さまざまな素材を模したCG画像の印象を評価させ，その時の脳活動を計測している．その結果，画像の色や明るさに関する画像統計データの対象間のユークリッド距離はV1/V2の低次視覚野での対象間の反応強度の関係性の強度と類似し，SD法（p.23参照）で測定した知覚印象の多次元尺度構成法（multi dimensional scale；MDS）上の対象間のユークリッド距離は，腹側高次皮質の紡錘状回近辺における対象間の反応強度の関係性の強度と類似していることを見出した（図1）．低次視覚野で抽出された輝度や色彩に関する情報をもとに，高次視覚野において質感の知覚が生じていることが示唆される．

実際の動きではなく，動きの印象を与える静止画像を見た際にも高次視覚野が関わっていることがわかってきた．KourtziとKanwisher[7]はfMRIを用いて，運動をしている人や動物の動きのある写真をみせた際には，MT/MST野（第五次視覚野）の賦活が高まることを確かめ，Seniorら[8]も台の上に置かれたマグカップと台から落下するマグカップを比較し，運動

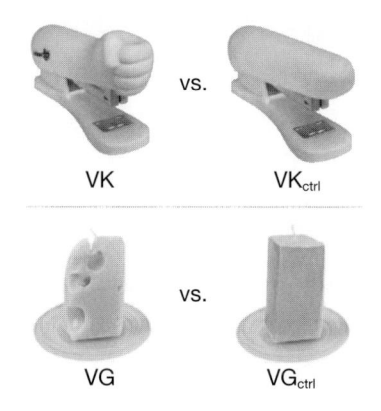

図2　運動印象ならびに食欲を喚起するデザイン例(Sungら，2011[10])

印象を含む画像ではMT野の活動が高まることを指摘している．また，Osaka[9]もfMRIを用いて，北斎の描いた動きを感じさせる人物画でMT＋野の賦活を確認している．

Sungら[10]は，同じ対象，例えば拳銃の引き金の付いた持ち手のあるカップやこぶしの付いたホッチキスなど，自己の身体運動を喚起させるデザインは，運動野（中心後回：post-central gyrus，補足運動野：SMA，MT＋）を活性化する一方で，チーズのようなろうそくや板チョコのようなキーボードなど，食欲を喚起させるデザインは島皮質(insula)を活性化させることを報告している（図2）．

質感や運動印象，食欲などの感覚や印象を暗に喚起する視覚刺激は，実際の刺激が引き起こす知覚や感覚の際と同じ脳内部位を賦活すると考えられる．

2）総合印象および創造における感性

それぞれの対象がどのような感性印象を与えるかを調べる際に，心理学や感性工学でしばしば用いられる方法が，Semantic Diffferential(SD)法である．SD法とは，好き―嫌い，よい―悪い，暖かい―冷たいなど，反対の意味を持つ複数の形容詞対に対し，5段階や7段階の評価を行って印象を定量的に把握するもので，そのデータはしばしば因子分析を用いて，

似た印象を与える形容詞対をまとめ，対象となる言葉や物体や景観などの印象やイメージの構造（言い換えると，判断の観点）を探ることに利用される．多くの場合，因子構造（感性的意味）は，好き嫌いや快・不快，美しさなどに代表される評価性，動的―静的，派手―地味などに代表される活動性，硬い―柔らかい，強い―弱いなどに関係する力量性の3つの次元から構成されることが示されている．Kawachiら[11]は線画に関する印象評定を行っている際の脳活動をfMRIを用いて測定し，美しさやよさなど，評価性の高い刺激には右の下前頭回（IFG）が，静的や簡素な印象など，活動性に関わる評定が高い刺激には上側頭回（STG）が，柔らかさやなめらかさなど，力量性が高い刺激には上前頭回（SFG）が，それぞれ相対的に強く賦活することを報告している．個別の知覚印象ではなく，統合された感性印象も，それぞれ別の脳内部位で処理されていることが示唆される．

　画像を見て評価する際のみならず，そこから新たな創造を行う際の脳活動についても研究が行われている．Kowatariら[12]は，ペンが描かれた画像を見ながら，新しいペンのデザインを考案するという課題において，独創性が高いと評価された作品を考案したデザイン専攻学生では空間認知に関わる下頭頂葉の活動が低く，前頭前野での活動の左右差が大きかったという．デザイン専攻性以外の学生でも独創性の高い者では同様の傾向がみられたことから，彼らは生まれつきの脳活動に加え，訓練によってそれを強化できる可能性を指摘している．

3）美しさに対する脳活動

●Where is beauty evoked?

　美しい対象を知覚している際や美醜判断を行っている際の脳活動を調べた研究も，絵画や抽象図形を用いて行われている．先鞭となったKawabataとZeki[13]の研究では，西洋の絵画作品（風景画，生物画，人物画，抽象画）をみせて，美醜の判断を行わせた際の脳活動をfMRIを用いて計測している．まず各人に美，醜，中性を判断させ，各人の判断に応じてそれらの絵をみせると，美しいと感じる絵に対しては前頭眼窩野の活動が高まり，醜いと感じる絵には左脳の運動野の活動が高まることを報告している．前者は報酬系の活動として，後者は醜いものを遠ざけたいとすること

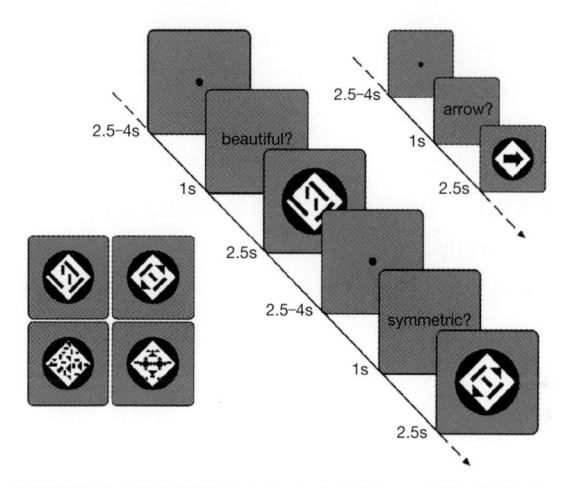

図3 美的判断と対称性判断に使われた図形の一例と実験パラダイム

と関係があるのではないかと,彼らは考えている.

同様に,Osaka ら[14]は近代日本画(風景画,人物画,静物画)を用いて,事前に2回の美醜判断を行わせて,安定して美,醜,中性と評価された画像を用い,美醜判断を行わせた際の脳活動を調べている.Kawabata らが美しいと判断したデータから醜いと判断したデータを差し引いた差分ならびにその逆を用いて主に考察しているのに対し,Osaka らは美しいと判断された際と醜いと判断された際のデータを中性判断から差し引いて考察している(池田・苧阪[15]による).その結果,美しいと判断したときは辺縁系と前頭葉が賦活し,海馬傍回がこれを修飾しているのに対し,醜いと判断したときは扁桃体や眼窩前頭前野が活性化することを報告している.彼らのデータで美しさに関わるとされた下前前回は,Kawachi ら[11]の SD 法研究において,よさや美しさなどの評価性判断の際に活性化することの示された領域である.一方,醜さに関わるとされた扁桃体は嫌悪刺激に対して賦活することが早くから知られている.Kawabata らが美しさ判断に関わるとした眼窩前頭前野が,ここでは醜判断に関与していることは注目されるが,眼窩前頭前野は情動脳と知性脳をつなぐ報酬系で,正負いずれの場合にも関与するのかもしれない.

Jacobsen ら[16]は，絵画のように色彩や構図，あるいは意味性など複雑な情報を含む刺激ではなく，図3のようなモノクロの幾何学模様を用いて美しさ判断を行わせ，fMRI で反応部位を調べている．彼らは対称性判断(対称か否か)と美的評価との差分を取り，美しさ判断には前部帯状回や前頭前野が活性化し，対称性判断には頭頂や補足運動野など，空間処理に関係する部位が活性化すると指摘している．

　従来，図形やパターンのよさを調べる研究では，対称性を基軸とした考察がしばしば行われてきた[17]．これに対し，行場ら[18]は対称性のような幾何学的なよさと，評価性(ヘドニック因子)としての心理的なよさは別とする知見を出しており，前者は規則性と，後者は活動性とつながりのあることを指摘している．Jacobsen の研究も，美的判断と対称性判断が別の脳領域で行われ，前者は前頭前野，後者は運動野に関係していることを示しており，特に活動性と運動野の対応は注目される．

　一方，Di Dio ら[19]は古くから美と関わりがあるとされる比率を変数に実験を行い，行場らと同様に，刺激に付随する美と主体に付随する美とを区別している．すなわち，彼らは古代ギリシア彫刻を描いた2次元画像において，人体の胴の長さと足の長さの比率を変え，それぞれの画像において美醜判断させる場合と眺めるだけの場合，比率判断させる場合の3種類の脳活動を fMRI によって調べている．その結果，美しい像を観察する際には右脳の島皮質が活性化するのに対し，美醜を判断させた場合，美しい像に対しては右の扁桃核が賦活することを見出した．彼らはこの結果から，美には刺激駆動型の客観的なものと，感情由来の主観的なものがあると指摘した．Jacobsen や行場と同様，刺激の側で規定される美と，判断を行う主体の側で規定される美が，それぞれ脳の別の部位で行われていることを示唆したものといえそうである．

　美がどこで感じられ判断されるかについて，主体の評価にも依存するのであれば，参加者の知識や関心あるいは覚醒度などにも依存することになるだろう．Kirk ら[20]は，提示する抽象画が美術館にある芸術作品かコンピュータが描いたものかという情報の与えかたを変え，思い込みによって絵画の評価が変わるだけでなく，その際の脳活動も，特に前頭前野と前頭眼窩野において変化することを指摘している．美は普遍的なもののみなら

ず，情報や価値観によって変動する特性も持っていることを支持する脳研究といえるだろう．

● When is beauty evoked?

ところで，美的判断や感性判断がどこで行われているかがわかっても，その認知過程が明らかになるとはかぎらない．時間軸を入れた研究は，そうした心理過程に関し，さらに情報を与えてくれる可能性がある．次に事象関連電位（event-related potential；ERP）や脳磁図（magneto-encephalography；MEG）を用いた研究を紹介しよう．

Höfelら[21]はJacobsenら[16]と同様の幾何学模様を用い，Di Dioと同様に，観察のみ条件と美的評価条件において事象関連電位を測定した．すると，N400には差がなかったものの，後期陽性成分に差がみられたことから，美しさの判断には，自発的に見て感じる場合と意図的に判断を行う場合では別の過程が関与し，後者はより遅い脳活動が関係していると考えている．2過程の処理モデルはDi DioらのfMRI研究での考えかたと一致する．

また，藤村ら[22]も事象関連電位を用い，マークのデザインに対する美しさの評価とそのマークがどの程度，広告として有効かを判断させている．その結果，有効かどうかの判断は200〜500 msに終了するのに対し，美的判断は500〜700 msにまで持続して行われることを報告し，総合判断としての美的評価はより長い時間を必要とすると考察している．Cela-Condeら[23]もMEGを用いて絵画などの芸術作品や写真に対して美しさ判断を行わせ，美しいと判断した際には，400 msから1秒の比較的遅い潜時で，左背外側前頭前野が活性化することを見出している．美しさの判断には時間がかかるといえそうである．

ただし，われわれの研究室による一連の心理実験では，美的評価は対象に依存し，例えば風景画のみの美しさ判断は300 ms以上の時間を要するが，人の顔の美しさ判断（魅力度判断）は瞬時に行われる可能性が示されている．また，広いジャンルの絵画を用いても結果が異なり，美しさ判断にかかる時間に関しては，判断する絵画セットにも依存していて，判断の容易さが関わっている可能性が示唆されている．脳科学研究における時間軸

の検討においても，その結果が純粋に美的判断によるものか，判断の容易さも考慮すべきものなのか，さらなる研究の蓄積が望まれる．

C 感性と脳に関わる研究の展開

　三浦は印象評価実験に基づき，絵画作品の類似度はその絵画が喚起する時間印象に依存することを報告している[24,25]．対象の運動速度だけでなく，時間の流れる速度といった抽象的な印象が脳のどこで判断されているのか，特に時間知覚については隔日周期などを除くと脳内メカニズムがほとんど明らかになっていないので，高次感性を切り口に研究が進むと興味深い．

　また，三浦ら[26〜28]は浮世絵の母子像を用いて，母子の視線方向の変化が母の愛着と子の自立の印象に変化を与えることを示している．見る-見られる関係の微細な変化に感性印象が鋭敏に対応することは，自閉症をはじめ，コミュニケーション障害などの理解にもつながる示唆を与えるものと思われ，脳科学からのアプローチが期待される．

　なお，ここでは紹介しなかったが音楽や俳句などの感性表現を対象とする研究や，違和感などの感性印象についても脳科学からの研究が始まっている．脳の反応部位を特定するだけでなく，そこから感性という複合的な心的活動に対して，どのような仮説が新たに提案できるのかが注目される．脳科学と心理学との今後の共同作業に期待したい．

●文献●

1) 坂本博：感性の哲学．篠原昭，清水義雄，坂本博・編著，感性工学への招待—感性から暮らしを考える，森北出版，東京，1996, pp 20-35
2) 三浦佳世：感性認知—アイステーシスの実証科学として．三浦佳世・編，知覚と感性，北大路書房，京都，2010, pp 2-27
3) Miura K : Kansei as mental activity : Perception with impression, intuitive judgment and the base of creativity. Japanese Psychological Research 53 : 1-8, 2011
4) 佐々木健一：感性は創造的でありうるか．京都市立大学文化理論研究会・編，アイステーシス，行路社，京都，2001, pp 21-46
5) Lévy P, Lee SH, Yamanaka T : On Kansei and Kansei design : A description of Japanese design approach. Proceedings of the International Association of Societies of Design Research Conference, Hong Kong, 2007, pp 1-18

6) Hiramatsu C, Goda N, Komatsu H : Transformation from image-based to perceptual representation of materials along the human ventral visual pathway. Neuroimage 57 : 482-494, 2011
7) Kourtzi Z, Kanwisher N : Activation in human MT/MST by static images with implied motion. J Cogn Neurosci 12 : 48-55, 2000
8) Senior C, Barnes J, Giampietro V, et al : The functional neuroanatomy of implicit-motion perception or representational momentum. Curr Biol 10 : 16-22, 2000
9) Osaka N, Matsuyoshi D, Ikeda T, et al : Implied motion because of instability in Hokusai Manga activates the human motion-sensitive extrastriate visual cortex : an fMRI study of the impact of visual art. Neuroreport 21 : 264-267, 2010
10) Sung YS, Choi M, Kim HT, et al : Beyond visual experience : Brain activity reflecting sensory experiences implied by the product design. Journal of Japanese Psychological Research 53 : 349-360, 2011
11) Kawachi Y, Kawabata H, Kitamura SM, et al : Topographic distribution of brain activities corresponding to psychological structures underlying affective meanings : An fMRI study. Journal of Japanese Psychological Research 53 : 361-371, 2011
12) Kowatari Y, Lee SH, Yamamura H, et al : Neural networks involved in artistic creativity. Hum Brain Mapp 30 : 1678-1690, 2009
13) Kawabata H, Zeki S : Neural correlates of beauty. J Neurophysiol 91 : 1699-1705, 2004
14) Osaka N, Ikeda T, Rentschler I, et al : PPA and OFC correlates of beauty and ugliness : An event-related fMRI study. Perception 36 : S174-175(ECVP abstract), 2007
15) 池田尊司, 苧阪直行：視覚的美しさの評価の神経基盤―神経美学的アプローチ. 心理学評論 51：318-329, 2008
16) Jacobsen T, Schubotz RL, Höfel L, et al : Brain correlates of aesthetic judgment of beauty. Neuroimage 29 : 276-285, 2006
17) Garner W, Clement DE : Goodness of pattern and pattern uncertainty. Journal of Verbal Learning and Verbal Behavior 2 : 446-452, 1963
18) 行場次朗, 瀬戸伊佐夫, 市川伸一：パターンの良さ評定における問題点：SD 法による分析結果と変換構造説の対応. 心理学研究 56：111-115, 1985
19) Di Dio C, Macaluso E, Rizzolatti C : The golden beauty : brain response to classical and renaissance sculptures. Plos One 2 : e1201, 2007
20) Kirk U, Skov M, Hulme O, et al : Modulation of aesthetic value by semantic context : An fMRI study. Neuroimage 44 : 1125-1132, 2009
21) Höfel L, Jacobsen T : Electrophysiological indices of processing aesthetics : spontaneous or intentional processes? Int J Psychophysiol 65 : 20-31, 2007
22) 藤村知世, 杉尾武志, 朝倉暢彦：事象関連電位による美しさと使いやすさの評価プロセスの違いに関する検討. 電子情報通信学会技術研究報告, HIP, ヒューマン情報処理 109：79-84, 2009
23) Cela-Conde CJ, Marty G, Maestú F, et al : Activation of the prefrontal cortex in the human visual aesthetic perception. PNAS 101 : 6321-6325, 2004
24) 三浦佳世：絵画における時間―視覚要因の分析を通して. 基礎心理学研究 17：121-126, 1999
25) 三浦佳世：心理学と感性―知覚と表現の実証研究を通して. 都甲潔・坂口光一・

編，感性の科学―心理と技術の融合，朝倉書店，東京，2006, pp 59-76
26) Miura K, Koike M : Judgment, interpretation and impression of gaze direction in an Ukiyo-e picture. Japanese Psychological Research 45 : 209-220, 2003
27) Miura K : Interpretation and impression of ambiguous eye gaze of a mother and child in a Japanese traditional picture. J Physiol Anthropol Appl Human Sci 24 : 299-301, 2005
28) 三浦佳世：視線の構造．北山修・編，共視論：母子像の心理学，講談社，東京，2005, pp 129-158

〔三浦佳世〕

2
色彩の認知

A 色彩体験は脳で作られる

　色彩は脳でどのように処理されているのだろうか．ニュートン(1704, *Opticks*)がかつて述べたように，光線そのものには色はついていない．特定の波長の光(可視光線)が網膜に当たると，網膜にある光受容体(錐体)が光に反応し，大脳皮質に信号を送る．その信号が大脳皮質で処理された結果として色の知覚が生まれるのである．つまり，色の知覚は眼球と脳によって作り出された感覚であるといえる．

　ヒトの色彩感覚は網膜の錐体細胞に始まる．網膜には，L錐体，M錐体，S錐体の3種類の錐体がある．各錐体は長波長(long，赤色光)，中波長(middle，緑色光)，短波長(short，青色光)のそれぞれに反応のピークを持つ．テレビやコンピュータのモニターが赤色・緑色・青色のたった3色の発光体の組み合わせ(加法混色)で自然な色を表現できるのはこのような網膜の性質を利用している．

　しかし，光の波長と錐体細胞の活動だけで色覚体験が決まるわけではない．例えば，バナナを赤い光の下と青い光の下で見た場合，網膜に入る光の波長は異なるが，バナナの表面は同じ黄色に見える．この現象は色の恒常性と呼ばれる．一方，図4のミカンは同じオレンジ色に塗られているにもかかわらず，周囲の色彩の影響で異なる色に見える．この現象は色の同化と呼ばれている．色彩体験が網膜と光の性質のみによって決まるのであれば，バナナは違う色に見えるはずであり，ミカンは同じ色に見えるはずである．

図4 色の同化

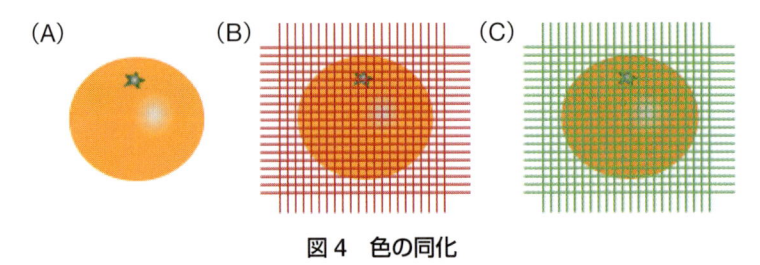

(A)，(B)，(C)のミカンはすべて同じオレンジ色であるが，(B)と(C)ではそれぞれ網の色に同化して赤・緑色を帯びて見える．

1）色彩認知に関わる脳部位

　Sakai らは fMRI を用いた実験から，ヒトの色彩体験が脳によって作られていることを示した[1]．Sakai らの実験では色残像という現象が用いられている．色残像とは，ある色（順応刺激）をしばらく見た後に白い画面を見たときに，順応刺激の残像が見える現象である．Hering の反対色説によれば，赤と緑，黄と青，白と黒は互いに反対色の関係にあり，片方の色の残像はその反対色になる[2]．Sakai らの実験は実験条件と統制条件の2条件で行われた．実験条件では，被験者は色のついた円盤（順応刺激）を30秒見たのちに灰色の画面（テスト刺激）を見た（図5）．灰色の画面では，もともと赤が提示されていた場所には緑，緑が提示されていた場所には赤というように，被験者は先に提示された色の反対色を知覚することになる．一方，統制条件では被験者は灰色の円盤（順応刺激）を見たのちに灰色の画面（テスト刺激）を見た．テスト刺激として用いられた灰色の画面は実験条件と同じものであるが，統制条件では灰色の画面は灰色にしか見えない．Sakai らは実験条件・統制条件における脳活動を fMRI で測定し，比較した．すると，興味深いことに実験条件では四次視覚野と呼ばれる紡錘状回後部が活動していた（図5D）．実験条件・統制条件で被験者は同じ灰色のテスト刺激を見ていたにもかかわらず，色残像が知覚された実験条件においてのみ紡錘状回後部の活動が認められたという結果は，紡錘状回後部の活動がテスト刺激の物理的特性（灰色の画面）だけでなく，ヒトの色彩体

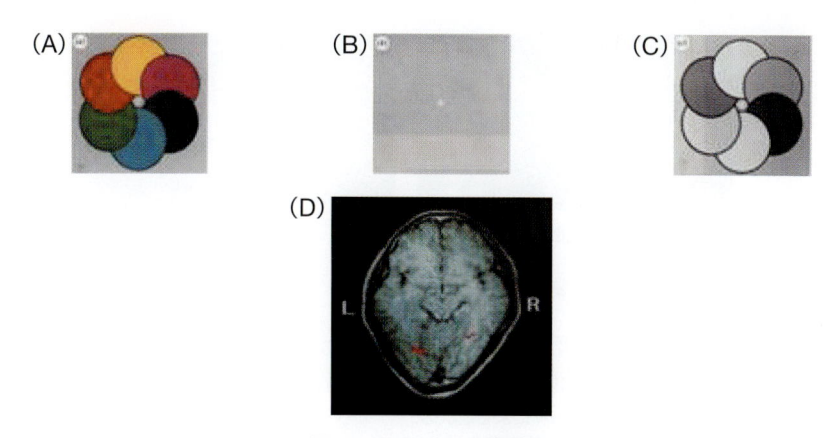

図5 Sakai らの実験
〔文献1)より許可を得て転載．一部改変〕

実験条件では，被験者は色のついた円盤(A)を30秒見た後に灰色の画面(B)を見た．統制条件では被験者は灰色の円盤(C)を見た後に灰色の画面(B)を見た．実験条件では紡錘状回後部が活動していた(D)．

験(色残像)と関連していることを示唆しており，大変興味深い．

2) 脳損傷による色彩認知の変化

では，これらの脳部位が損傷した場合，ヒトの色覚はどのように変化するだろうか．筆者らの研究グループでは病気などによって脳の一部が損傷された患者を対象に，色覚の研究を行っている[3,4]．筆者らの経験した症例では舌状回・紡錘状回損傷後に色覚の変化がみられ，重症例では一時的に色の知覚が失われた．

症例HNは59歳，左利き男性であった[3,4]．HNは，過去に2度，左後頭葉梗塞の既往歴があり，さらに2003年に，右後頭葉・右小脳梗塞を発症した．MRI画像では，左半球では舌状回，紡錘状回および海馬傍回の後部に病巣が認められ，右半球では鳥距溝周辺の楔部，舌状回前部に病巣が認められた(図6A)．

症例HNは発症直後より，「景色が黄土色・茶色っぽく見える」と訴えていたが，その後徐々に症状が回復し，発症約1年後の自己報告では症状

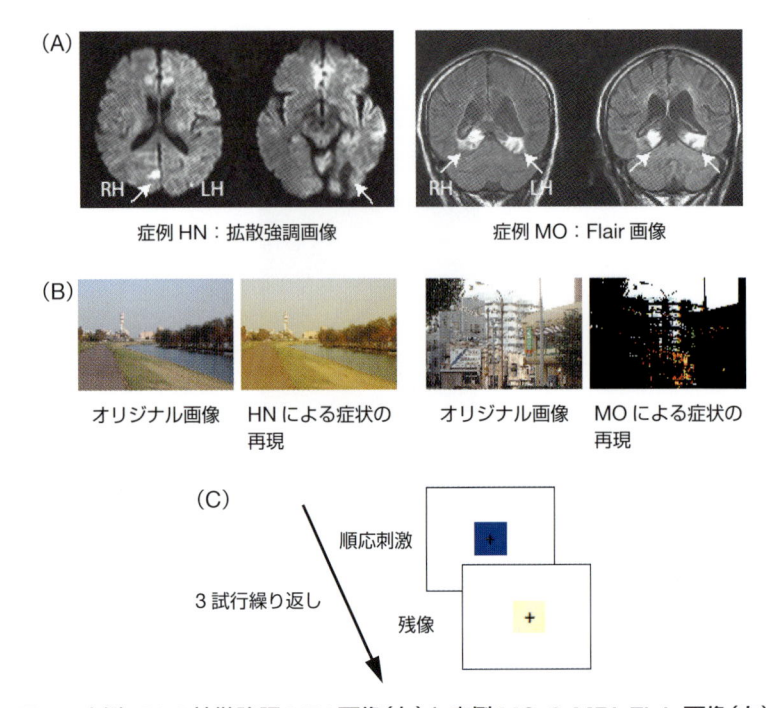

図6　症例 HN の拡散強調 MRI 画像(左)と症例 MO の MRI-Flair 画像(右)
〔文献3),4)より許可を得て転載．一部改変〕
(A)：舌状回・紡錘状回損傷例の MRI 画像．矢印は病巣を示している．(B)：左側は症例 HN の発症当時の知覚を発症1年後にコンピュータ上で再現したもの．景色が黄土色がかって見える．右側は症例 MO の発症約10日後の知覚を発症半年後にコンピュータ上で再現したもの．赤，緑，青などのどぎつい色のみが見えているのが特徴的である．(C)：色残像検査の課題を図式化したもの．

が消失したとのことであった．その際，石原式，Panel D-15, Farnsworth-Mounsell 100 Hue Test を行ったが，確かに正常範囲の成績に戻っていた．石原式色覚検査では，異なる色相で印刷された数字を被験者に読ませることで色相弁別能力を評価し，Panel D-15, Farnsworth-Mounsell 100 Hue Test では色相が微妙に異なるチップを規則的に配列させることで被験者の色相知覚・弁別能力を評価する．このため，当時の症例 HN は，少なくともこれらの能力についてはほぼ正常範囲内まで回復したと考えられる．

症状の大幅な改善が認められたことから，筆者らは画像処理ソフトを用いてこの症例の発症当時の色覚障害の再現を試みた．市販の画像処理ソフト（Photoshop）では，シアン（水色）と赤，マゼンタ（ピンク）と緑，黄と青の3組の色のバランスと明るさのコントラストを自由に調整できるようになっている．患者にはいくつかの風景写真をみせ，写真が症例NHの発症当時の見えに近似するように色のバランスを調整してもらった（図6B）．課題遂行中，NHは主に青の比率を減らす操作を行ったことから，再現画像は全体的に黄みを帯びることになった．

さらに，再現画像の信頼性を評価するため，筆者らは色残像持続時間の測定を通じて色のバランスを評価した．すなわち，Heringの反対色説[2]において原色とされる赤・緑・青・黄の4色に対する反応の強弱を測定した．患者の個々の色に対する感受性と画像処理ソフト上での色のバランスが一致していれば，再現画像が患者の視覚に近いことを客観的に裏づけることができると考えた．

この検査では，赤，緑，黄，青の4原色を見たあとの残像の持続時間[5]を測定し，残像の持続時間を4色間で比較した．被験者には15インチ液晶画面上に提示された視覚刺激を注視してもらった．各試行では，赤，緑，黄，もしくは青の四角形が白い画面の中央に現れ，四角形の中心には注視点（+）を提示した（図6C）．色のついた四角形は10秒間現れ，その後白い画面に切り替わった．注視点はそのまま画面中央に提示した．被験者には，画面が白に切り替わり残像が現れた瞬間と，その後残像が消えた瞬間にコンピュータのスペースキーを押してもらい，それを元に残像の持続時間を記録した．

色残像を用いた色覚検査の結果は図7のとおりである．残像の持続時間の被験者間の変動が大きかったため（残像が見えるかどうかの基準が被験者間で異なっていたためと思われる），各被験者の黄の残像の持続時間をそれぞれ1として，他の色の残像の持続時間が黄の残像の持続時間の何倍だったかを被験者ごとに計算した．このため，グラフでは黄の残像の持続時間がすべて1になっている．健常群では赤，緑，黄，青の4色の残像の持続時間に差は生じなかったが，症例HNなどの舌状回・紡錘状回損傷例では，青の残像の持続時間が他の色よりも長く，黄の残像の持続時間

が他の色よりも短かった．黄の残像の色は青であることから，黄の残像の持続時間が他の色よりも短いということは青の知覚が他の色よりも弱まっていると考えられる．一方，赤と緑の残像の持続時間はほとんど同じであったことから，これらの患者の赤と緑の知覚は比較的良好に保たれていたと考えられる．青の知覚が弱いという結果は，先ほどの再現画像における色のバランスとも一致している．大脳皮質性色覚障害患者における青の知覚の異常は先行研究においても報告されている[6,7]．青の知覚が障害されやすいのは，網膜上で青錐体が他の錐体よりも少なく[8]，網膜から大脳視覚野への青の入力が少ないため[9]，脳損傷の影響を受けやすいのが理由であると考えられる．既存の色覚検査で正常値を示した症例が，色残像検査で異常を示した点も興味深い．

　症例 HN よりも重症な症例では，舌状回・紡錘状回損傷後，一時的に色覚が失われ，その後も色覚異常が残存した．症例 MO は 63 歳男性であった．ある夜，目が覚め，周りがまったく見えないことに気づいた．発症当初は動いている物体の輪郭がかすかに見える以外は何も見えなかった（この状態は皮質盲と呼ばれる）．直後に救急車で病院に運ばれ，脳梗塞と診断された．MRI 画像では側副溝を中心に，舌状回，紡錘状回に病巣が認められる（図 6A）．発症 7 日後には周囲が白黒で見えるようになり，発症 10 日後には赤・緑・青の 3 原色が見えるようになった（図 6B）．2 カ月間入院後症状はかなり改善し，全体的に薄暗く見えるものの，明るさや色の知覚はかなり改善した．図 6B は発症 2 カ月後，症状がかなり改善した段階で，症例 MO と筆者が画像処理ソフトウェアを用いて再現した発症直後の見えである．症例 MO は色の調整をほとんど行わず，主に明るさとコントラストを調整したことから，画像は全体的に暗くなった．また，コントラストが強調されたため，画像からなめらかな色や明るさの変化が消え，画像が極端に明るい部分と暗い部分に二分されている．さらに，発症 10 日後と 2 カ月後の画像では，緑や赤のほうが青よりも濃く，目立っている．この症例では 2 種類の色覚検査（石原式，Panel D-15）でも異常が認められた．色残像の検査では症例 HN と同様，青の残像の持続時間は黄の残像の持続時間の 3 倍以上も長かったのに対し，赤と緑では残像の持続時間にあまり差がなかった（図 7）．

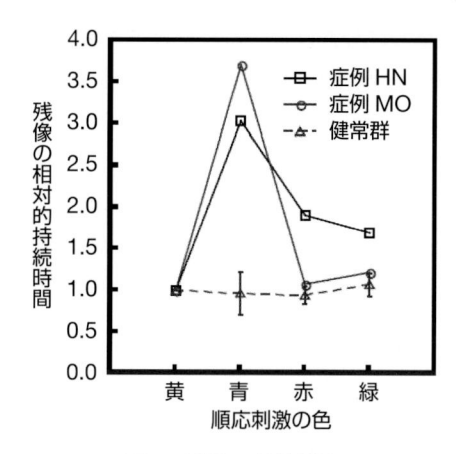

図7　残像の持続時間
〔文献4)より許可を得て転載〕

横軸は順応刺激の色を表している．残像の色ではないことに注意．縦軸は残像の持続時間を表している．各被験者の黄の残像の持続時間を1とした相対的な持続時間が表示されている．エラーバーは標準誤差を表している．

　また，症例 MO の視覚は照明の影響を受けやすく，明るい照明の下で灰色の弁別を行うと明るい灰色の弁別が困難になり，暗い照明の下で灰色の弁別を行うと暗い灰色の弁別が困難になった．症例によれば，「明るい照明の下ではすべて白っぽく見えてしまい，暗い照明の下ではすべて黒っぽく見えてしまう」とのことであった．発症当時は担当医師，担当看護師の再認ができず，また，有名人の顔写真の再認もできなかった．その後症状は改善したが，現在でも軽度の相貌失認が残存している．
　患者らによって再現された画像の色のバランスと残像検査の結果は，よく一致していた．再現画像から，HN，MO 両者ともに青の知覚が他の色の知覚よりも弱いことが推測された．一方，残像検査の結果も両者で青の知覚が障害されていることを示唆していた．黄の残像の色は青であることから，黄の残像の持続時間が他の色よりも短いということは，青の知覚が他の色よりも弱まっていると考えられる．一方，赤と緑の残像の持続時間はほとんど同じであったことから，これらの患者の赤と緑の知覚は比較的良好に保たれていたと考えられる．また，症例 MO の再現画像で明るい

部分と暗い部分が極端に分かれている現象は，患者が明るい照明の下で明るい灰色の区別がつかず（全部白に見えてしまう），暗い照明の下で暗い灰色の区別ができない（全部黒に見えてしまう）事実と一致している．

　症例 NH, MO の研究は両側舌状回・紡錘状回など，後頭葉内側部から側頭葉へと至る経路の損傷によって色覚が障害されることを示唆している．これらの部位は大脳皮質性色覚障害の責任病巣とも一致しており[10,11]，これらの症例で上視野の欠損が認められた点も先行研究と一致している[12]．

　症例研究と脳機能イメージング研究はいずれも両側舌状回・紡錘状回など，後頭葉内側部から側頭葉へと至る経路が色彩体験に重要な役割を果たしていることを示唆しているが，Hadjikhani らはヒトの脳では四次視覚野ではなく，四次視覚野と側副溝側に隣接した八次視覚野と呼ばれる領域が色残像などの色覚体験と密接に関わっていると主張している[13]．これらの脳部位の色情報処理における役割については，今後さらなる研究が必要である．

B　後頭葉内側部の役割

　これまでみてきたように，舌状回・紡錘状回などの後頭葉内側部から側頭葉へと至る経路が色彩情報処理において重要な役割を果たしているようであるが，これらの部位が色彩情報処理のみを行っているかというと，そうでもないようである．大脳の視覚情報処理は位置や運動情報を処理する背側経路と，形や色に関する情報を処理する腹側経路に分かれているが[14,15]，その後のさまざまな検討により，腹側経路における視覚情報処理がさらに外側部と内側部で異なることがわかってきた．すなわち，物体の輪郭の情報は主に後頭葉外側部で処理され[16,17]，陰影や凸凹，色といった表面の性質は後頭葉内側部で処理される[16,18〜20]（図8）．それらの情報は最終的に下側頭葉で統合されると考えられる[21,22]．

　物体の輪郭の情報が後頭葉外側部で処理されていることを最初に示したのは，Goodale らのグループである[16]．彼らが経験した症例 DF は，左右両側の後頭葉外側部が一酸化炭素中毒による酸欠によって損傷されたが，内側部にある一次視覚野と紡錘状回は比較的損傷を免れていた．この症例

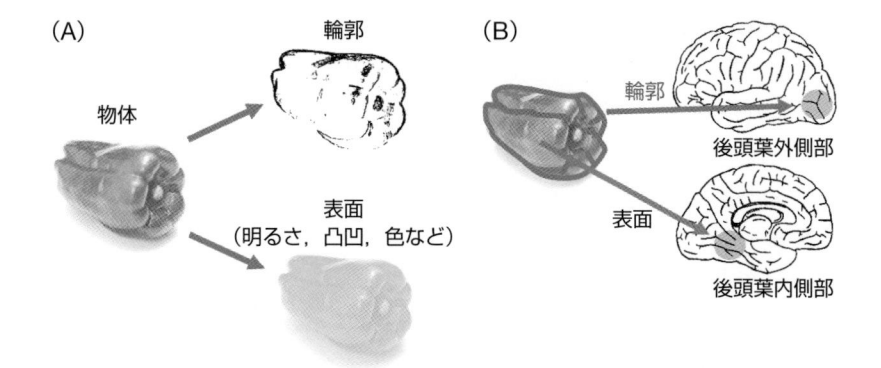

図8 大脳視覚野による物体認知過程の模式図
〔文献23〕より許可を得て転載〕

(A): 物体に関する情報は輪郭に関する情報と，表面の性質に関する情報（明るさ・凹凸・色など）に分けられる．(B): 輪郭に関する情報は主に後頭葉外側部で処理され，表面の性質に関する情報は主に後頭葉内側部で処理される．

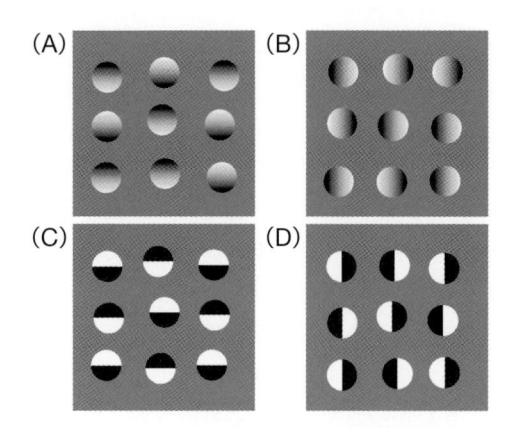

図9 凸凹の知覚と輪郭の知覚の比較
〔文献23〕より許可を得て転載〕

(A)と(B)は陰影の向きの違いによって異なった向きの凹凸が知覚される．(C)と(D)では白と黒の境界線の傾きが異なっている．Humphreyらの症例[16]は(A)と(B)を弁別することはできたが，(C)と(D)を弁別することはできなかった．(A)，(B)を弁別するためには表面の凸凹を知覚する能力が必要であり，(C)，(D)を弁別するためには線の傾きを知覚する能力が必要であることから，この症例では線の傾きを知覚する能力が選択的に障害されていたと考えられる．

は，図9A・Bのような表面の凸凹を知覚することはほぼ正常にできたが，図9C・Dのような白と黒の境界線（半円の輪郭でもある）の向き（水平か垂直か）を知覚することは非常に苦手であった．このことから，損傷された後頭葉外側部が輪郭の情報を処理し，比較的良好に保たれた内側部が表面の情報を処理していることが推測できる．同グループは同様の結果を健常者を対象にしたfMRI研究でも示している[19]．この研究では図6A・Bの凸凹を知覚している間の脳活動と図6C・Dの半円の輪郭を知覚している間の脳活動を比較し，凸凹の表面の明るさを知覚しているときに後頭葉内側部の活動が活性化されていることを示した．

緑川らによって報告されたposterior cortical atrophyの症例でも同様の症状が観察されている[17]．この症例でも，左右の後頭葉外側部が損傷されているのに対し，内側部は比較的良好に保たれていた．この症例は物品の実物や写真の呼称が比較的良好であったが，同じ物品を線画で描いたものの呼称は非常に困難であった．線画は物品の輪郭をもとに描かれているので，線画の知覚の障害は輪郭の知覚の障害であるといえる．

自験例においても，後頭葉内側部損傷後に色や陰影，凸凹など表面の知覚が障害された．先述の症例HNでは景色が黄土色っぽく変色し，景色や物体の認知が困難になった[3,4]．また，症例MOは図10Aの犬の白黒写真を見たときには「犬」と正しく呼称できたにもかかわらず，白黒反転写真を見たときには「オットセイかクマ」と答えたり，犬の輪郭だけを抽出した写真では答えを誤った[20]．もとの白黒写真と白黒反転写真はまったく同じ輪郭を持っており，写真の明るさも同じであった．両者の違いは陰影と凹凸のみである．このことから，患者が白黒反転写真の呼称ができなかったのは，後頭葉内側部の損傷により，物体表面の陰影や凸凹の情報を物体認知に有効に活用できなかったためである可能性が高い．これらの症例は物体の表面の色や陰影，凸凹などの知覚が，物体認知の際に非常に重要な役割をしていることを示している．

表面の陰影を手がかりに物体の3次元構造を知覚することをRamachandranはshape-from-shading（陰影からの形の復元）と呼んだが[24]，shape-from-shadingを処理する機能が後頭葉内側部にあることがさまざまな研究によって示されている．例えば，Halgrenらの脳磁図を用いた研究

(A)　　　　　　(B)　　　　　　(C)

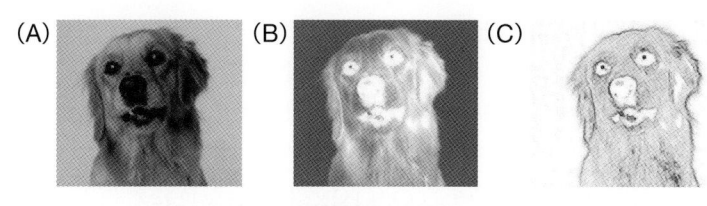

図10　写真の呼称課題で使われた刺激の一例
〔文献23)より許可を得て転載．一部改変〕

筆者らの症例 MO は(A)の白黒写真は正しく呼称できたが，(B)の白黒を反転させた写真と，(C)の輪郭のみを抽出した写真の呼称はできなかった．このことから輪郭だけではなく，表面の明るさに関する情報も物の形を認識するうえで重要な役割を果たしていることがわかる．

では，ヒトの紡錘状回が凸凹を含む視覚刺激によく反応することが示されている[25]．また，Hanazawa らのマカクザルを対象にした研究[18]では，図9A・Bのような凸凹によく反応するニューロンがサルの四次視覚野(ヒトの紡錘状回に相当する部位[26])に多く存在することが報告されている．症例 MO では紡錘状回が両側性に損傷された結果，物体の表面の陰影の情報をもとに形を知覚する能力が障害されたと推測される．また，最近のfMRI 研究では紡錘状回とその周辺の領域が，金属・木材・プラスチックといった物体の素材を識別する際に活発に活動することが示された[27]．紡錘状回とその周辺の脳部位は色・凹凸だけでなく，素材を含めた質感の知覚に重要な役割をしていると考えられる．

C　色と形の統合：Zeki の三段階処理説

Zeki によれば，脳の色情報処理は3つの段階に分かれている[28]．最初の処理は鳥距溝(calcarine sulcus)周辺の一次視覚野および二次視覚野で行われる．これらの部位では，眼から入ってくる光の波長を比較的忠実に再現するような活動が行われていると推測されている．次の段階は四次視覚野で行われ，色の恒常性や色残像のような，実際の色覚体験を生み出すような活動が行われていると考えられる．三段階目の色情報処理は紡錘状回前部や，側頭葉下部，前頭葉などで行われ，これらの部位では物体の色と

形の統合が行われていると考えられる．

　Zekiらは，fMRIを用いて三段階処理説を検証する実験を行っている．物体写真を観察中の脳活動を調べた実験では，物体が自然な色と不自然な色に着色された場合の脳活動を比較している[28]．実験では，自然な色に着色された写真（例：赤いイチゴの写真），不自然な色に着色された写真（例：青いイチゴの写真），無彩色の写真（例：灰色のイチゴの写真）の3種類が提示され，被験者がこれらの写真を観察中の脳活動が計測された．自然な色に着色された写真を観察中の脳活動と無彩色の写真を観察中の脳活動，および不自然な色に着色された写真を観察中の脳活動と無彩色の写真を観察中の脳活動を比較したところ，自然な色と不自然な色の写真を観察中はいずれにおいても無彩色の写真よりも強い脳活動が両側一次・二次・四次視覚野でみられた．さらに，自然な色に着色された写真を観察中は，これらの領域に加え両側紡錘状回前部・海馬，および右前頭前野腹外側部の活動が認められたが，不自然な色に着色された写真を観察中はこれらの部位での活動が認められなかった．したがって，これらの部位では物体の色と形の統合や記憶と関連する活動が行われていると推測できる．

　モンドリアン図形を用いた実験でも，この推測を裏づける結果が得られている[29]．モンドリアン図形とは，著名な画家であるモンドリアンの描いた抽象画のように，単色の四角形を組み合わせて作られた図形のことである（図11）．McKeefryらが彩色したモンドリアン図形と無彩色のモンドリアン図形を観察時の脳活動を比較した結果，彩色したモンドリアン図形観察時には四次視覚野の活動は認められたものの，自然な色を着色された物体写真を見たときのような両側紡錘状回前部・海馬，および右前頭前野腹外側部の活動は認められなかった．モンドリアン図形ではバナナやイチゴのような具体的な物体は描かれていないため，これらの図形に自然な色，不自然な色は存在しない．また，色と形の関係を記憶と照合して評価する必要もない．このような理由により，三段階目の処理が不要だったと考えられる．神経心理学的研究でもこれらのMRI研究と一致して，両側紡錘状回に損傷を持つ患者で自然な色の写真では野菜や果物を正しく呼称できたが，不自然な色の写真では野菜や果物の呼称ができなくなったという事例が報告されている[30]．

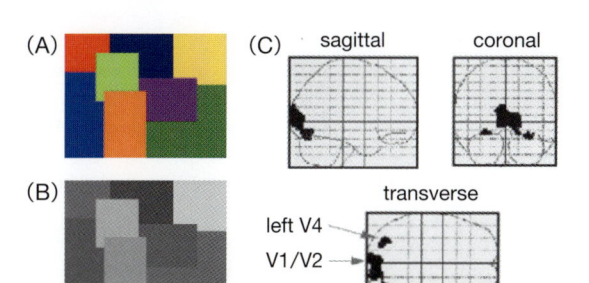

図11　モンドリアン図形(A・B)に対する脳活動(C)
〔(C)はMckeefryら[29]より許可を得て転載.〕

(A):彩色したモンドリアン図形.(B):無彩色のモンドリアン図形.(C):(A),(B)を観察中の脳活動を比較した結果.一次・二次・四次視覚野の活動が認められたが,紡錘状回前部,海馬,前頭葉などの活動は認められなかった.着色された物品を観察中には紡錘状回前部,海馬,前頭葉などが活動することが知られている[28].

おわりに

　脳機能イメージング研究,動物実験,症例研究を通じて,脳の色情報処理は三段階に分かれていることが次第に明らかになってきた.最初の処理は鳥距溝(calcarine sulcus)周辺の一次視覚野および二次視覚野で行われ,これらの部位では目から入ってくる光の特徴を比較的忠実に再現している.次の段階の処理は四次視覚野で行われ,眼から入ってくる光の特徴だけでなく,空間的・時間的文脈を考慮した,実際の色彩体験が生み出されている.色の恒常性や色残像も四次視覚野の働きによって生み出されていると考えられる.三段階目の色情報処理は紡錘状回前部,側頭葉下部,海馬,前頭葉などで行われ,物体の色と形の統合や記憶との照合が行われていると考えられる.しかし,物体の色彩や質感を美しいと感じるメカニズムについてはまだ不明な点が多く,今後のさらなる研究が望まれる.

●文献●

1) Sakai K, Watanabe E, Onodera Y, et al : Functional mapping of the human colour centre with echo-planar magnetic resonance imaging. Proc R Soc Lond B Biol Sci

261 : 89-98, 1995
2) Hering E : Outlines of a theory of the light sense. Harvard University Press, Cambridge, Massachusetts, 1964
3) Koyama S, Kezuka M, Hibino H, et al : Evaluation of cerebral dyschromatopsia using color afterimage. Neuroreport 17 : 109-113, 2006
4) 小山慎一，毛束真知子，日比野治雄・他：心理物理学と画像処理技術を用いた大脳性色覚障害の評価．神経心理学 23 : 132-138, 2007
5) Chan D, Crutch SJ, Warrington EK : A disorder of colour perception associated with abnormal colour after-images : a defect of the primary visual cortex. J Neurol Neurosurg Psychiatry 71 : 515-517, 2001
6) Adachi-Usam E, Tsukamoto M, Shimada Y : Color vision and color pattern visual evoked cortical potentials in a patient with acquired cerebral dyschromatopsia. Doc Ophthalmol 90 : 259-269, 1995
7) Spillmann L, Laskowski W, Lange KW, et al : Stroke-blind for colors, faces and locations : Partial recovery after three years. Restor Neurol Neurosci 17 : 89-103, 2000
8) Roorda A, Williams DR : The arrangement of the three cone classes in the living human eye. Nature 397 : 520-522, 1999
9) Haug BA, Kolle RU, Trenkwalder C, et al : Predominant affection of the blue cone pathway in Parkinson's disease. Brain 118 : 771-778, 1995
10) Bouvier SE, Engel SA : Behavioral deficits and cortical damage loci in cerebral achromatopsia. Cereb Cortex 16 : 183-191, 2006
11) 田中雄一郎，北原健二，仲泊聡・他：Magnetic resonance imaging による大脳性色覚異常の病巣解析．日本眼科学会雑誌 106 : 154-161, 2002
12) Meadows JC : Disturbed perception of colours associated with localized cerebral lesions. Brain 97 : 615-632, 1974
13) Hadjikhani N, Liu AK, Dale AM, et al : Retinotopy and color sensitivity in human visual cortical area V8. Nat Neurosci 1 : 235-241, 1998
14) Goodale MA, Milner AD : Separate visual pathways for perception and action. Trends Neurosci 15 : 20-25, 1992
15) Ungerleider LG, Mishkin M : Two cortical visual systems. In Analysis of visual behavior, ed by Ingle DJ, Goodale MA, Mansfield RJW, MIT Press, Cambridge, MA, 1982, pp 549-586
16) Humphrey GK, Symons LA, Herbert AM, et al : A neurological dissociation between shape from shading and shape from edges. Behav Brain Res 76 : 117-125, 1996
17) 緑川晶，河村満，溝渕淳・他：「画像失認」を呈した Posterior Cortical Atrophy. 神経心理学 15 : 256[abstract], 1999
18) Hanazawa A, Komatsu H : Influence of the direction of elemental luminance gradients on the responses of V4 cells to textured surfaces. J Neurosci 21 : 4490-4497, 2001
19) Humphrey GK, Goodale MA, Bowen CV, et al : Differences in perceived shape from shading correlate with activity in early visual areas. Curr Biol 7 : 144-147, 1997
20) Koyama S, Midorikawa A, Suzuki A, et al : A new type of prosopagnosia? A brain-damaged patient who can recognize faces but cannot discriminate races[Abstract]. J Vis 6 : 681a, 2006

21) Bar M, Tootell RB, Schacter DL, et al : Cortical mechanisms specific to explicit visual object recognition. Neuron 29 : 529-535, 2001
22) Seeck M, Schomer D, Mainwaring N, et al : Selectively distributed processing of visual object recognition in the temporal and frontal lobes of the human brain. Ann Neurol 37 : 538-545, 1995
23) 小山慎一, 河村満 : 形と色を認識するしくみ. Brain Nerve 59 : 31-36, 2007
24) Ramachandran VS : Perception of shape from shading. Nature 331 : 163-166, 1988
25) Halgren E, Raij T, Marinkovic K, et al : Cognitive response profile of the human fusiform face area as determined by MEG. Cereb Cortex 10 : 69-81, 2000
26) Gallant JL, Shoup RE, Mazer JA : A human extrastriate area functionally homologous to macaque V4. Neuron 27 : 227-235, 2000
27) Hiramatsu C, Goda N, Komatsu H : Transformation from image-based to perceptual representation of materials along the human ventral visual pathway. Neuroimage 57 : 482-494, 2001
28) Zeki S, Marini L : Three cortical stages of colour processing in the human brain. Brain 121 : 1669-1685, 1998
29) McKeefry DJ, Zeki S : The position and topography of the human colour centre as revealed by functional magnetic resonance imaging. Brain 120 : 2229-2242, 1997
30) Humphrey GK, Goodale MA, Jakobson LS, et al : The role of surface information in object recognition : studies of a visual form agnosic and normal subjects. Perception 23 : 1457-1481, 1994

〔小山慎一〕

●こぼれ話●

初舞台の思い出

　私が通っていた幼稚園は，若い芸術家たちの溜まり場であった．美しい女性の園長先生の周りでは，洋画の絵描きさんや，童謡歌手，人形劇の方々がしょっちゅう出入りしていた．ある時，私は，その中の人形劇の方（森先生というお名前だったと記憶しているが…）からの紹介で，芝居に出ることになった．劇団"こまどり"による「アラジンと魔法のランプ」へのエキストラ出演である．どこをどうめぐりめぐって私に白羽の矢が立ったのか，今ではまったくわからないが，群集のひとりが子どもを肩車して登場する場面があり，その肩車される役として，幼稚園児がひとり必要だったらしい．当時5歳の私にとっては，何のことかほとんど理解もできなかったはずだが，劇団の練習に参加するため，幼稚園を休んで森先生に連れ出されるのには，悪い気はしなかったし，行けば行ったで，今度は皆が

一番チビの私をちやほやしてくれたので，毎回の練習も楽しみになっていった．
　練習とはいっても，何しろ群集のひとりに肩車をされて出てくるだけということなので，別に何の難しいこともなく，ただ担いでくれるお兄さんのおでこのどこに手をかけていればよいのかを教えてもらうだけだった．ところがそのうち，少しずつ事情が変わってきた．私の出演場面が増えてきたのである．肩車で登場する私は，町の広場で演じられる影絵芝居を見に来たのであり，お兄さんの肩から下ろされると，そこに座ってじっと影絵芝居を見ていればよかった．その影絵芝居の座長が実は魔術師で，芝居の途中，影絵芝居の明かりが消えて真っ暗になってしまう間に，観客の中にいたアラジンがさらわれてしまうという筋書きだったのだが，その明かりが消えたとき「おじさん，消えたぜ！」と大声で叫ぶ観客の子どもの役が，何回目かの練習のとき，私に回ってきたのである．たった１つだけの台詞であったが，何度も練習させられた．もちろん，台本など渡されていたわけではない．耳から聞いて教えられた台詞であった．
　ところが，公演直前になってまた１つ，私の役回りが増えた．芝居の最初の幕が上がったとき，舞台中央に私が寝そべっていて，地面に棒で何やら絵を描いているという場面が付け加わったのである．この練習は，台詞をもらったときよりずっと大変だった．寝そべったり，横すわりになったり，いろいろやられた記憶が残っているが，一応 OK が出たのだろう．そのかたちで舞台当日を迎えることになった．
　さて当日，私の初舞台は，日比谷公会堂だった．何しろアラビアン・ナイトの世界であるから，メイクアップされたうえに，頭にはターバンを巻かれ，派手な色のアラビア風のチュニックのような上着と，だぶついたズボンを着せられて，裸足で登場した．幕が上がると，真っ暗な舞台の上に，スポットで照らされた私だけがいた．私は，舞台の真ん中に寝そべって，木の枝で地面に何か描いている．そして次の場面，影絵芝居の場面．肩車されて見物に来た私は，一番前の列に座って芝居を見ている．突然明かりが消えて舞台は真っ暗闇となる．そこに私の叫びだけが響く．「おじさん，消えたぜ！」
　その後の記憶は，カーテンコールで，再び肩車で登場したことだけ．芝居が成功したのか，失敗だったのかは何も知らないが，子どもの頃の思い出として，あの初舞台の場面は，「おじさん，消えたぜ！」の台詞とともに，途切れ途切れながら，実に鮮明な記憶として残っている．（岩）

3
絶対音感

A 絶対音感とは何か

　絶対音感は，古くから広く人々の関心を集めてきた話題であり，心理学や音楽教育の研究者からも関心が向けられ，言及されてきた．しかし，絶対音感に関するこれまでの研究は，主として少数の絶対音感保有者を観察した，比較的限られた観点からの記述的事例報告や，信頼できる科学的根拠なしに広まっている逸話に基づくものが多かった．また絶対音感が音楽家として成功するために不可欠の，一種の驚異的な能力であるという，広く信じられている素朴な信念が広く受け入れられているなど，絶対音感に関する誤解も広まっている．絶対音感の真の姿とその背景，あるいは音楽にとってそれが持つ意味についてはまだよく知られていないのが現状である．ここではそうした誤解を正すとともに，筆者が行ってきた一連の心理学実験の結果を中心に，絶対音感についてわかったことを紹介する．

　絶対音感は完璧な音感であると広く考えられてきたため，この意味でのperfect pitch という用語が，絶対音感(absolute pitch)の同義語として使われることが多い[1,2]．「絶対音感を持つ人は耳がよい」という見かたも広く通用している．しかし絶対音感＝完璧な音感という見かたは間違いで，絶対音感を持つことと，よい音感やよい聴力とは別の問題である．

　そもそも，絶対音感という言葉は，「音感」という意味不明の言葉を含んでいるので，学術用語としてふさわしいものではない．絶対音感は音楽における音の高さに関する感覚なので，正確には「絶対音高感」と呼ぶべきものである．しかし絶対音感という言葉は既に広く用いられているので，ここでは慣例に従いこの言いかたを用いることにする．

　最も一般的な絶対音感の定義は，他の音と比較することなしに，1つの

音の高さを（通常は音楽的音高名を用いて）識別する能力というものである[3]．絶対音感を持たない多くの人々は，基準の音の高さと比較して，ある音が半音高いとか1オクターブ高いということができる相対音感を持っているが，他の音と比較することなしに1つの音の高さが何かをいうことはできない．これができるのが絶対音感であり，この意味では絶対音感は際立った能力であるといえる．しかしこの音高命名以外には，絶対音感を持つ人と持たない人の間には基本的な聴覚能力に違いはない[4]．したがって，絶対音感の「絶対」は「比較によらない」という意味に過ぎず，すばらしい能力や完璧な音感という意味ではまったくない．

B 音の高さの知覚的特性

絶対音感を正しく理解するためには，音高（ピッチ）の基本的特性を理解することが重要である．刺激が持つ物理的特性と，それを知覚する人が経験する知覚的特性の関係に着目する心理物理学の観点からみれば，音高は音の物理的特性である周波数に応じて変化する知覚上の特性である．周波数が高くなると高く聴こえ，周波数が低くなると低く聴こえるようになるという聴こえの性質がこれであり，1次元的・直線的な周波数連続体に対して，さまざまに異なる高さに聴こえる音高の心理連続体を対応づけることができる．音高のこのような知覚的側面は言葉どおりの意味で「音の高さ」（ピッチハイト，pitch height）を表し，一種の音色に近い性質といえる．その意味でこのような音高の側面を音色的高さということもできるだろう．このような音高の側面は心理物理学的，ないしは音響心理学的観点から取り扱われる問題である．

これに対して，音楽の文脈の中で音を聴くときは，音高の別の側面が現れてくる．これを音楽的音高と呼ぶことにする．音楽では1オクターブの中にいくつかの音高が決められ，それらが音階を構成する．音階内の各音は，1オクターブ内の位置に応じて，それぞれ独自の音楽的性質として知覚され，それを表すのに音高名が用いられる．例えば階名（ド，レ，ミ）は全音階（西洋7音音階）の中の音の位置（相対音高）を表し，音名（ハ，ニ，ホ，またはC，D，E）は音の周波数に直結する音高の絶対的高さ（絶対音

高)を表す．このような各音高の音楽的性質は，トーンクロマ，またはピッチクラスと呼ばれる．音高の音楽的性質は，音を聴く人が知覚する性質であり，音楽を形作るうえで本質的な知覚特性といえる．音楽的音高はオクターブごとに循環するので，1オクターブ内の12の音はクロマ・サークル，またはピッチクラス・サークルと呼ばれる円環上に配列される．

　音高を構成するピッチハイトの直線的次元とピッチクラスの円環的次元が組み合わされると，ピッチらせんが得られる(図12)．このピッチらせんは，垂直軸がピッチハイトを，円環がピッチクラスを表しており，音高の知覚モデルとみなすことができる．このモデルに表されているように，ある音高から始めて音階のステップを順次上がっていくにつれて，音高のピッチクラスが変化し，同時にピッチハイトも徐々に上昇する．そしてピッチクラス・サークルを一回りしたとき，ピッチクラスは出発点に戻り，ピッチハイトは1オクターブ高くなる．このモデルを構成する2つの

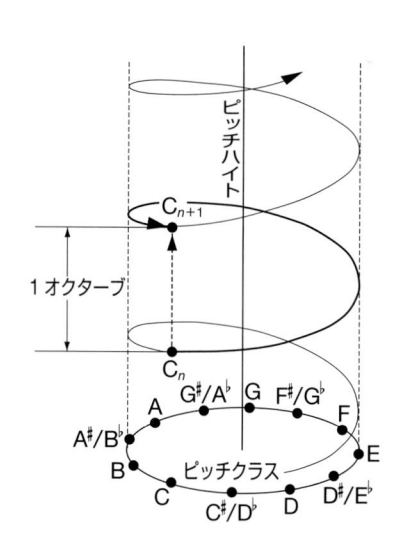

図12　ピッチらせん

音楽における音の高さは，円柱の周りを巻いていくらせんで表される．円柱の高さはピッチハイトを，円周上の位置はピッチクラスを表している．

次元のうち，音楽的音高の円環的次元は直線的次元よりも複雑で高度な認知処理を必要とする知覚特性であり，認知心理学的観点から取り扱うべき現象である．絶対音感を持つ人が知覚しているのは，垂直的次元上の位置（ピッチハイト）ではなく，円環的次元上に配列されている音楽的音高の特性（ピッチクラス）であるといえる．

C　絶対音感の正確さ

では，絶対音感を持つ人々はどの程度正確に音楽的音高を答えることができるのだろうか．この疑問を明らかにするために，絶対音感の正確さをテストする実験を行った[5,6]．実験参加者は，聞こえてくる１つ１つの音を聴いて，その高さに対応する音楽鍵盤上のキーを押すか，または音高名を口頭でできるだけ速く答えた．音はピアノの音色で，5オクターブにわたる半音間隔のすべての音（60音）がランダムに１つずつ提示された．なお毎試行で反応時間を測定し，長い時間をかけて答えた参加者は相対音感を使っている可能性があるとみなして除外した．

テストの結果を図13に示す．図13Aは，絶対音感を持たないとみなされる参加者15人（正答率25％以下）が答えた音高と，各試行で提示された音高との隔たり（反応誤差）の度数分布を示している．誤差ゼロの反応が最も多いが，両方向に対称的な広い範囲にわたる誤差分布パターンがみられ，大きな誤差の反応になるほど反応数が少なくなっている．この参加者たちは絶対音感を持たないので，単独で聞こえてくる１つ１つの音が１オクターブ内の12の音のどれかについてはほとんどわからない．しかし音色的高さの違いをたよりに，ピアノの鍵盤のどのあたりのキーに相当する音なのかを，ある程度の誤差を伴って大まかに答えていたものと思われる．

絶対音感を持つ参加者（7人）の反応誤差分布はこれと著しく対照的で，ほとんどの反応が誤差ゼロである．少数の誤反応がみられるが，そのほとんどすべてがオクターブ・エラー，または半音のエラーである（図13B）．このことから，絶対音感を持つ人は，ピッチクラスの識別が極めて正確にできるが，時々オクターブずれた反応（ピッチクラスは正しいが，オクターブの位置づけが違っている反応）をすることがわかる．この結果は，

(A)

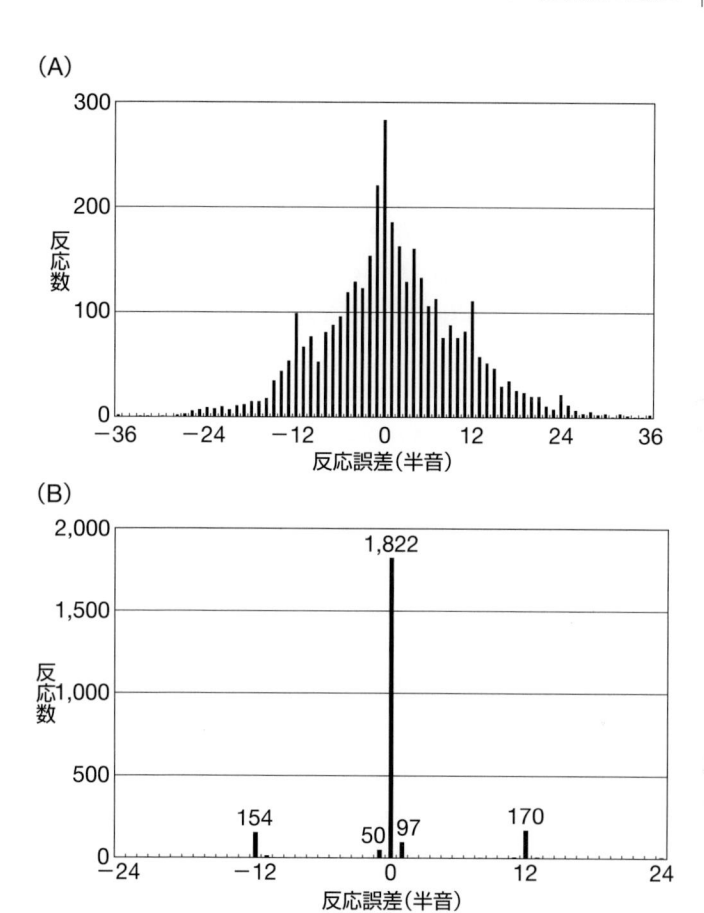

(B)

図13 絶対音感テストで提示された音高と実験参加者が答えた音高の間の隔たり(反応誤差)の度数分布

(Miyazaki, 1989のデータをもとに作成)

(A)：絶対音感を持たない群(15人), (B)：絶対音感群(7人)

絶対音感を持つ人がピッチハイト(オクターブの位置)ではなく，ピッチクラス(1オクターブ内の音階音の音楽的性質)を直接的に知覚していることを示している．彼らは，音が聞こえるとすぐにピッチクラスがわかり，その後でオクターブの位置を考えるという2段階を踏んで反応しているのかもしれない．

絶対音高の判断の正確さには，テスト音の音色と音域が影響する[6]．異なる音色のテスト音を用いた実験の結果では，ピアノ音が純音や合成ピアノ音よりも正確に判断された．音域の影響も，中央音域の音が最も正確に判断され，両端の音域になるほど判断が不正確になっていった．このような音色と音域の影響は，ピアノ音や中央音域の音が実験参加者にとって最もなじみがある音であることによるものと解釈できる．

　絶対音高識別にみられるもう1つの重要な側面は，判断の正確さがピッチクラスの種類によって異なることである．一般に，ピアノ鍵盤の白鍵音（楽譜で♯や♭が付かない音）が，黒鍵音（♯や♭が付く音）よりも正確に，かつ速く判断される．正確な絶対音感保有者は12のすべてのピッチクラスをほとんど誤りなく識別することができるが，不正確な絶対音感保有者では黒鍵音を隣の白鍵音と間違って答えるエラーが多くなる．そのため，白鍵音に関しては，正確な絶対音感保有者と不正確な保有者の間で正確さにあまり大きな差はないのに対して，黒鍵音に関しては大きな違いがみられることになる．白鍵音に対しては比較的正確な識別ができるのに，黒鍵音に対しては識別が不正確なタイプの絶対音感は，部分的絶対音感と呼ぶことができる．

　白鍵音と黒鍵音の間でみられる識別の正確さの違いは，絶対音感獲得の過程を考えると理解できる．後述のように，絶対音感は子どもの頃のピアノ・レッスンを中心とする音楽訓練によって獲得される場合が多いと考えられる．通常，子どもがピアノのレッスンを始めるときには，黒鍵音を含まないハ長調の音階や曲から練習するので，子どもは黒鍵音よりも白鍵音を聴くことがずっと多い．黒鍵音は白鍵音が全部出そろった後で徐々に導入されるため，黒鍵音よりも白鍵音の絶対音感が早く獲得されることになる．そして，絶対音感が比較的初期の限られた期間（敏感期）に最も効率的に獲得されるとするならば[14]，ピアノのレッスンに黒鍵音が入ってくる頃には絶対音感獲得のための敏感期が終了してしまっている可能性がある．部分的絶対音感がみられるのは，白鍵音に関しては絶対音感を獲得したのに，黒鍵音の絶対音感を獲得できなかったからであると考えられる．

D　絶対音感保有者の相対音感—能力欠如仮説

　絶対音感は希少な音楽的才能の証とみなされ，音楽家としての成功を保証するものと信じられてきた．その証拠に，大作曲家や優れた音楽家に絶対音感が多くみられることがしばしば指摘される．例えばモーツァルトをはじめとして，大作曲家は絶対音感を持っていたと推測されるような逸話が語り伝えられている．しかし逸話は科学的証拠とはなり得ないし，これらの音楽家の絶対音感を実際に測定することは不可能に近い．絶対音感を持つ優れた音楽家といういくつかの事例だけに注目してしまうと，基準比率錯誤(base-rate fallacy)を犯すことになる．たとえ，モーツァルトやバッハ，ベートーベンが絶対音感を持っていたとしても[7]，絶対音感を持たない優れた音楽家や，絶対音感を持っているがそれほど優れてはいない音楽家がもっと多くいたはずであるが，これらの事例は見逃されやすい．優れた音楽家は絶対音感を持っているという仮説を持つと，この仮説に一致する事例だけが注目され(確証バイアス)，それに反する事例には目がいかなくなる(反例無視)という人間の推論の典型的な誤りから，絶対音感と優れた音楽的能力の間の相関が過大評価されることになる．

　絶対音感は，音楽活動のある限られた場合には技術的に役に立つツールとなることはあっても，それは音楽的条件なしに単音の音高を識別するという限られた能力以上のものではない．音楽において最も本質的なメロディや和声が音高同士の関係に基づいて形作られることを考えると，音楽にとって真に重要のは絶対音感ではなく，音高の関係を捉える能力(相対音感)であることは明らかである．さらに，移調された曲を聴いたり演奏したりするような場合，絶対音感は音楽家にとってやっかいな問題となる可能性がある．メロディが移調されると，それを作っているすべての音が変化するので，絶対音感を持つ人にはすべての音が違う音に聴こえてしまうかもしれない．このような場合でも，相対音感があれば，音高の関係が保たれているかぎりメロディの同一性が失われることはないが(移調同一性のゲシュタルト法則)，絶対音感が適切にコントロールされないと困った問題が生じることになる．話を単純化すると，こうである．絶対音感は

時として相対音感と競合する．音楽は相対音高の上に成立する．したがって，絶対音感は時として音楽活動と競合する場合があるかもしれない．

　この予測を検証するために，さまざまに異なる調性条件の中で音程を識別する実験を行った[8]．各試行では最初に調性を確立する2つの和音が聞こえ，それに続いて2音が提示される．第1音は常に調の主音（ド）であり，第2音は第1音よりも260〜540セントだけ高い．100セントが半音に等しいので，提示される第2音は短3度上（3半音上のミ♭）よりも少し低い音高から，完全4度上（5半音上のファ）よりも少し高い音高までの範囲にわたっている．これらの音程を，3つの異なる調性条件（ハ長調，嬰ヘ長調，1/4音低いホを主音とする長調）で提示し，参加者は，音程の第2音がミ♭，ミ，ファのうちのどれに聴こえるかを答えた．

　別に行った絶対音感テストにおける識別エラーの特徴に基づいて，実験参加者を，(A)正確な絶対音感群，(B)部分的絶対音感群（白鍵音の識別は正確だが，黒鍵音の識別が不正確），(C)不正確な絶対音感群（全般に識別が不正確），(D)非絶対音感群，の4群に分け，各群について調性条件ごとに音程識別の正答率を示した（図14）．各グラフの太い実線は群の平均正答率を示し，細い破線は個々の参加者の結果を示している．非絶対音感群(D)はどの調性条件でもほぼ同じくらいの高い正答率を示しているのに対して，3つの絶対音感群(A〜C)はみなハ長調条件に比べて成績が下がっている．絶対音感保有者は固定ドに慣れているので，ハ長調条件ではそのまま絶対音感を使うことができるが，それ以外の調ではド以外の主音をドと読み替えなければならないために識別成績が低下したものと考えられる．非絶対音感群の正答率は絶対音感群のハ長調条件と同じくらいであることから，絶対音感群のハ長調以外の条件での音程識別成績は，非絶対音感群に比べて劣っているといえる．

　図14の破線で結ばれたデータ点は，個々の実験参加者の成績を表している．これをみると，絶対音感群の音程識別成績は個人差が大きく，特に極めて著しい成績の低下を示す参加者が絶対音感群の中に何人かいることがわかる．この実験課題が，ミ，ミ♭，ファの3通りの音程を識別するという，音楽にとって極めて基本的なものであったにもかかわらず，それがうまくできない絶対音感保有者がいるという結果は，これまで明らかにさ

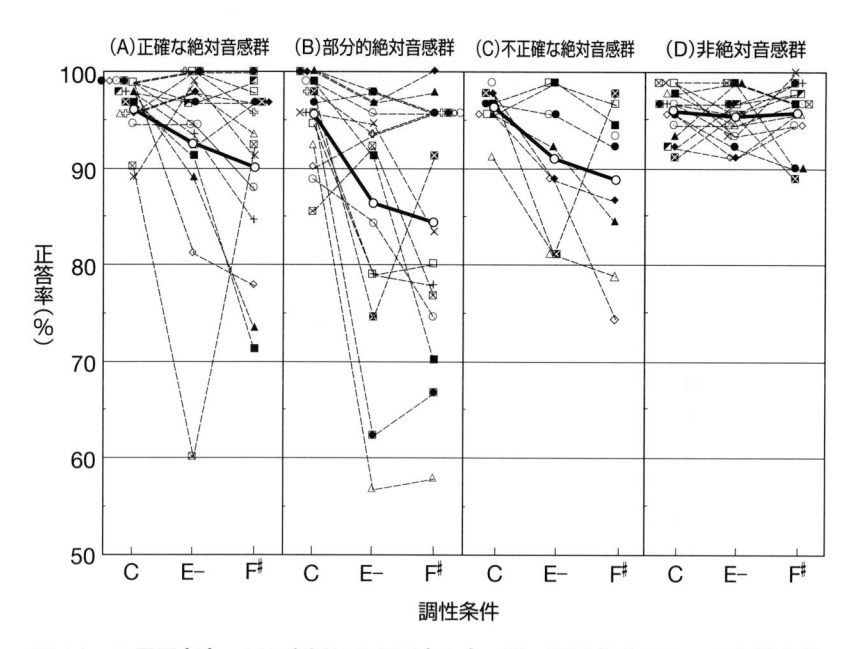

図14 ハ長調（C），1/4音低いホ長調（E−），嬰ヘ長調（F#）の3つの調性条件における音程識別の正答率
（Miyazaki, 1993のデータをもとに作成）

れていなかった絶対音感の問題点を示唆するものと考えられる．

　もし絶対音感保有者が絶対音感に頼ってしまうために，相対音高（音程）を知覚することがうまくできないとするならば，移調されたメロディを知覚する場合にも同じような困難が生じるはずである．そこで移調メロディ再認課題を用いた実験を行った[9]．実験に参加したのは，ワルシャワのショパン音楽大学に在籍する学生26人である．最初に7音からなる単旋律メロディの楽譜が常にハ長調で提示され，それに続いて，楽譜のメロディと正確に同じか，または高さが変化した音を1つだけ含む比較メロディが聴こえてくる．実験参加者は楽譜のメロディと比較メロディが同じか違うかを判断した．比較メロディが提示される調性の条件として，楽譜と同じハ長調の非移調条件，低い変イ長調または高い嬰ヘ長調の移調条件がある．またメロディが全音階の7音からなる調性的な場合と，半音階の

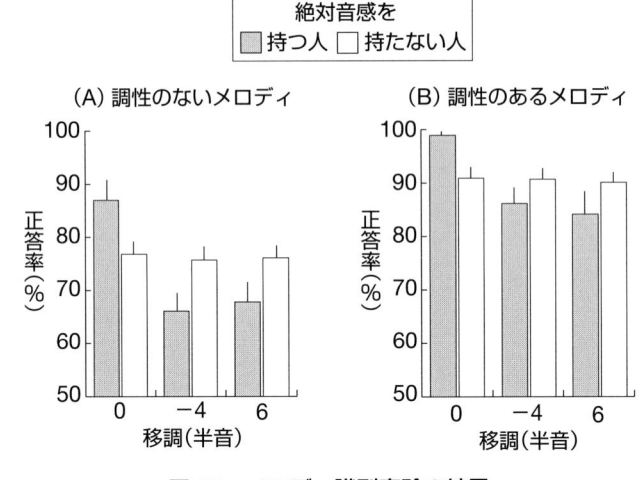

図15 メロディ識別実験の結果
(Miyazaki & Rakowski, 2002 のデータをもとに作成)

移調 0 半音は,楽譜のメロディと聞こえてくるメロディが一致する非移調条件,移調 −4 半音,6 半音は,聞こえてくるメロディが楽譜よりもそれぞれ 4 半音下と 6 半音上に移調される条件.

12 音からなる非調性的な場合とがある.

　再認判断の正答率をみると(図 15),絶対音感を持たない参加者は,移調の有無にかかわりなくほとんど同じくらいの正確さを示している.これに対して絶対音感を持つ参加者は,非移調条件(移調 0)では判断が極めて正確であるものの,移調条件(4 半音下,または 6 半音上への移調)では不正確で,絶対音感を持たない参加者よりも正答率が低くなっている.

　これらの結果から,絶対音感を持つ人は,相対音高の判断が必要な場合でも絶対音感を用いるという不適切な方略をとる傾向があることがわかる.これまで絶対音感は貴重な音楽的才能の 1 つとみなされてきたが,これらの実験結果は,絶対音感が音楽とは関係ないだけでなく,音楽にとって好ましくない方向に働く場合があることを示している.

E　絶対音感は稀な能力か

　長い間，絶対音感は極めて稀な能力であると考えられてきた．しかし，これまでに絶対音感を持つ人の割合が系統的に調べられたことはなく，また絶対音感保有者の割合についてこれまで出されている推定値は，絶対音感の基準（どれくらいの正確さまでを絶対音感とするか）やその測定法によって著しく異なっている．例えば，一般の人々の中での絶対音感保有者数は1,500人に1人[10]，あるいは1万人に1人[1]と推定されており，絶対音感に関する研究の多くが無批判にこれらを引用している．しかしこれらの推定値は，それを報告した研究者が実際に調べたデータによるものではなく，音楽教師の発言に基づくものにすぎなかったり，出所が明確に示されていなかったりするなど，科学的データとみなせるものではない．

　一方，音楽に携わる人々に絶対音感が比較的多くみられることは，絶対音感が音楽経験と関連することから当然予想されることである．実際，音楽家や音楽学生の中での絶対音感保有者の割合として15％という推定値が報告されている[11]．ただし，この推定値は，主として自己報告式の質問紙調査の結果に基づくもので，自己選択バイアスを含んでいるため，信頼できるものとは言いがたい．

　筆者らはこれまで一般の大学生から広く参加者を募集して絶対音感の正確さを調べてきた．それらの蓄積したデータの中から音楽専攻学生（教育学部の音楽教員養成課程の学生）のみを抽出して，絶対音感テストの正答率に関して集計すると，図16のようになる．150人の音楽専攻学生のうち，90％以上の正答率のもの（正確な絶対音感保有者）は35％以上おり，60％以上の正答率のものは3/4近くに達している．この結果をヨーロッパや米国でのデータと比較してみると，日本では音楽学生の中に絶対音感保有者が多いという傾向が際立っていることがわかる．最近の報告では，限定的なサンプルに基づく調査ではあるが，東アジア，特に中国と韓国出身の米国在住の音楽学生に絶対音感保有者が多いという結果が示されており[12,13]，われわれの結果と比較できるかたちで音楽学生のデータを収集して中国や韓国を含めた国際比較を行うことは興味深い．

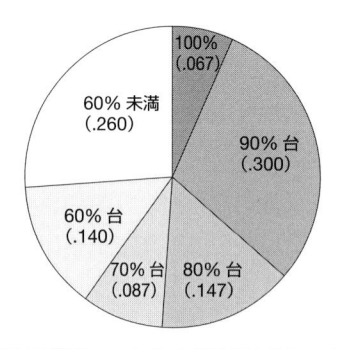

図16 音楽専攻学生150人の絶対音感テスト成績の分布
円グラフ中のパーセント値は絶対音感テストの正答率で，括弧内の数値は全参加者に対する各正答率群の人数の割合を示す．

F　絶対音感の獲得過程

　絶対音感を持つ人が日本で多くみられるのは，幼児期からの音楽レッスンが広く行われていることが1つの要因になっていると考えられる．全国にある子どものための音楽教室では，3〜5歳頃から多くの子どもたちがピアノや電子オルガンのレッスンを受けており，そうしたレッスンの中には絶対音感の獲得を促進するもの，あるいはそれを目的とするものが少なくない．絶対音感が発達初期の学習により獲得されるという見かたによると，絶対音感の学習が最も効率的に行われる時期（敏感期）は3〜5歳頃の間と考えられている[14]．しかし，子どもがどのように絶対音感を獲得していくのかを示す直接的なデータはほとんどない．そこで筆者らは音楽教室に通う3〜9歳の子どもたちについて絶対音感のテストを行い，絶対音感能力を年齢間で比較検討した[15]．

　12のピッチクラスに対する絶対音高識別の正答率を，年齢群別に示したのが図17である．年齢が高いほど識別成績が向上していく傾向がみられ，7歳頃までに絶対音感が顕著に発達していることがわかる．また6歳群の子どもたちの多くが，白鍵音の絶対音感は獲得したが，黒鍵音についてはまだ獲得されていないという典型的な部分的絶対音感のパターンを示

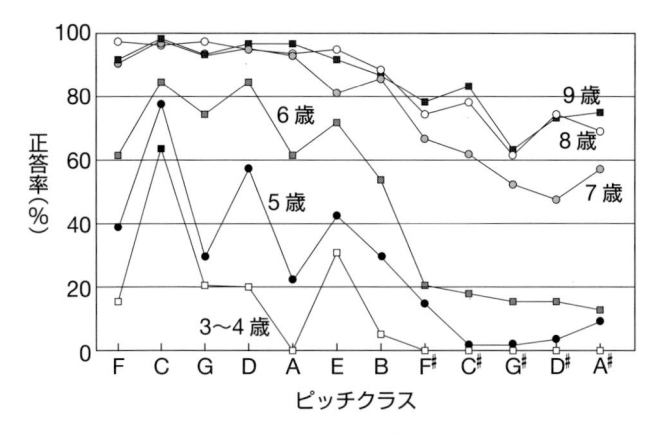

図17　年齢群別の絶対音感テストの成績
〔文献15)のデータをもとに作成〕
12のテスト音は5度間隔で配列されている．

している．このことから白鍵音の絶対音感が最初に発達を開始し，黒鍵音の獲得は6歳を過ぎた頃からであることがわかる．一方，8歳群と9歳群では，ほとんどの子どもたちが12のピッチクラスのすべてについて絶対音感を獲得しているが，まだ黒鍵音の絶対音感を獲得していない子どもたちも含まれているために，黒鍵音に対する平均正答率は白鍵音に比べて低くなっている．

　この結果は，絶対音感が3〜6歳の間の音楽訓練によって獲得されることを示すもので，少なくとも絶対音感の初期学習仮説を支持する証拠が得られたといえる．しかし，絶対音感の敏感期仮説の1つの重要な側面，すなわち7歳以降の訓練が絶対音感の獲得には効果がないということが示されたわけではない．一方で，おとなが絶対音感獲得に成功したという報告があるわけでもない．したがって現在のところ，絶対音感の敏感期仮説は確証も反証もされていないというしかない．

G　絶対音感の遺伝的基盤

　絶対音感，とりわけ音楽的音高をドレミなどの名前で言う能力に人間に

とっての進化上の利点があったとは考えにくい．一方，ある種のほ乳類や鳥類，あるいは乳児が絶対音高を捉える能力を持っていることを示すいくつかの報告があり[16〜18]．このことから絶対音高は，より基本的，または原始的な能力であるという見かたもできる．原始的能力としての絶対音感には遺伝的基盤があると考えられる．顕在的なかたちの絶対音感（絶対音高名を言う能力）は，このような原始的で遺伝に基づく絶対音感の延長として，発達初期に学習される能力であるといえるかもしれない．

これに対して，音高関係の知覚（相対音感）にはより高度で複雑な処理が必要であり，顕在的なかたちの相対音感（音程名や相対音高名を言う能力）は絶対音感よりも遅れて獲得される．相対音感と絶対音感は競合する場合があるため，相対音感が発達し始めると，絶対音感の獲得は困難になっていくといわれている[19]．相対音感の発達が絶対音感の敏感期を終了させる原因になっている可能性もあるが，これについては絶対音感と相対音感の関係についてのさらなる研究が必要である．

絶対音感が遺伝されるという考えかたは古くからあり[20]，遺伝か環境かをめぐる論争の中で議論されてきた[3,21]．人間の他の多くの能力や特性がそうであるように，絶対音感になんらかの遺伝的基盤があることはおそらく間違いないと思われるが，それを明確に示す証拠はまだ十分ではない．

遺伝学者らによるいくつかの研究がある．例えばGregersenらは，アジア系を含む米国の音楽学生を対象にした大規模な質問紙調査を行った[22]．そして絶対音感を持つ音楽学生と持たない音楽学生の兄弟（姉妹）の間で絶対音感を持つ人の割合を比較した結果，絶対音感に遺伝的要因が強く影響していると結論した．しかしこの結論は，質問紙に対して絶対音感があると答えた回答者からの自己申告に基づくものであるため，信頼性に疑問がある．Baharlooらは，自己申告した絶対音感保有者，およびその兄弟（姉妹）に対して絶対音感テストを行った[11,23]．彼らの研究は実験データに基づいているという点でより信頼性が高い．その結果から導かれた，絶対音感の発達には遺伝的影響と早期の音楽訓練の両方が関与しているという結論は妥当なものといえる．

しかし，絶対音感遺伝説を支持するとされているこれまでの報告には重大な問題がある．第一に，そうした報告の多くが，絶対音感を持つという

人々の自己報告に基づいているという点である．この種のデータは懐疑的にみる必要がある．第二は，絶対音感の発達に関して，遺伝的要因と経験的要因は分かちがたく結びついているという点である．絶対音感獲得に対する遺伝の影響を支持するデータはすべて，環境または経験の影響と解釈することも可能である．したがって現在のところは，絶対音感は早期の特定の音楽訓練を通じて獲得されるという結論にとどめておくべきであろう．絶対音感に遺伝的基盤があることは否定できないが，それについての議論は，遺伝学者が絶対音感遺伝子のようなものを発見するまで控えておくのが安全といえるだろう．

●文献●

1) Bachem A : Absolute pitch. J Acoust Soc Amer 27 : 1180-1185, 1955
2) Ward WD : Absolute pitch. In The Psychology of Music, 2nd edition, ed by Deutsch D, Academic, New York, 1999, pp 265-298
3) Takeuchi A, Hulse SH : Absolute pitch. Psychol Bull 113 : 345-361, 1993
4) Fujisaki W, Kashino M : The basic hearing abilities of absolute pitch possessors. Acoust Sci Tech 23 : 77-83, 2002
5) Miyazaki K : Musical pitch identification by absolute pitch possessors. Percept Psychophys 44 : 501-512, 1988
6) Miyazaki K : Absolute pitch identification : Effects of timbre and pitch region. Music Percept 7 : 1-14, 1989
7) Deutsch D : The enigma of absolute pitch. Acoust Today 2 : 11-19, 2006
8) Miyazaki K : Absolute pitch as an inability : Identification of musical intervals in a tonal context. Music Percept 11 : 55-72, 1993
9) Miyzaki K, Rakowski A : Recognition of notated melodies by possessors and nonpossessors of absolute pitch. Percept Psychophys 64 : 1337-1345, 2002
10) Profita J, Bidder TG : Perfect pitch. Amer J Med Genet 29 : 763-771, 1988
11) Baharloo S, Johnston PA, Service SK, et al : Absolute pitch : An approach for identification of genetic and nongenetic components. Amer J Hum Genet 62 : 224-231, 1998
12) Gregersen PK, Kowalsky E, Kohn N, et al : Early childhood music education and predisposition to absolute pitch : Teasing apart genes and environment. Amer J Med Genet 98 : 280-282, 2000
13) Deutsch D, Henthorn T, Marvin EW, et al : Absolute pitch among American and Chinese conservatory students : Prevalence differences, and evidence for a speech-related critical period. J Acoust Soc Amer 119 : 719-722, 2006
14) Trainor LJ : Are there critical periods for music development? Dev Psychobiol 46 : 262-278, 2005
15) Miyazaki K, Ogawa Y : Learning absolute pitch by children : A cross-sectional study. Music Percept 24 : 63-78, 2006

16) Weisman RG, Williams MT, Cohen JS, et al : The comparative psychology of absolute pitch. In Comparative Cognition : Experimental Explorations of Animal Intelligence, ed by Wasserman, EA, Zentall, TR, Oxford University Press, New York, 2006, pp 71-86
17) Hulse SH, Cynx J, Humpal J : Absolute and relative pitch discrimination in serial pitch perception by birds. J Exp Psychol (Human Percept Perform) 113 : 38-54, 1984
18) Saffran JR, Griepentrog GJ : Absolute pitch in infant auditory learning : Evidence for developmental reorganization. Develop Psychol 37 : 74-85, 2001
19) 榊原彩子：なぜ絶対音感は幼少期にしか習得できないのか？―訓練開始年齢が絶対音感習得過程に及ぼす影響．教育心理学研究 52：485-496, 2004
20) Bachem A : The genesis of absolute pitch. J Acoust Soc Amer 11 : 434-439, 1940
21) Levitin D, Rogers SE : Absolute pitch : perception, Coding, and controversies. Trends in Cog Sci 9 : 26-33, 2005
22) Gregersen PK, Kowalsky E, Kohn N, et al : Absolute pitch : Prevalence, ethnic variation, and estimation of the genetic component. Amer J Hum Genet 65 : 911-913, 1999
23) Baharloo, S, Service SK, Risch N, et al : Familial aggregation of absolute pitch. Amer J Hum Genet 67 : 755-758, 2000

〔宮崎謙一〕

4 香りの脳科学

A 「ニオイ」の表現

　嗅覚は五感の1つであるが，他の4つの感覚にはそれぞれ特有の感覚内容の違いを表す言葉がある．例えば，視覚では明暗と色の違いを表す言葉があり，味覚では甘・酸・塩・苦が知られているが，嗅覚にはニオイの種類・内容の違いを表す嗅覚特有の言葉はない．したがって，他の感覚系で用いられている言葉が使われている．例えば，「甘い」ニオイ，「刺す」ニオイなどである．

　昔の日本人は嗅覚をどのように表現したかを調べると，万葉集には「香(かほ)る」という語句を詠み込んだ和歌がみられる．したがって，日本人の祖先も「ニオイ」の質を的確に表現する言葉を持っていなかったし，世界中の民族においても嗅覚特有の言葉は発達しなかったので，日本人の祖先だけが嗅覚を疎かにしたのではなく，ニオイの質は非常に複雑であるため，うまく分類表現できなかったのであろう．しかし，「香る」ものへのあこがれは非常に強く，「古事記」には垂任天皇(4世紀)が多遅摩毛理(たじまもり)(日本書紀では田道間守(たじまもり))を外っ国の世の中へ派遣して，登岐士玖能迦玖能木実(ときじくのかくのこのみ)をつきとめ探すよう命令した．「ときじくのかくのこのみ」すなわち，1日の時間のからくり，時刻の九時(ここのつ)の制(さだめ)の法則の内容(なかみ)という意味であるが，「古事記」では同じ垂任天皇の章に「ときじくのかくのこのみは，これぞ今の橘なり」と書かれており，「日本書紀」六巻には「非時の香菓(ときじくのかくのみ)……，今橘と謂ふはこれなり」と記されている．「ときじく」とは「永遠に」という意味があり，「かくのこのみ」あるいは「かくのみ」は「かおりの良い果実」という意味であるから，「永遠にいつまでも香りの良い実を探して来るよう」に命じたと解されている．命を受けた田道間守(たじまもり)は10年かけて「橘」を持参した．

それでは，なぜ天皇は「かくのこのみ」を求めたか．橘の実はユズのようなニオイがあり，昔の日本の野山にある「このみ」の中ではニオイのある「このみ」であるが，「このみ」にこだわったのは，別の目的があったと推量される．橘は食用に向かないが，橘皮は薬用にしたのではないか．一般的に，花を保存することは難しいが，葉と果皮は乾燥して保存できるので，薬用に供することができることを考え合わせると，「香」を求めるとともに，薬用として重要であったと考えられる[1]．

B　袖のか

6世紀，仏教の伝来とともに香が伝わった．香とは梵語で，鼻で感ずる対象という意味であり，香料のうちの固形香料をいう．香木はパミール高原のヒンドゥ族により発見され，インドに伝えられた．香木は加熱すると芳香を放つので，その香気が精神浄化作用を持つと信じ，寺院では仏前を浄めるため供香として用いられ，僧侶は塗香（香木の粉末を身体に塗ること）により心身を浄めた．日本に伝来した当初はもっぱら敬虔の念をもって仏前に焚く焼香に用いられた．仏前を清める焼香は，死者の冥福を祈る儀式に現在も使われているが，その昔，死体が発する死臭を隠すために香が使われたことは当然推測できる．いわゆる消臭であり，昔は霊前に香と花を供えることが仏供養の代表であった[1]．

C　香道と嗅知覚

陽が沈み月の明りのみの夜を迎えると，視覚があまり頼りにならず，嗅覚・聴覚・触覚の世界になる．庭先の花木の香りは風が頼りであり，いつも室内を満たすことはないので，8世紀に入ると，衣服や部屋に香を焚きしめる風習が流行し，これが古今集・新古今集に詠み込まれた「袖のか」であり，「衣のか」である．初めは1本の香木が用いられたが，香木には当たりはずれがあり，焚いてみないとわからない．そこで個人の好みに合うように人為的に香木の粉末の調合が行われ，より価値の高い合香へと発展した．したがって，調製者の好みによりそれぞれの香りに微妙な差違が出

るが，その香りの差を用いた遊びが出現した．さらに，その遊びのための道具や和歌との組み合わせが 18 世紀までかかり，工夫されたのが香道である[1]．ここでは，感覚生理学的観点から，嗅知覚がどうして文化・芸術まで発展できたかを考えてみたい．

D　嗅細胞の嗅球への投射

　近年，ラットの嗅毛よりニオイ分子に対する受容部位(odorant receptor ; OR)の cDNA クローニングが行われ，G 蛋白結合能が高い 18 種の蛋白分子のクローニングに成功した[2]．OR 蛋白は細胞膜をジグザグ状に 7 回貫く．1 つの OR は単体化学物質を識別せず，その化学構造の一部を識別する．つまり，その化学構造の一部を有する単体化学物質に応答を示すのである[2]．

　1 つの嗅細胞にはたった 1 つの OR 遺伝子しか発現していない[3]．同じ OR 遺伝子を持つ嗅細胞群の軸索は嗅球内でランダムに投射するのではなく，限られた少数の糸球体に収束的に投射し，嗅球の主細胞である僧帽細胞にニオイ情報を伝える．例えば，P_2 遺伝子を持つ嗅細胞群は，嗅球の内側の中ほどより下に見える糸球体に左右対称的に投射する(図 18A)．図の四角い部分を拡大すると 1 個あるいは 2 個の糸球体に投射することがわかる(図 18B)[4]．その糸球体の位置は固体による差がなく固定されているから，あるニオイに対する嗅球内活動は限られた小さな領域に起こるであろう．したがって，糸球体はニオイに対する局在性があるので，その糸球体へ樹状突起を伸ばしている僧帽細胞群にもニオイに対する局在性があることがわかる．

1）異なるニオイ刺激に対する糸球体応答[5]

　では，ニオイの種類によっても局在性があるのだろうか．

　図 19A は濃度 1% の異なる純化学物質に対する糸球体応答を示したものである．無臭刺激(ミネラルオイル)では糸球体応答はみられないが(A1)，エーテル(A2)とブタナール(A3)では嗅球の内側にある糸球体に応答がみられた．ブタノール(A4)では嗅球外側に糸球体応答が出現し，キ

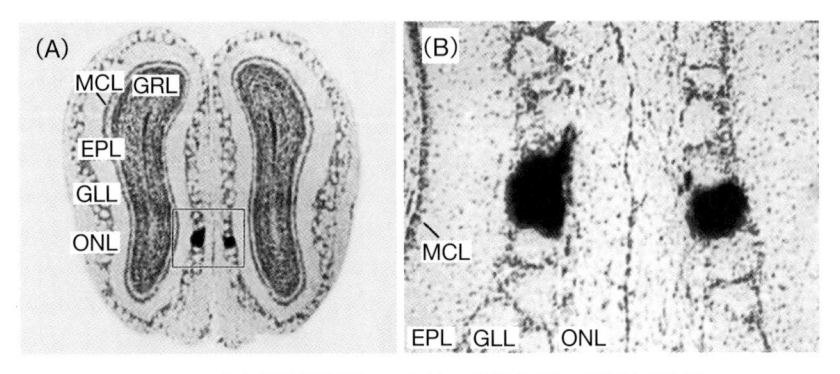

図18 受容部位遺伝子 P_2 を持つ嗅細胞群の嗅球内投射[4]

(A)：嗅球の内側下に，P_2 遺伝子を持つ嗅細胞の軸索が投射する糸球体が左右対称に見える．(B)：(A)の四角い部分を拡大すると，嗅細胞の軸索が1個あるは2個の糸球体に投射することがわかる．
EPL：外叢状層，GLL：糸球体層，GRL：顆粒細胞層，MCL：僧帽細胞体層，ONL：嗅神経層

シレン(A5)では前方から後方へ斜めに糸球体応答が出現した．アミルアセテート(A6)に対しては嗅球の中央部に糸球体応答がみられた．ニオイ刺激に対する糸球体応答を確認後，右側（記録側）外鼻孔を閉塞するとニオイ刺激に対する糸球体応答は消失した(A7)．

2) 濃度変化に対する糸球体応答[5]

次に，アミルアセテートを使って，ニオイの強さによる嗅球内の糸球体応答をみていこう．0.01％のアミルアセテートでは嗅球背面の外側後方にほんのわずかな糸球体に応答がみられた（図19Bの1の黄色矢印）．低濃度刺激で応答した糸球体は濃度が増加しても必ず応答した（黄色と青色の矢印）．ニオイ物質の濃度が高くなるにつれ活性部位の数が増加したが，刺激濃度が低いときは嗅球の異なった領域にそれぞれのニオイに特異的な糸球体応答が見出された．したがって，嗅球はニオイの分析器として働いていると示唆された．

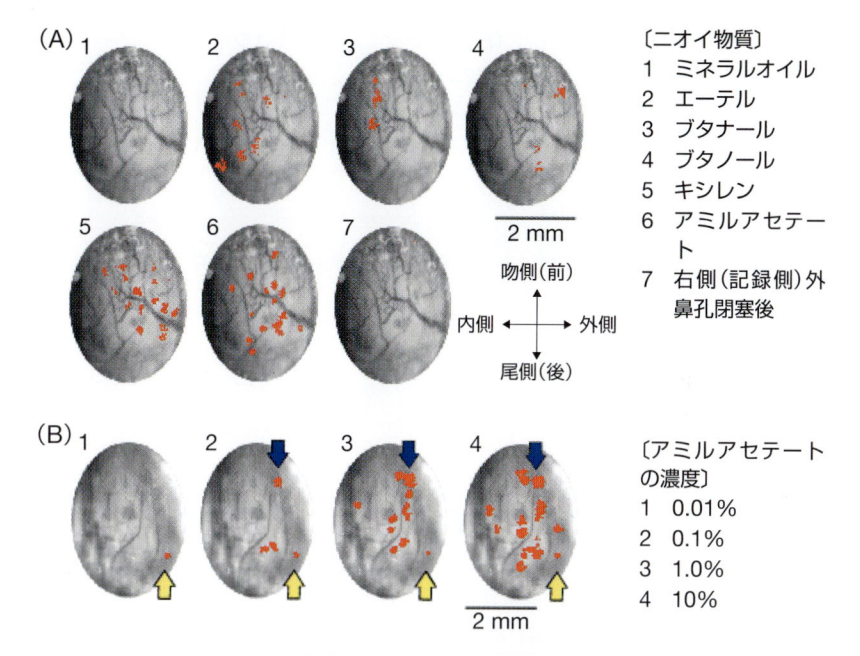

図19 嗅球より得られた内因性信号応答[5]

(A): 異なるニオイ物質(1.0%)に対する糸球体応答. すべての糸球体応答は嗅球の背側部表面の血管走行図上に重ねた. (B): アミルアセテートの濃度変化に対する糸球体応答. 黄色の矢印は, 0.01%濃度に対する糸球体応答を示す. 青色の矢印は, 0.1%濃度に対して新たに出現した糸球体応答を示す.

〔ニオイ物質〕
1 ミネラルオイル
2 エーテル
3 ブタナール
4 ブタノール
5 キシレン
6 アミルアセテート
7 右側(記録側)外鼻孔閉塞後

〔アミルアセテートの濃度〕
1 0.01%
2 0.1%
3 1.0%
4 10%

3) より自然なニオイ

　自然界に存在するものの多くはニオイ濃度が非常に低く, 鼻先を対象に近づけないと知覚できない. しかし, ヒトは, リンゴのニオイを嗅げば, それがリンゴであると知覚できる. 実際に, リンゴ(A), オレンジ(B), キュウリ(C), ニンジン(D), ドクダミ(E)をニオイ刺激として得られた糸球体応答を図20に示す. いずれのニオイ濃度も非常に低いが, ニオイの差によって特定な部位を区別し得る糸球体応答が認められる. さらに, 個体が異なっても, ニオイの質に特有な糸球体応答がそれぞれ特定な部位に認められる. したがって, ニオイの質は嗅球で分析されていることがわ

(A)リンゴ　(B)オレンジ　(C)キュウリ

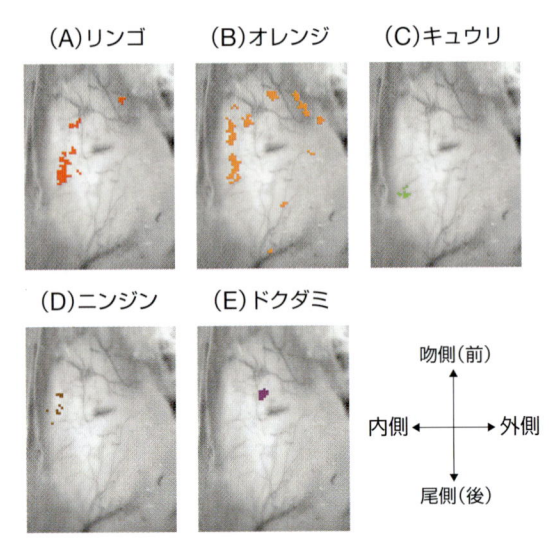

(D)ニンジン　(E)ドクダミ

吻側(前)
内側 ←→ 外側
尾側(後)

図20　自然のニオイにより得られた糸球体応答
(須貝外喜夫　未発表)

(A)〜(E)をニオイ刺激として用いたときに右側嗅球から得られた糸球体応答を，嗅球表面上の血管走行パターン上に重ねた．

かる．また，動物産生物のニオイにも嗅球の特異的な領域が応答するとの報告もある．

E　嗅覚中枢経路と梨状皮質

　嗅細胞の軸索は篩骨を貫いて，頭蓋に入り嗅球に達する．嗅球の出力は外側嗅索となり，梨状皮質へ向かう．その後の経路は多岐にわたる．①梨状皮質→傍梨状核→視床背内側核→大脳皮質，②梨状皮質→大脳皮質，③梨状皮質→扁桃体→視床背内側核→大脳皮質，④梨状皮質→内嗅皮質→大脳皮質，⑤その他．といった具合である．いずれにしても，梨状皮質で処理されたニオイ情報は，さまざまな領域を経て大脳皮質の前頭葉眼窩回に達する．

F　ニオイ刺激に対する前梨状皮質の応答[5〜7]

1）濃度変化に対する応答

　梨状皮質では，既にニオイの濃度を感知しているようである．図21は，アミルアセテートとニトロベンゼンの濃度を変化させたときにみられるニオイ応答を示した．低濃度の刺激に対しては活性部位が前梨状皮質の前方部に限局して出現するが，濃度の増加に伴って活性部位の数が増え，

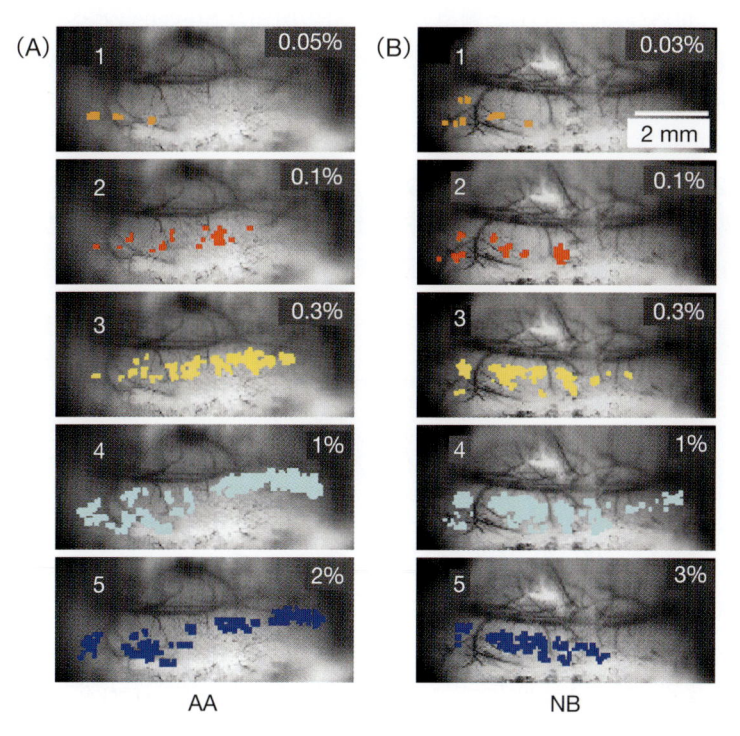

図21　アミルアセテート（AA）とニトロベンゼン（NB）の濃度増加に対する前梨状皮質の内因性信号応答[5〜7]

アミルアセテートとニトロベンゼン対する応答を，前梨状皮質の背側部表面の血管走行図に重ねた．図の上方が背側方向，左が前方．

活性領域が前梨状皮質の前方部から後方部へと広くなり前梨状皮質の尾側までその活性領域が広がっていくことがわかった．しかし，それぞれのニオイに特異的な活性を示す特定領域はみられなかった．したがって，前梨状皮質ではニオイの濃度に関する情報は前方部から後方部へ向かって広がっていく活性領域の大きさに符号化されていると示唆された．すなわち，前梨状皮質のニオイ応答は主にⅡ層にある錐体細胞活性によると考えられるので，ニオイ濃度の増加に伴って興奮する錐体細胞の数が前梨状皮質の前方部から後方部へ向かって増加していくと結論された．

2) 刺激濃度と前梨状皮質の応答

感(知)覚の大きさ(I)と刺激の強度(S)の関係は Stevens の「ベキ関数の法則」といわれ，$I = K(S-S_0)^n$ で表される[8]．K は定数，S_0 は最低の感覚を引き起こす刺激の強さ(閾値)．n の値は各種感覚により異なる．上式の両辺を対数で表すと，$\log I = n K \log(S-S_0)$ となり，両軸を対数で表すと図22に示す右上がりの直線となる[8]．$n=1$ のときは破線で示した右上がりの直線となり，n の値が1以下では右上がりの角度も小さくなる．図中のnが最小の値を示す感覚は視覚であり，次いで聴覚である．n の値が小

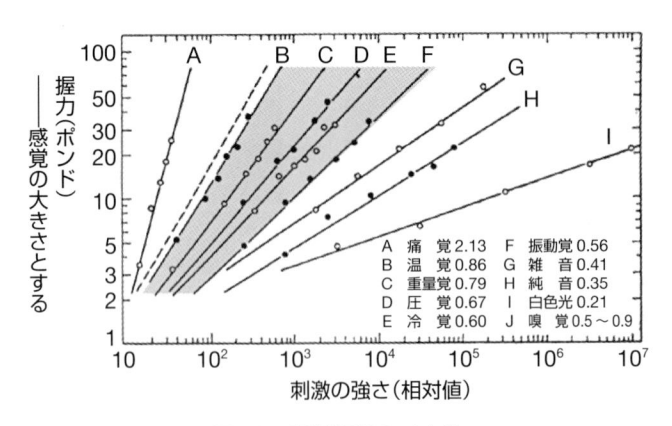

図22　各種知覚のベキ数

両軸とも対数目盛で表示した．各感覚 A～I の感覚名とベキ数 n を右下に示した．破線は N=1 を示す．前梨状皮質のベキ数の範囲を灰色(J)で示した．

A　痛　覚 2.13　　F　振動覚 0.56
B　温　覚 0.86　　G　雑　音 0.41
C　重量覚 0.79　　H　純　音 0.35
D　圧　覚 0.67　　I　白色光 0.21
E　冷　覚 0.60　　J　嗅　覚 0.5～0.9

さいと，刺激の強さを増しても得られる感覚の大きさは徐々に増加して，耐えられないと感ずるまでに十分に余裕がある．別の言葉でいうと，動的範囲が大きい感(知)覚ということができる．例えば，視覚では $n=0.21$〜0.33 であるから，薄暗いものから輝くものまで幅広く，明暗については閾値の 100 万倍まで感じることができる．白黒の世界だけでも形を表現することが十分にできる．さらに，色の明暗もあり，その組み合わせは限りないほど多大である．したがって，美術が成り立つと考えられる．聴覚では $n=0.31$〜0.6 であり，多くの音の世界が広がっている．n の値が小さいほど，芸術や文化を作り出すことができる感覚であるといえる．

3）前梨状皮質の活性とニオイ濃度の関係

ニオイの濃度に関する情報は前梨状皮質では前方部から後方部へ向かって広がっていく活性領域の大きさに符号化されているので，7 種類のニオイ物質（アミルアセテート，ニトロベンゼン，キシレン，エーテル，ブタナール，ブタノールおよび酪酸）に対する活性のベキ数 n を調べた[5〜7]．最も低い値を示したのは，ブタノール：0.52 ± 0.38（mean±SD，$p<0.005$）で，最も高い値はニトロベンゼンの 0.86 ± 0.09 であった．以上の結果から 7 種類のニオイ物質に対する前梨状皮質の活性のベキ数は 0.52〜0.86 であり，図 22 の灰色で示した領域に相当する．ベキ数が 0.5 程度のニオイ群なら動的範囲が大きい嗅知覚を引き起こすと考えられるので，嗅覚も文化を作り出す潜在能力を十分に持っていることになる．したがって，香を焚いて生ずるニオイの差を記憶する香道が成立し，日本特有の文化として発展したことが十分に理解できる．しかし，ニオイの文化がなぜ日本にのみ発達し，他の国々でニオイの文化が発祥しなかったのかは不明である．

G　視床背内側核のニオイ応答

嗅覚は視床を経由しない唯一の感覚であると信じられてきたが，鎗田らはサルの視床背内側核の細胞がニオイ刺激に応答を示すことを見出した[9]．さらに，今村らはウサギ視床背内側核において，ニオイに応答する細胞が大脳皮質嗅覚野の電気刺激に対して逆行性応答を示すことを確認し

た[10]. すなわち, ニオイに応じた視床背内側核の細胞は大脳皮質にその軸索を送っていることが証明された. 次項で述べる大脳皮質のニオイ応答と比較すると, 視床背内側核の細胞は動物産生物のニオイによく応ずるとともに, 単体純化学物質のニオイにもよく応ずる.

H 大脳皮質嗅覚野

1) サルの大脳皮質嗅覚野

田辺らはサルを用いて前頭葉眼窩回(図23A)においてニオイに応ずる細胞を世界で初めて見出した[11]. 外側後部(LPOF)の細胞は1種類のニオイに応ずる傾向があり, 中心後部(CPOF)の細胞は多種類のニオイに応答を示し, 視床背内側核経由と推量されている. 外側後部は多分, 梨状皮質か

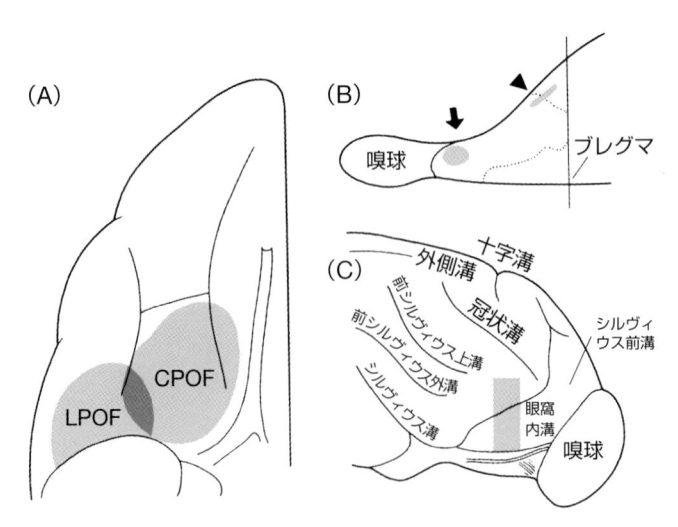

図23 大脳皮質嗅覚投射領域[9, 11, 12]

(A): サルの脳を腹側より見た前半分. 嗅覚野は灰色2ヵ所: CPOF, 中心後部; LPOF, 外側後部. (B): ウサギの脳を背側より見た前半分. 黒矢印で示した灰色の部位が嗅覚野, 黒三角で示した灰色の細長いところは味覚野である. (C): イヌの脳の側面図. 嗅覚野は灰色の長方形である.

らの直接投射と考えられる．霊長類より嗅覚がより重要な位置を占めると考えられるウサギ[12]，ネコ[13]，イヌ[14]において，大脳皮質への嗅覚投射が明らかにされた．嗅覚が前頭葉眼窩回へ投射し，しかも，他の感覚中枢とは異なった領域に投射しているので「嗅覚野」と命名された．

2) ウサギ嗅覚野のニオイ応答[12]

ウサギの新皮質よりニオイ応答が記録された嗅覚野を図23Bに示す[12]．ウサギに与えた13種類のニオイ刺激のうち，約78％の細胞は構造が簡単な純化学物質のニオイには応答しなかったが，動物産生物のニオイにはよく応答した．しかも，動物産生物の1種類のニオイに応答した細胞が8個みられた．すなわち前頭葉の細胞にとって，純化学物質のニオイはあまり有効な刺激ではなく，尿臭，糞臭，固形飼料など動物の生活にとって重要であると思われるニオイを選択的に抽出すると結論された．

3) イヌ嗅覚野のニオイ応答[14]

ウサギの嗅覚野の細胞はステロイド臭に対して応答を示さなかったが，イヌの嗅覚野(図23C)の細胞はステロイド臭に対してよく応答した．イヌの嗅覚野で見出された14個のイヌ嗅覚野細胞について，4種類のステロイド臭に対する応答をまとめると，すべて促進的応答であり，14個中9個の細胞は1種類のステロイド臭にのみ応答を示し，そのうち，3個の細胞は動物産生物のニオイに応答を示さないが，ステロイド臭にのみ応答した．

4) 松露との関連

フランス料理に珍重される松露は昔，雌ブタに探させていた．なぜなら，松露は地下に生育するので視覚的に見出すことができないが，雌ブタは松露を掘り出して食べる．化学的分析により松露にはステロイド代謝物である5αアンドロステノンが含まれる．アンドロステノンは雄ブタの唾液や尿に含まれるフェロモンであり，雌ブタの性誘引物質である．イヌの嗅覚野細胞はわれわれが識別できないステロイド臭によく応答した．さらに，ステロイド代謝物のニオイも識別できるので，現在ではブタよりはる

かに扱いやすいイヌが用いられている．ステロイド代謝物の量的差は個々人の酵素活性によると考えると，イヌはステロイド代謝物の量的差によるニオイ情報を個々の識別に用いているかもしれない．さらに，松露を掘り出すのでグルメ文化に貢献している．

以上の結果から，ウサギ，イヌの新皮質にもサルと同様に嗅覚野を見出すことができたが，サルの場合とは異なり，化学物質のニオイにはよく応答を示さず，動物の生活にとって重要であると思われるニオイに選択的に応ずることにより，ニオイの識別に役立っていると考えられる．

ヒトの嗅覚野

Zatorre らは被験者に O-15 H_2O を静注し，ポジトロン断層法(PET)を用いて脳血流を測定した[15]．ニオイ投与により脳内の血流量が増加する領域は梨状皮質と前頭葉眼窩回である．ウサギ，イヌ，ネコ，サルと同様に，ヒトでもニオイ情報は前頭葉眼窩回へ送られていることがわかった．しかしながら，ヒトの場合，梨状皮質ではニオイにより両側的に左右対称に血流量が増加するが，前頭葉眼窩回では右側のみ増加し，左側では増加しなかった．したがって，Zatorre らは「嗅覚は右半球優位である」と提唱した．筆者らによる動物実験では左右差がないので，別のことを考えなければならない．最近，Jonides らはサルを用いて，ある1つの課題を遂行するのに必要な記憶と脳血流量との関連を調べた[16]．この記憶(working memory)に関連する脳の領域は左右両半球に分散しているが，ヒトでは血流量が増加するのは右半球だけである．

Zadora らと Jonides らとは刺激方法を異にしているが，被験者に言語を用いて実験の主旨や目的を伝えたのち，測定したであろうと推測されるので，たとえ「ニオイを与える」と伝えただけでも，被験者がニオイを感じて，何を考え，何を思い出し，何を自問自答したか不明であるので，working memory について調べたことになるのか，あるいは前頭葉眼窩回は単にニオイの分析器として働いているのではなく，記憶に関連する機能を持っているのかもしれない．PET や NMR (nuclear magnetic resonance)による今後の研究を期待したい．

J　前頭葉眼窩回の役割

　一般に，感覚系上位中枢は意味のある刺激のパターンに選択的に応答する．われわれは嗅覚においても同様であることを明らかにした．しかし，嗅覚野は前頭葉に属し多種の入力を受けているので，単にニオイの分析器として働いているとは考えにくく，新皮質嗅覚野で多種の入力が統合されることが重要であろう．しかし，ウサギを用いた前頭葉眼窩回では味覚刺激に応答を示す細胞は見出されなかった．他方，Rolls のサルを用いた研究では，味覚刺激あるいは視覚刺激に応答を示す前頭葉眼窩回の細胞が見出された[17]．さらに，少数ではあるが1つの前頭葉眼窩回の細胞がニオイ刺激に加えて味覚，視覚刺激にも応答することがわかった．前頭葉眼窩回が各種感覚の統合に関与すると考えられる例を図24に示す．例えば，「赤いバラ」A を視覚刺激として提示したとき，1つの前頭葉眼窩回の細胞が応答すると仮定しよう．引き続いて「赤いバラ」A を視覚刺激として提示すると同時に，ニオイ刺激として「タマネギ」C を鼻前に提示しても大きな細胞活動は得られず，無応答である．しかし，「赤いバラ」A を視覚

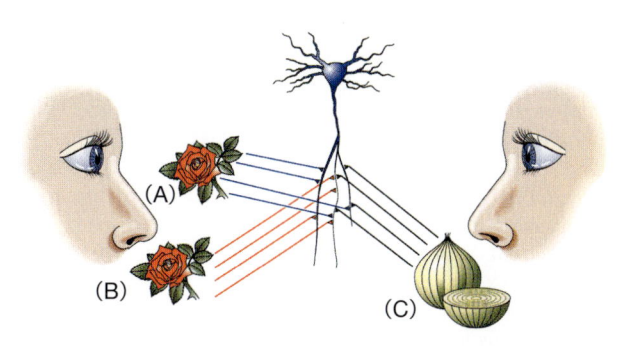

図24　前頭葉眼窩回の役割を説明する図[18]

(A)：視覚刺激「赤いバラ」，(B)：嗅覚刺激「赤いバラ」，(C)：嗅覚刺激「タマネギ」．嗅覚と視覚の内容が一致したときのみ，1つの前頭葉眼窩回の細胞により大きな細胞活動が生じると考えると，前頭葉眼窩回の細胞が多種の入力を統合し，行動や行動発現に関与していると推量できるであろう．

刺激として提示すると同時に，ニオイ刺激として「赤いバラ」Bを鼻前に提示すると「赤いバラ」Aを視覚刺激として単独に提示したときより大きな細胞活動が得られると想像できる．この例では嗅覚と視覚の内容が一致したときのみ，より大きな細胞活動が得られるために，ニオイの意味づけや識別が可能になり，新しいニオイによる学習が可能になり，それに伴う行動や行動発現に関与していると推量できることになるであろう．

謝辞

ここに紹介した嗅球および前梨状皮質のニオイ応答に関する研究は金沢医科大学須貝外喜夫准教授の精力的な研究成果である．氏の多大な協力に深謝します．

● 文献 ●

1) 小野田法彦：脳とニオイ—嗅覚の神経科学．ブレインサイエンス19, 共立出版, 東京, 2000
2) Buck L, Axel R : A novel multigene family may encode odorant receptors : a molecular basis for odor recognition. Cell 65 : 175-187, 1991
3) Buck LB : Information coding in the vertebrate olfactory system. Annu Rev Neurosc 19 : 517-544, 1996
4) Monbaerts P, Wang F, Dulca C, et al : Visualizing an olfactory sensory map. Cell 87 : 675-686, 1996
5) 小野田法彦，須貝外喜夫：嗅覚中枢(嗅球および梨状皮質)における内因性光信号のイメージング．神経研究の進歩 48 : 294-302, 2004
6) 須貝外喜夫，宮澤徹，吉村弘・他：モルモット嗅皮質における匂い濃度の符号化．日本味と匂学会誌 10 : 365-368, 2003
7) Sugai T, Miyazawa T, Fukuda M, et al : Odor-concentration coding in the guinea-pig piriform cortex. Neuroscience 130 : 769-781, 2005
8) Stevens SS : Sensory power functions and neural events. In Handbook of Sensory Physiology, 1, Principles of Receptor Physiology, ed by Loewenstein WR, Springer-Verlag, Heidelberg, 1971, pp 226-242
9) Yarita H, Iino M, Tanabe T, et al : A transthalamic olfactory pathway to orbitofrontal cortex in the monkey. J Neurophysiol 43 : 69-85, 1980
10) Imamura K, Onoda N, Takagi SF : Odor response characteristics of thalamic mediodorsal nucleus neurons in the rabbit. Jpn J Physiol 34 : 55-73, 1984
11) Tanabe T, Iino M, Takagi SF : Discrimination of odors in the olfactory bulb, piriform-amygdaloid areas, and orbitofrontal cortex of the monkey. J Neurophysiol 38 : 1284-1296, 1975
12) Onoda N, Imamura K, Obata E, et al : Response selectivity of neocortical neurons to specific odors in the rabbit. J Neurophysiol 52 : 638-652, 1984

13) Motokizawa J, Ino Y : A search for olfactory receiving areas in the cerebral cortex of cats. Neuroscience 6 : 39-46, 1981
14) Onoda N, Ariki T, Imamura K, et al : Neocortical response to odors of sex steroid hormones in the dog. Proc Jpn Acad 58 : 222-225, 1982
15) Zatorre RJ, James-Gotman M, Evans AC, et al : Functional localization and lateralization of human olfactory cortex. Nature 360 : 339-340, 1992
16) Jonides J, Smith EE, Koeppe RA, et al : Spinal working memory in human as revealed by PET. Nature 363 : 623-625, 1993
17) Rolls ET : Information processing in the taste system of primates. J Exp Biol 146 : 141-164, 1989
18) Bear MF, Conners BW, Paradiso NA : Molecular mechanisms of learning and memory. In Neuroscience : exploring the brain, ed by Kats S, Lippincott Williams & Wilkins, Baltimore, Maryland, 2001, pp 775-807

〔小野田法彦〕

●こぼれ話●

事実と真実

　テネシー・ウィリアムズの『欲望という名の電車』の女主人公ブランチは，虚言症の患者である．彼女は，自分の生活に関する事実を述べようとはしない．彼女は，心の中で思い描いた，彼女にとって真実であらねばならないことを語る．しかしそれは事実とは異なっているがゆえに，他人からは嘘とされてしまう．ブランチは，次のように言う．

　「真実なんて大嫌い」「私が好きなのはね，魔法！　そう，魔法よ！　私は人に魔法をかけようとする．物事を別の姿にしてみせる．真実を語ったりはしない．私が語るのは，真実であらねばならないこと．」(テネシー・ウィリアムズ・著，小田島雄志・訳：欲望という名の電車，新潮文庫，1988, p 171)

　ここで彼女が言う，真実であらねばならない魔法にかけられた物事というのは，事実とは異なっている．彼女にとっての真実は，事実こそが真実であると信じている一般の人間にとっては，到底受け入れがたい嘘だということになる．一般の人々にとっては，事実と，それを語る人の心の中にある真実とは，一致していなくてはならないのだが，ブランチにとっては，必ずしもそうである必要はない．

　私は，デメンチアと呼ばれる病態の方々と出会う機会が多い．これらの

方々の語るところは，ブランチの語り口とよく似ている．あるグループホームに行ったとき，そこに入居している男性が私に話しかけてきた．傍にいた女性を小学校時代の幼なじみとして紹介してくれ，ふたりで幼い頃一緒に遊んだ話をしてくれた．女性のほうも，ニコニコしながら相づちを打って和やかに会話が進んだ．あまりにも自然なその会話の中にいた私は，まったく何の違和感を抱かなかったのだが，後でその施設の方に事実を聞いて驚いた．そのふたりの老人は，生まれも育ちもまったく違った場所で過ごしてこられた方々であり，偶々そのグループホームで一緒に顔を合わせるようになっただけということだった．それを聴いた私の頭の中は大混乱となってしまった．さっきのあの会話は，あれは一体何だったのだろう．あの話は，彼の妄想のなせるわざだったのだろうか．そうだとすれば，ごく自然に相槌を打っていた彼女の行動は，一体何だったのだろうか．あれもまた，妄想だったのだろうか．いや，そんな単純な解釈はこの場合不適切である．異なったふたりの人間が，いや私も含めて3人の人間があのとき共有した世界，あれは彼にとっての，真実であらねばならないことから生まれた世界だったのだ．そして彼の真実であらねばならないことを受け止めた彼女は，自己の事実が健忘という名のカーテンで隠されていたゆえに，私はといえば，彼らに関する事実の持ち合わせがないがゆえに，彼の語る真実であらねばならないことをそのまま事実と受け止めた．そうして成り立っていたのが，あの思い出語りの世界だったのだ．彼の作り出した，真実であらねばならない世界は，彼女をも，私をも，完全に包み込んでいたのである．

　デメンチアの人たちと語ると，こんな経験は決して稀ではない．医者たちは彼らが語る，事実とは無関係な真実であらねばならないことを妄想と名づけ，あってはならない異常な精神活動だと診断する．しかし，この妄想なるものに耳を傾けると，そこには彼，あるいは彼女にとって真実であらねばならないことがみえてくる．彼らの心の中では，それこそが真実なのである．デメンチアの人たちにとっては，事実と真実は一致する必要がない．彼らの語る真実は，彼らの創造力の表れであり，活発な精神活動の産物なのだと思う．（岩）

5
味覚の脳科学

A　味わうこと

　「味」には狭い意味と広い意味がある．前者は砂糖や塩など単品としての化学物質を口にしたときに生じる感覚のことで，甘いとか塩からいといった表現をする．いわゆる「味覚」である．後者は多様な化学物質からなる食物，食品，調理品などを口にした場合で，「おいしい」とか「まずい」とかの情動的な表現になる．味覚というよりは「味わい」というのが適切な表現法であろう．

　「味わう」ということは，味の微妙な違いの識別や複雑に混ざり合った味の要素的分析などとともに，それがいかにおいしいのか，まずいのかなどの快・不快の評価から，それを食したことにまつわる過去の記憶の想起に至るまでの奥深い内容を含むものである．真剣に味わうためには，それに対応する料理のほうも吟味を凝らした調理品でなくてはならない．絶品を全精力を傾けて味わうことはまさに真剣勝負である．その意味で，おいしさを極め，堪能し，記憶にとどめる作業は一種の芸術鑑賞能が要求されるものであり，究極的には美を求める作業であるといってもよい．

　匠の技で作られた料理は芸術である．それをおいしく味わい，じっくり余韻にひたり，人にもそのおいしさを伝えることができるとすれば，それは，その人の感性のなせる業である．感性のある人とは感覚と情動を連合し，トータルとして評価できる人である．食べ物の複雑な味の情報は感覚情報を認知的に処理する中枢（大脳皮質味覚野，前頭連合野など）と快・不快を判断する情動の中枢（大脳辺縁系，報酬系など）に入力する．この両中枢の働きの多様な連合は経験を積むことにより強化される．つまり，感性が磨かれるのである．

B　味の種類とその受容

複雑な現象をそのまま取り扱うのが困難な場合，それを構成する基本的な要素の探索を試みる．味に対しても同様の発想により基本的な味は何かを探る試みは古くからなされてきた．現在の世界的コンセンサスとして味の質は大きく5つに分類でき，それぞれの味を生じさせる代表的な物質，それぞれの味が伝える情報(信号)も意義づけられている．そしてこれらを5つの基本味と称している(表1)．

エネルギーのもとになるものは甘い味(糖の味)，体の構成に必要な蛋白質のもとになるものはうま味(グルタミン酸の味)，そして，体の働きにとって必要なミネラルは塩辛い味(塩化ナトリウムの味)でいずれも適当な濃度において快感を生じさせる．腐敗したものは酸味，毒物は苦みを生じ，いずれも不快感と結びつく．おいしいものを食べ，まずいものを避けることは生きていくうえでの大原則である．

表1　基本味の嗜好性と代表的物質

基本味	嗜好性	生体への信号	代表的物質
甘味 (sweet)	快	エネルギー源	糖類(ショ糖，果糖，ブドウ糖など)，アミノ酸(アラニン，グリシンなど)，合成甘味剤(サッカリンなど)，天然甘味物質(ステビアなど)
うま味 (umami)	快	蛋白質	グルタミン酸ナトリウム(アミノ酸系)，イノシン酸ナトリウム(核酸系)
塩味 (salty)	快→不快	ミネラル	塩化ナトリウム
酸味 (sour)	快→不快	代謝促進 腐敗物	酸(水素イオンを含む有機酸，無機酸)
苦味 (bitter)	不快	毒物	アルカロイド(キニーネなど)，配糖体(センブリに含まれるスウェルチアマリンなど)，アミノ酸(ロイシンなど)，疎水性物質

塩味，酸味は低濃度では快感，高濃度では不快感を呈する．

口の粘膜にあって味の刺激を受け取る最小の単位を味蕾という．1つの味蕾は50～100個の味細胞の集団からなる．味細胞の表面膜には，これら5つの味を呈する物質に選択的に結合する特有の受容体が発現している．すなわち，5基本味のそれぞれに対応する受け取り部が存在するのである．このことが，5基本味の存在を裏づける分子生物学的基盤である[1]．

味覚受容体での受容機構，味細胞から神経への情報伝達機構など末梢での受容のしくみに関しては，新しい知見が次々と見出されてきている．近年，味細胞に発現する甘味受容体やGTP結合蛋白質(gustducin)が視床下部や海馬の細胞にも発現し，ブドウ糖のトランスポートに重要な働きを演じるといった興味深い知見も報告されている[2]．

基本味を呈する物質以外にも数多くの物質があるが，それぞれの物質に対応する特有な受容体は現在のところ見出されていない．各物質に選択的に対応する味覚受容体は必要ないのかもしれない．ほとんどの食べ物は，種々の物質の混合物として存在していて，その中で最も多く，かつ共通に含まれる代表的な物質の味を手がかりにすれば，他の必要な栄養素も一緒に摂取できるからである．幸いなことに，既存の5つの受容体は，酸素反応や免疫反応のように味物質との対応関係はさほど厳格ではないため，基本味以外の物質はこれらの受容体を借りて味覚を発現しているのである．

体が必要とするイオンやアミノ酸の中には苦くてまずいものが少なくない．メチオニン，バリン，ロイシン，アルギニン，リジンなど苦くてまずいアミノ酸も多い．ミネラルでは，カリウムイオン，カルシウムイオン，鉄や亜鉛などの重金属イオンなどもおいしくない．体の機能を向上させるポリフェノールは渋くてまずい．体によいものはおいしいという命題とは相反するこのような事実をどう説明したらよいのだろうか．砂糖，食塩，グルタミン酸は，特徴的な味を有するだけでなく，混合味全体をおいしくする調味料の効果を持つことにその秘訣がありそうである．肉に最も多く含まれるグルタミン酸は，単独ではおいしくない他のアミノ酸が存在することでいわゆる肉のおいしさを引き出しているので，結果的に体に必要なアミノ酸が補充できるのである．純粋な塩化ナトリウムである食卓塩よりもカルシウムイオン，マグネシウムイオン，亜鉛などの微量金属イオンを含む天然塩のほうが深みのある塩味になっておいしいのも混合味効果であ

る．つまり，食材に含まれる多種類のミネラルのうちの主役である塩化ナトリウムの味さえ手がかりにしていれば他の必要なミネラル類が補充できるというわけである．

C 味覚の中枢経路

個々の味細胞は5基本味に対応する受容体のいずれか1つを優先的に発現するとされているので，5つの味の識別は味細胞レベルで既に行われていることになる．

砂糖を口に入れると砂糖の分子が甘味受容体に結合し，甘味受容体を発現している味細胞を興奮させ，神経線維を介して情報が脳に送られ，甘い・おいしいと感じる．カフェインを口にすると苦味受容体に結合し，同様に脳に送られた情報は分析されて，苦い・まずいと感じる．味細胞には，おいしさ受容体，まずさ受容体といったものは存在しないので，砂糖によって興奮した神経情報の中に甘いとおいしいの情報が混在していて，脳での処理部位，処理様式の違いで甘いとおいしいに分かれて分析されるものと考えられる．

図25は，ヒトとラットの味覚伝導の脳内経路を模式的に示したものである．まず，味蕾内の味細胞とシナプス結合をする味覚神経は味の情報を

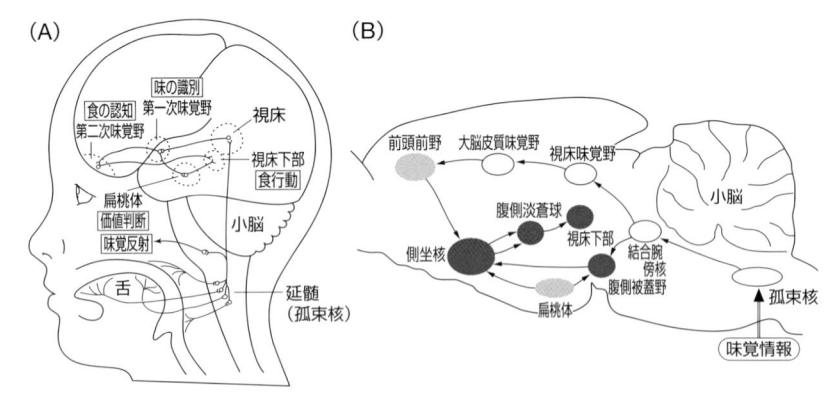

図25 ヒト(A)とラット(B)の脳内味覚情報伝導経路

延髄の孤束核に運ぶ．孤束核からの経路の1つは，味覚に基づく顔面表情変化や唾液，消化液，インスリン分泌といった体性運動系，消化器系，内分泌系の反射性活動に関与するもので，ほかは味覚情報を上位の味覚中枢へ送る経路である．サルやヒトなどと異なり下等哺乳動物では，橋の結合腕傍核で中継されて視床の味覚野（後腹側内側核小細胞部）に至る．

　視床からの情報を受け取るヒトやサルの大脳皮質味覚野（第一次味覚野）は中心溝前方部（前頭葉）の弁蓋部と島皮質に存在する．ここでは，甘い，苦いなどの味の質の分析がなされる．弁蓋部と島皮質からは眼窩前頭皮質（第二次味覚野）に投射する．そして，この部は，嗅覚，一般体性感覚，内臓感覚などの情報も同時に入力する連合野となっていて，食物の複雑な感覚要素を総合的に判断する場所である．チョコレートを1粒口にして「甘い」と感じるのは第一次味覚野，「これは私の好物のミルクチョコレートで，まろやかで適度な苦味があっておいしい」と判断するのは第二次味覚野の細胞活動によるのである．

　情動の座ともいわれる扁桃体へは，ラットなどでは脳幹部の各味覚中継核からの入力が知られているが，霊長類の扁桃体へは大脳皮質第一次味覚野からの入力が主なものである．扁桃体は味覚性入力を情動行動に結びつけるインターフェイスの役割を果たす．すなわち，味覚路を経由してきた味覚情報に対して，それが体にとって都合のよいものか否かの評価を下し，行動発現を引き起こす脳部位にその判断結果を送り出すという任務を果たしているのが扁桃体である．

　味覚情報は，前頭皮質や扁桃体から報酬系（主として側坐核）に入り，視床下部（主として摂食中枢である外側野）に送られ，食行動に影響を及ぼす．ラットにおける以上の知見は図25Bに示されている．味覚路の詳細に関しては筆者の著書[3]や総説[4〜6]を参照されたい．

D　味の質の情報処理

1）ラベルドラインからパターンへ

　嗅細胞から嗅球への投射様式ほど厳密ではないが，基本味に応じる味細

胞からの神経情報は味覚路においても部位特異的に投射する傾向にある．このような味質特異性の局在投射を chemotopy という．ラットの結合腕傍核[7]，ラットやモルモットの大脳皮質味覚野[8〜10]に chemotopy の存在が示唆されている．ヒトでは，Schoenfeld ら[11]の fMRI を用いた研究によると，5基本味のそれぞれに対する第一次味覚野の応答には chemotopy が認められる．大脳皮質味覚野における味の識別に関する情報処理の基本は，chemotopy の様式で配列されたニューロン群の味応答パターンの相違によるものと考えられる．

　味細胞はいずれか1つの味覚受容体を発現するという分子生物学的研究の結果から，個々の神経線維は個別の味覚情報を伝えるとする，いわゆるラベルドライン (labeled-line) の考えかたが提唱されている[12]．中枢の各レベルでは，種々の入力が収束すると考えられるので，末梢ほど純粋なラベルドラインの存在は考えにくい．ラベルドラインが脳部位局在性に投射すると考えれば，中枢での味質情報処理はニューロンの局在性 (chemotopy) とニューロンの経時的インパルスパターンをともに必要とする spatiotemporal pattern によるものと考えられる[5]．

2）ミラクルフルーツ

　ミラクルフルーツは西アフリカ原産の植物で，その赤い果実を噛んで2〜3分口に含んでいると，中に含まれているミラクリンという蛋白質の作用で，酸味が甘味に変わるという不思議な現象が生じる．酸っぱいレモンが甘いオレンジに変わるのであるが，このとき味覚野でどのようなことが起きているかは調べられていなかった．この不思議な作用の基本的なしくみは，ミラクリンが酸の環境下で甘味受容体と強く結合し，強い甘味情報を脳に送るためと考えられている[13]．このとき，甘味情報とともに酸味の情報も中枢に送られることが知られている．図26は，ある被験者から得られた代表的な味応答の脳磁計による計測 (MEG) の結果である[14]．第一次味覚野からは，速い潜時でのクエン酸応答，遅い潜時でのショ糖応答が得られるのであるが，ミラクルフルーツ摂取後はクエン酸の応答潜時がショ糖の潜時と同じくらいに延長することがわかった．すなわち，酸味と甘味の2つの情報が大脳皮質へまず送られて，皮質内の情報処理で酸味が

D　味の質の情報処理　85

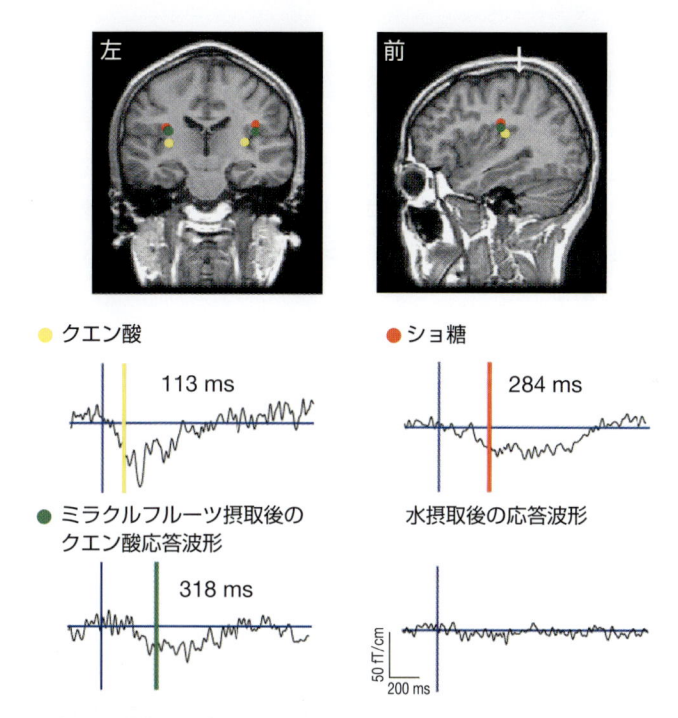

図26　脳磁場計測（MEG）により得られたクエン酸，ショ糖，ミラクルフルーツ摂取後のクエン酸，水の応答波形と第一次味覚野における応答発生部位の代表例

(Yamamotoら[14])

図中の数字は味刺激開始（青線）から MEG 応答出現までの潜時を示す．クエン酸，ショ糖，ミラクルフルーツ摂取後のクエン酸の応答に関しては，それぞれ，黄色，赤，緑色で示す．ミラクルフルーツの作用でクエン酸応答の潜時がショ糖の潜時にまで延長し，MRI 画像に示す記録部位もショ糖応答発生部位に近づく．画像内の白矢印は中心溝を示す．

消えるのではないかと考えられていたが，以上の結果は，大脳皮質味覚野へは甘味情報のみが到達すると解釈できる．これは極めて意外な知見で，酸味情報が，孤束核や視床味覚野などの中継核レベルで消失してしまうことを意味している．中継核は単に末梢からの情報を伝達するだけの働きではないのである．今後この消失のメカニズムを探求する必要がある．

E　おいしさとは何か

　おいしさとは，ひと言でいえば，食べたときの快感である．したがって，おいしいものを食べることは楽しみであり，また，「あぁ，おいしかった」と実感することは喜びでもある．さらに，「癒(いや)し」でもあり，元気の源でもある．

　「おいしい」ということは，海の幸，山の幸を食したときや，フランス料理，中華料理といった調理された食べ物を食べたときに出る言葉であって，味覚のみではなく，匂い(香り)や，口に入れて噛んだときの舌ざわり，歯ざわり，噛みごたえ，温度など，種々の感覚が同時に作用して生じる複合感覚，それに付随する快，不快を伴う感情的側面を含めた総合的な判断の結果である．もう1つおいしいと感じるのに大事な点は，「飲み込む」ことである．ただ口に含んで吐き出すだけではおいしさは感じられない．すなわち，おいしさとは口の中に入れたとき直ちに感じるものだけではなく，「のどごし」や消化・吸収による食後の体調も含めた諸感覚の統合作用の結果であり，脳のしくみでいえば，そのような情報が入力する前頭連合野，大脳辺縁系の扁桃体，報酬系，帯状回などが主役をなすものと考えられる[15]．以下に，おいしさから食行動に至る過程を脳内物質の観点から述べることにする(図27)．

F　おいしさの実感

　おいしさの実感には脳内物質が関与する．ラットの体内にミダゾラム(ベンゾジアゼピン誘導体に属する薬物で抗不安薬としても臨床的に用いられている)やモルヒネを注射した後で味溶液の摂取を調べると，ショ糖やサッカリン(人工的に合成して作るノンカロリーの甘味剤)などの甘味溶液に対する摂取量は有意に増大するが，苦味などまずいものの摂取量には影響がない．このことは，おいしいものの摂取にこのような物質が関与すること，おいしいものをよりおいしいと実感させることに関与することを示唆している．ミダゾラムの主な作用は脳の活動を鎮静化させることにあ

```
                    ┌──────────────┐
                    │ 大脳皮質味覚野 │
                    └──────┬───────┘
                           ↓
                    ┌──────────────┐
                    │  前頭連合野   │
                    └──────┬───────┘
```

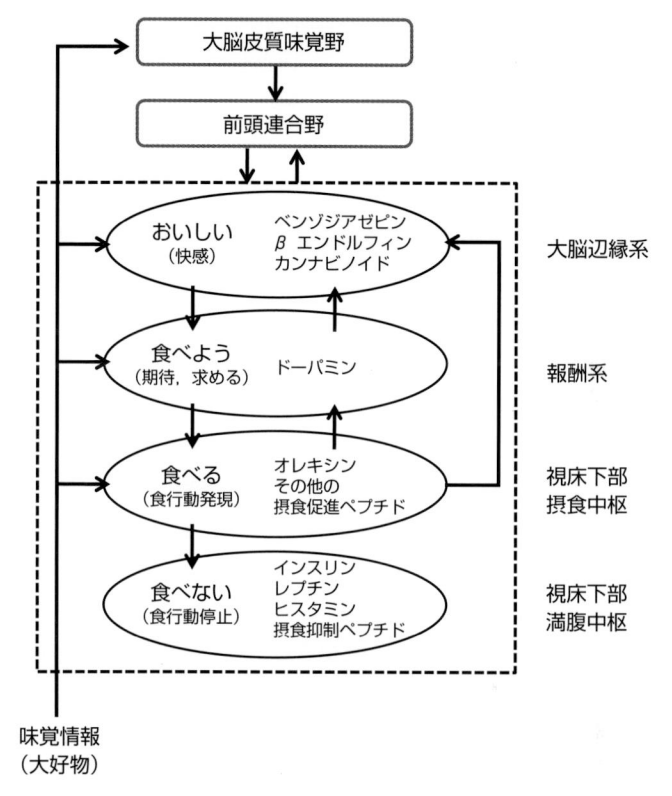

図中要素：
- おいしい（快感） ― ベンゾジアゼピン／βエンドルフィン／カンナビノイド ― 大脳辺縁系
- 食べよう（期待，求める） ― ドーパミン ― 報酬系
- 食べる（食行動発現） ― オレキシン／その他の摂食促進ペプチド ― 視床下部 摂食中枢
- 食べない（食行動停止） ― インスリン／レプチン／ヒスタミン／摂食抑制ペプチド ― 視床下部 満腹中枢

味覚情報（大好物）

図27　おいしさの発現から満腹に至る各段階における脳内物質とその相互作用

る．したがって，おいしさは「静的な喜び」であることが理解できる．

　モルヒネは強力な鎮痛作用のほかに，至福感を生じさせ，連用により習慣性となり，依存性を生じさせる．モルヒネに相当する脳内物質はβエンドルフィンである．βエンドルフィンがおいしさに関係して体内に放出されることはすでに報告されている[16]．また，βエンドルフィンのもとになるプロオピオメラノコルチンの遺伝子活性が視床下部の弓状核において甘味物質であるサッカリンの刺激で発現する．βエンドルフィンの放出がおいしさの実感につながるものと考えられるのである．

G　おいしさを求める

　おいしいと実感した後は，そのおいしさをさらに期待してもっと食べたいという前向きの姿勢になる．おいしさは摂食促進のモチベーションとなるのである．このとき働く脳内経路を報酬系という（図25参照）．報酬系の出発点ともいえる中脳腹側被蓋野の神経細胞はドーパミンを合成し，その神経線維内を輸送して，大脳辺縁系や大脳皮質に広汎に送り出す．また，側坐核へもドーパミン線維は到達し，積極的な摂食行動を生じさせる．

　ドーパミンは必須アミノ酸のチロシンから生じるもので，神経伝達物質の一種である．ドーパミンは摂食行動，特に飲食物の報酬性に関係する物質であることも示唆されてきた．例えば，餌を報酬としたレバー押しの学習を獲得したラットにドーパミン拮抗薬のピモジドを投与すると，あたかも餌の報酬がなくなったかのように，レバー押しの回数が減少する[17]．また，特別な薬物処置により，ドーパミンの産生をストップすると，おいしいはずのショ糖の摂取量が大きく減少する[18]．このような知見から報酬系はおいしさを感じる場所，快感を味わう中枢ではないだろうかと推測される．しかし，近年，ドーパミンはおいしさの実感そのものに直接的に関わっている可能性は低く，むしろ報酬を積極的に得ようとする動機づけ，おいしいものをより多く摂取しようとする意欲に関係すると考えられている．ラットがレバーを何回か押すとミルクがもらえる実験では，ミルクを飲んでおいしいと思っているときではなく，ミルクを求めてレバーを押すときにドーパミンが出るのである[19]．

H　おいしいものを食べる

　おいしいものなら食が進み，大好物ならたとえ満腹でも別腹と称して食べることができる．おいしさのしくみを考えるには摂食促進作用も併せて考慮しなくてはならない．摂食促進物質の1つで，視床下部外側野のニューロンが分泌するオレキシンをラットの脳内に投与すると，摂食，飲水が亢進する[20]．咀嚼筋の活動も促進され，早食いとなる[21]．摂取量が促

進されるということは，消化管活動も亢進している可能性がある．事実，オレキシンをラットの側脳室内に投与すると，胃の食道に近い部分では，胃の筋の緊張度が下がって「受け入れ弛緩」といわれる緩んだ状態になる．それに対して，十二指腸に近い部分では律動的収縮が観察される[20]．胃は飲み込まれた食べ物を受け入れそして混和し，次々と小腸へ送り出すのである．強力な食欲促進物質として知られるニューロペプチドYもオレキシンと類似の働きをする．

すなわちおいしいものを口にしたときは，視床下部に味覚情報が到達し，オレキシンやその他の摂食促進ペプチドが遊離し，覚醒作用とともに摂食行動が誘発され，消化管も活発に活動して積極的に食が進むのである．おいしそうなものや自分の好物を見たとき食欲が湧いたり，消化管の活動（消化液の分泌や運動亢進）が生じる現象にも大脳皮質から視床下部への作用（脳相の自律神経活動）が関与する．

おいしく食べる効果としては，既に述べた脳内物質の放出による作用が考えられる（図27）．βエンドルフィンには精神的高揚のみならず，免疫力を強化したり，老化を防ぎ，自己治癒力を高める作用もある．また，ドーパミンには前向きのやる気を引き起こす作用もある．オレキシンにはもやもやした頭をすっきりさせ覚醒状態にする働きがある．このようにおいしいものを食べたときには脳内物質の作用で体は生き生きと蘇るのである．

I アクセルとブレーキ

以上述べた各種脳内物質の逐次的・連鎖的放出により，必要量のエネルギーなどを補充し終えたところで食行動は停止する．食が進むにつれて血糖値の上昇，インスリンの分泌，そして白色脂肪組織からレプチンが分泌され，これらはすべて視床下部腹内側核（満腹中枢）の活動を高め，満腹感というブレーキがかかる（図27）．ヒスタミンや摂食抑制性ニューロペプチドも分泌されて摂食はストップするのである．しかし，一方で，おいしいと食べすぎてしまうことは珍しくない．ヒトにとっての食事はクルマにとってのガソリンによく例えられるが，ガソリンは満タンになればそれ以上入らないのに対して，ヒトの場合満腹と思っても入ってしまう．ヒトの

場合,満腹かどうかの判断は胃内の食物容量ではなく,脳の満腹中枢が決めるからである.とてもおいしい食べ物や大好物を食するときは,既に述べた「おいしさを実感させる物質」,「おいしさを求めさせる物質」,「おいしいものを食べさせる物質」相互の促進効果が生じ,ブレーキとしての満腹中枢を凌駕するほどのアクセル作用となり,食べすぎてしまうのである(図27).

J 前頭連合野の働き

ヒトが動物にない知恵を持ち,理性を保ち,文化を有するなどさまざまな知的活動ができるのは,大脳皮質の発達,特に前頭連合野の発達である.前頭連合野のうち,眼窩前頭皮質が食の認知や嗜好性に関わることは既述のとおりである.味わうことに関するより高次の働きについては,fMRIや機能的近赤外線分光法(fNIRS)を用いて研究が進められつつある.

食べ物を見たときや連想したときの味の想起に関して,小林ら[22]は,fMRI法を用い,中前頭回,上前頭回は口腔内の味刺激によっては活動しないが,これらの部は味の想起に際して活動すること,一方,両側の島皮質(味覚野)は味刺激で活性化されるが,味の想起時には左側の島皮質のみが活性化すると報告している.彼らは,これらの前頭部は味に関する長期記憶の情報を検索し,その情報をトップダウン的に左側の大脳皮質味覚野に送っていると推測している.岡本ら[23]は,味を積極的に記憶させる課題を与えたときに働く部位をfNIRS法により調べ,両側の外側前頭前野(lateral prefrontal cortex)の腹側部と左側の外側前頭前野の後方部が活動すると報告している.ただし,これらの部位は,味覚以外の非言語記憶課題でも活性化する場所でもあるから,味覚記憶に特異的な部位というわけではないと彼らは述べている.

われわれの研究室では,味わっているときの情動的側面,より具体的には,おいしさ・まずさの客観的評価を脳活動変化として捉えたいという目的でfNIRSを用いた研究を進めている.味溶液や実際の食べ物を味わったとき,外側前頭前野からは,その質的認知や情動的評価を直接反映する応答ではなく,「感覚的インパクト」とでも表現し得る漠然とした概念であ

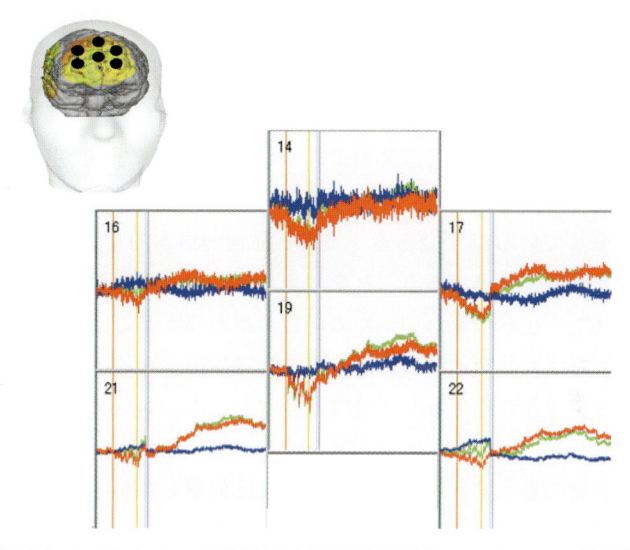

図 28 好物を食べたとき，機能的近赤外線分光法(fNIRS)により前頭部から得られた活動

(佐野ら，2010 年　未発表)

20 秒間の安静時の後 30 秒間咀嚼し，飲み込んだ後，安静を保った．食べている間，酸素化ヘモグロビン量(赤の波)は減少したが，飲み込んだ後の安静時には徐々に増大した．上図に示す 6 カ所の記録部位からほぼ同じような活動が得られている．青の波は還元ヘモグロビン量，緑の波は総ヘモグロビン量の変動を示す．

るが，生じた感覚に対していかに質感，量感を持ったかを反映するような応答を得ている．それに対して，前頭前野の前方部(前額部に相当する部分)では，大好物を食べたときは酸素化ヘモグロビン量が低下(脳活動が低下)し，もっと食べたいと思うときには増大する(脳活動が上昇する)という知見を得ている(図 28)．これが何を意味しているのかは今後の検討課題であるが，咀嚼中のおいしさの実感(陶酔感)と飲み込んだ後のもっと欲しいという欲求(期待感)を反映しているのではないかと考えている．そして，この欲求にはこの部に投射することが知られているドーパミンの作用によるのではないかと推測している．今後，より統制のとれた課題を開発し，味わっているときの情動的な側面を客観的に捉えたいと考えている．

おわりに

　本章の最初で味わうことは芸術にもつながると述べたが，芸術観が人間固有の特徴であるとすれば，味わうことにおいてもヒトは動物と異なる味わいかたをしているはずである．ヒトと動物の根本的な違いは脳の発達，特に前頭連合野の発達であることを考えれば，前頭連合野と味わいかたを考えることで，ヒトの味わいかたの特徴が浮かび上がるはずである．

　前頭連合野は人間を他の動物と分かつ精神作用，知的活動を生み出す源である．散歩に連れ出されたイヌは，至るところでクンクンと探索し，落ちていたものも口にする，所々で尿をする，顔見知りの人に出会うとしっぽを振って喜びを表すが，いったん別れれば何事もなかったようにスタスタと前を向いて歩き去る，振り返ってなごりを惜しむことはまずない．少なくとも，清潔感，羞恥心，余韻のある楽しみといったことが前頭連合野の働きに関係するのであろう．一般に前頭連合野の働きは，①穏やかで円満な性格，好奇心，物事の整理・整頓など，②行動の手順を決め，それに従って行動する，③臨機応変，④物事を分析的，系統的にみる，⑤抽象的カテゴリー化，⑥物事を時間的に順序立てて処理する，⑦情報を一時的に保持する，⑧言語をしゃべる，といったことに関係するとされている．

　味わうことに関する前頭連合野の働きについては，少なくとも次の5つのことが考えられる．①味覚とともに，嗅覚，触覚，温度覚，痛覚，視覚，内臓感覚の情報が集合し，文字どおり連合され，統合的な処理を受ける，②報酬系や摂食の中枢と線維連絡があり，その活動をコントロールすることができる，③新しく記憶し，過去の記憶と照合する働きがある，④快・不快の評価を行う，⑤言語野とも連絡している．すなわち，食物の咀嚼中に種々の感覚を総合的に評価し，これまでの記憶とも照合し，このおいしさの実態は何かを無意識のうちに分析し，それを他の人にも言葉で伝えようとする．このような一連の作業は個人差も大きく，感性に依存する要素が大きい．繰り返しの経験により感性は鍛錬することができる．おいしさを追求する匠の絶品を堪能できる味わいかたは名作を鑑賞するときの芸術の眼ともいえるもので，その究極の先には「美」をも捉えることができ

ると思われる．

● 文献 ●

1) Lindemann B : Receptors and transduction in taste. Nature 413 : 219-225, 2001
2) Ren X, Zhou L, Terwilliger R, et al : Sweet taste signaling functions as a hypothalamic glucose sensor. Front Integr Neurosci 3 : 12, 2009
3) 山本隆：脳と味覚．共立出版，東京，1996
4) 山本隆：味覚の中枢．生体の科学 56 : 114-123, 2005
5) 山本隆：味覚行動の脳機構．生体の科学 60 : 39-48, 2009
6) 山本隆：島皮質と味覚．Clin Neurosci 28 : 391-393, 2010
7) Yamamoto T, Takemura M, Inui T, et al : Functional organization of the rodent parabrachial nucleus. Ann NY Acad Sci 1170 : 378-382, 2009
8) Yamamoto T, Yuyama N, Kato T, et al : Gustatory responses of cortical neurons in rats. II. Information processing of taste quality. J Neurophysiol 53 : 1356-1369, 1985
9) Accolla R, Bathellier B, Petersen CC, et al : Differential spatial representation of taste modalities in the rat gustatory cortex. J Neurosci 27 : 1396-1404, 2007
10) Yoshimura H, Sugai T, Segami N, et al : Chemotopic arrangement for taste quality discrimination in the cortical taste area. Chem Senses 30 : i164-i165, 2005
11) Schoenfeld MA, Neuer G, Tempelmann C, et al : Functional magnetic resonance tomography correlates of taste perception in the human primary taste cortex. Neuroscience 127 : 347-353, 2004
12) Chandrashekar J, Hoon MA, Ryba NJ, et al : The receptors and cells for mammalian taste. Nature 444 : 288-294, 2006
13) Kurihara K, Beidler LM : Mechanism of the action of taste-modifying protein. Nature 222 : 1176-1179, 1969
14) Yamamoto C, Nagai H, Takahashi K, et al : Cortical representation of taste modifying action of miracle fruit in humans. NeuroImage 33 : 1145-1151, 2006
15) Small DM, Gregory MD, Mak YE, et al : Dissociation of neural representation of intensity and affective evaluation in human gustation. Neuron 39 : 701-711, 2003
16) Yamamoto T, Sako N, Maeda S : Effects of taste stimulation on β-endorphin levels in rat cerebrospinal fluid and plasma. Physiol Behav 69 : 345-350, 2000
17) Wise RA, Spindler J, Dewit H, et al : Neuroleptic-induced "anhedonia" in rats : pimozide blocks reward quality of food. Science 201 : 262-264, 1978
18) Shimura T, Kamada Y, Yamamoto T : Ventral tegmental lesions reduce overconsumption of normally preferred taste fluid in rats. Behav Brain Res 134 : 123-130, 2002
19) Richardson NR, Gratton A : Changes in medial prefrontal cortical dopamine levels associated with response-contingent food reward : an electrochemical study in rat. J Neurosci 18 : 9130-9138, 1998
20) Furudono Y, Ando C, Yamamoto C, et al : Involvement of specific orexigenic neuropeptides in sweetener-induced overconsumption in rats. Behav Brain Res 175 : 241-248, 2006
21) Tsuji T, Yamamoto T, Tanaka S, et al : Analyses of the facilitatory action of orexin on eating and masticatory muscle activities in rats. J Neurophysiol 106 : 3129-3135,

2011
22) Kobayashi M, Takeda M, Nattori N, et al : Functional imaging of gustatory perception and imagery : "top-down" processing of gustatory signals. NeuroImage 23 : 1271-1282, 2004
23) Okamoto M, Matsunami M, Dan Haruka, et al : Prefrontal activity during taste encoding : An fNIRS study. NeuroImage 31 : 796-806, 2006

〔山本　隆〕

6
バーチャルリアリティの脳科学

A バーチャルリアリティ技術の幕開け

　バーチャルリアリティ(VR)とは，コンピュータによって作り出された人工的な世界の中に入り込み，そこでいろいろなことを体験することができるようにする技術，あるいはその体験において感じる現実感を指す．この言葉が一般に使われるようになったのが1989年のことである．米国西海岸のベンチャー企業であるVPL社が，サンフランシスコで開催された通信技術に関する展示会で「未来の電話」をイメージする展示を行ったのが始まりである．「未来の電話」は，ゴーグル状のディスプレイ(HMD)と特殊な手袋状のデバイス(データグローブ)からなる．HMDをかぶると，CG(コンピュータ・グラフィクス)で描かれた立体映像が眼前に広がる．一方，データグローブは，CG世界の中に描画された自分の手(のコピー)を同じように動かすために使われる．これによって，CGの物体をつかんだり，持ち上げたりすることができる(図29)．要はHMDとデータグローブを用いることによって，CG世界の中に少なくとも視覚的には「入り込む」ことができるわけである．これを複数人のユーザで行えば，彼らは，CG世界の中で出会うこと，コミュニケートすることができるはずであり，未来の電話とはそういう意味である．
　1989年といえば，パソコンレベルのコンピュータでも3次元のCGがリアルタイム描画できるようになった時代であり，VRのシステムはその能力をデモするのにうってつけのものだったともいえる．

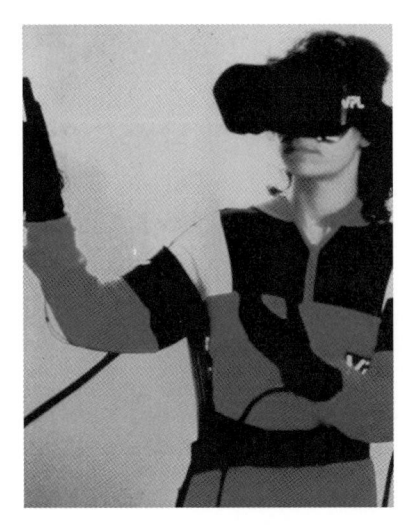

図 29　VPL社が1989年に発表した「未来の電話」

B　バーチャルリアリティとは

　VRという技術を語るうえで重要な特徴は「presence」,「interaction」,「autonomy」の3つに集約されるといわれている.
　「presence」は臨場感と訳せばよく,「その場にいる感覚」ということを意味する. 映像空間の中に入り込む, ということの別の表現であるといってもよい.「interaction」とは, 眼前の空間に表示された物体をあたかもそれが物理的なものであると同様, 自由に操作できるということである.「autonomy」とは, 提示された世界が, 首尾一貫した法則性に基づいて動作するということである. これはこの技術がシミュレーション的性格を有することを意味し, 例えば放り投げられた物体が放物線を描いて飛んでいくことなどである.
　バーチャルとは,「実際には存在しないが機能や効果として存在するも同等の」という意味を持つ. したがって, それを体験する側からみれば,「現実そのもの」である. コンピュータ技術の中にあって, これほど人間の

「主観」に踏み込んだ技術はないと思われる．これが VR という技術の最も本質的な部分であると筆者は考えている．

C 感覚とバーチャルリアリティ

われわれがリアルを感じるのは，いうまでもなく，感覚を通じてである．したがって，VR とは感覚入力を人工的に合成する技術であるといってもよいぐらいである．

これまでコンピュータの分野では，マルチメディアという領域でせいぜい視覚，聴覚が扱われるだけであった．それを触覚や嗅覚など五感全体へと広げていこうというのが，VR という技術の特徴の1つである．

人間の感覚は，表2に示すように，感覚器の所在において分類されている．視覚，聴覚，嗅覚，味覚すなわち五感のうち四感までが特殊な感覚器を有する特殊感覚に分類されている．特殊感覚は VR にとって都合のよい感覚である．なぜならば，適切な感覚信号をその感覚器に提示すればよいからである．それに対し触覚は，表面感覚，深部感覚などを含む体性感覚に分類されており，感覚器が身体全体に分布しているため，感覚信号の提示は困難である．

いずれにしても，VR にとって，人工的に感覚情報を提示できる装置（ディスプレイ）の研究開発は重要な位置を占める．VR で利用されるさまざまなディスプレイを紹介しておこう．例えば図30，31は，高臨場感の視覚ディスプレイである．図30は HMD（head mounted display）と呼ば

表2 ヒトの感覚の分類

- **特殊感覚**
  視覚・聴覚・味覚・嗅覚・前庭感覚
- **表面感覚**
  触圧覚・温覚・冷覚・痛覚
- **深部感覚**
  運動感覚・位置覚・深部圧覚・深部痛覚
- **内臓感覚**
  有機感覚（空腹感，吐き気など）・内臓痛

（表面感覚・深部感覚をまとめて体性感覚）

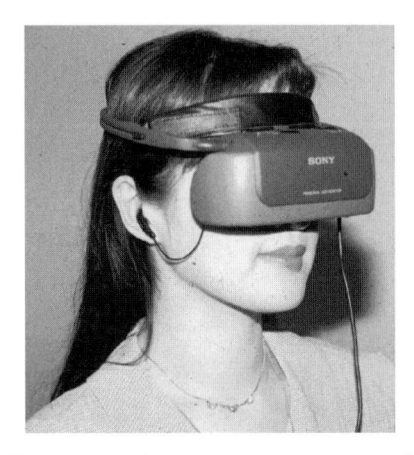

図30　HMD(Head Mounted Display)

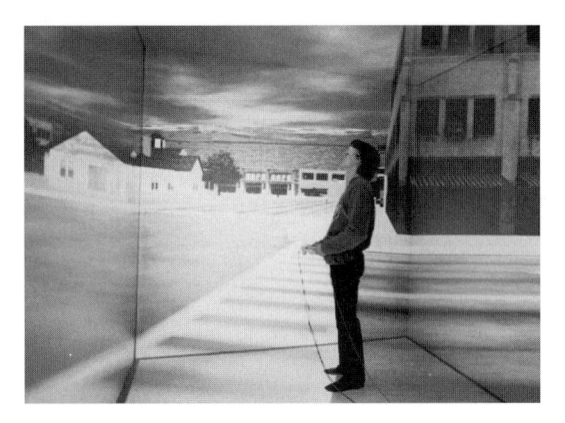

図31　東京大学のIPT・CABIN

れ，小型のディスプレイを眼前に装着し，さらに頭部運動に応じた映像をそこに供給することで周囲360°の視野を確保しようというものである．図31は，立体プロジェクタ・スクリーンを複数台組み合わせることで，ユーザーの周囲を取り囲み，HMDと同様な効果を得ることができる．この両者には，しくみは異なるが視野の拡大を目的とする技術が含まれ，従来のものに比べて格段に視覚的臨場感が高く，視覚的に映像空間の中に入

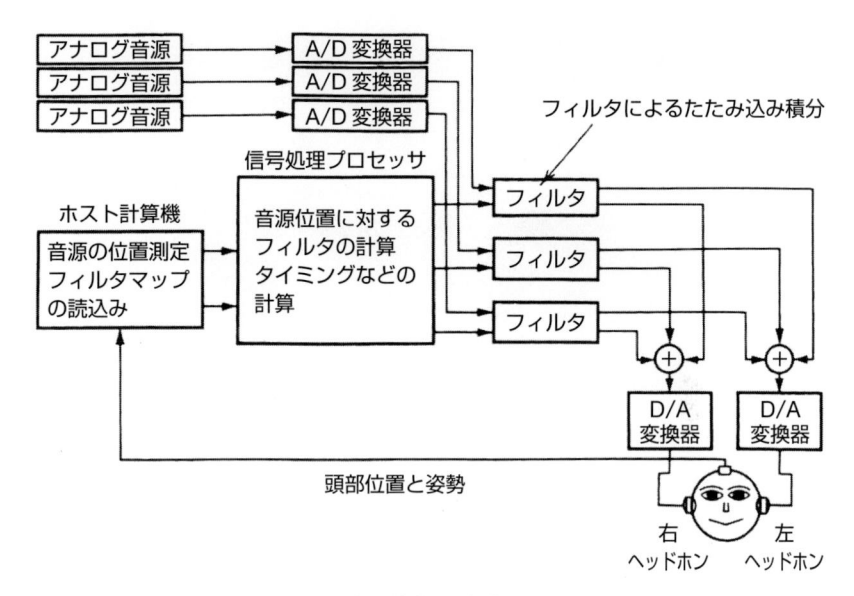

図 32 空間音響の生成システム

り込むことが可能である．先述の presence 感覚の向上への寄与が大きい技術である．

図 32 は，立体音響システムである．音響的臨場感にはバーチャルな物体から音を発生させることが含まれる．図では人間の両耳聴（両耳で音を聴くとき，左右の鼓膜に音源との位置関係に応じて異なった音波形が入力されること）を利用する方式が用いられている．モノラルな波形に伝達関数を作用させて変形させ，左右両耳の鼓膜直前の音波形を合成するという方式である．これによって空間のある位置に音源が位置しているように感じるというわけである．

図 33 は，触覚ディスプレイである．先述のように，触覚は本来体性感覚であって，体表面の全体に分布する感覚受容器を起源とする．したがって，全体を合成することはなかなか難しいが，例えば指先で物体を押すような状況であれば，図示のような機構によって指先に力を発生することで実現できる（この場合は細いワイヤーによって力ベクトルを発生させている）．

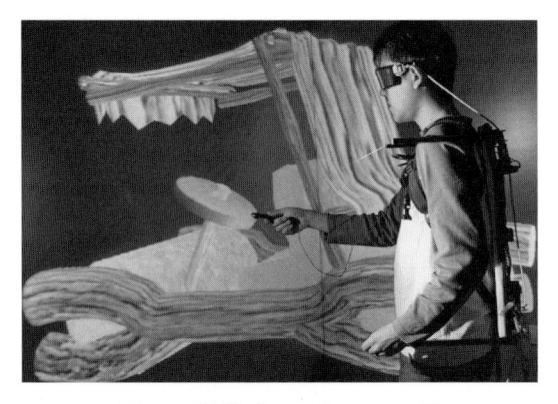

図33 触覚ディスプレイの一例

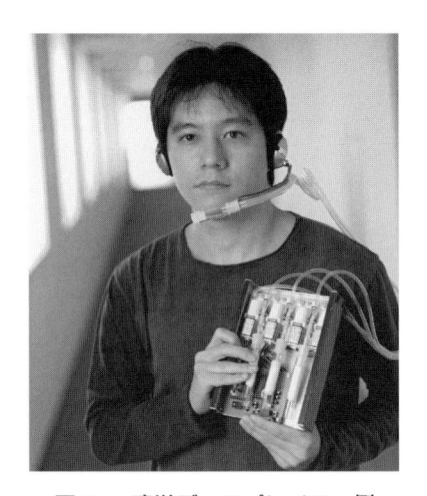

図34 嗅覚ディスプレイの一例

　嗅覚や味覚は，研究が始まったばかりである．図34は，試作中の嗅覚ディスプレイである．匂いの液体を浸み込ませた綿にパイプを通じて空気を送って発生させた匂い空気と通常の空気を混合することによって，濃度変化のある匂い空気を作る．そして，その匂い空気を鼻先に吹きつけることができるようになっている．こうしたしくみによって，例えばバラの花

に鼻を近づけると,だんだんに香りが強くなる,などの現象をシミュレーションすることができる.このパイプを複数本用意することによって,いろいろな匂いを表示することができる.

こうしたさまざまな感覚に対応したディスプレイに関わる技術は五感情報技術と呼ばれ,工学と心理学の学際領域を形成しつつある.

D 仮想身体とインタラクション

感覚は外界からの情報を受け取ることで,パッシブなものと考えられがちである.しかしながら,感覚はもっとアクティブな性格を持つ.

例えば触覚を考えてみよう.手を伸ばさないかぎり物に触れることはできず,触覚は発生しない.手で伸ばすという運動があってはじめて触覚が生まれるという側面もあるのである.

視覚もまた然りである.われわれの視界は限られているから,どこを見るかは視覚の形成上極めて重要である.人間の視野は180°といわれているが,実のところ確実に見えているのは中央部のごくわずかの部分でしかないことがわかっている.色や形がわかるのは,この部分だけで,あとは眼球の運動と記憶などによって周囲が見えているとわれわれが思っているだけなのである.

つまり,世界を感じるうえで,われわれは外界に対して積極的な働きかけを行っている.つまり,先述のインタラクションの要素が現実の体験において極めて重要なことがわかる.

自らが外界に働きかけを行うために,われわれは運動系を有する.運動系は感覚系同様に身体の重要な部分であり,四肢などはその代表である.四肢を自由に動かすことで,眼前の物体を操作したり,あるいは違う方向から観察することができる.つまり,外界とより深く交わること,理解することができるのである.

先述のデータグローブが特記に値するのは,自分が通常現実の世界で行っているのと同じようなやりかたで,VR空間の中に存在する自分の身体すなわち仮想身体を繰ることができるようになったということである.

現在でもなお,コンピュータへの指示は記号的なやりかたが主流であ

る．マウスのダブルクリックでファイルが開いた，コントロール"S"キーによってあるソフトが終了したなどは，代表的事例である．身体的空間的なインタラクションの特徴は，これら一切の記号性を排除するところにある．手指で可能なジェスチャはグー・チョキ・パーだけではなく，もっと多くの形態が存在する．直接のデータ化，座標化などは，より記号から遠ざかったインタラクションの方法を提供する．

　3次元空間の中の座標をリアルタイムで読み取るためには，かつては特殊で高価な磁気センサが使われた．最近ではCV（コンピュータビジョン）など，新しい技術が利用可能である．例えば図35は，2010年商用化されたKinectと呼ばれるシステムを使っているところである．これは赤外線である種のパターンを対象に投影，2つの赤外線カメラで撮影し，立体測量の原理で各点の3次元座標を計測するものである．図右上に取り込まれた人物像が，明るい部分が手前，暗い部分が向こうと，奥行き情報が正しく計測されているのがわかる．ひとたび3次元の形状が取り込まれれば，例えば，スケルトン（骨格線）などの圧縮された情報を直ちに抽出することができる．自分の身体の形状を，機器を何も身につけることなしにコンピュータで利用することができるのである．かつてこのシステムと同様なことを実現しようとすると，数百万円以上の金額が必要であった．しか

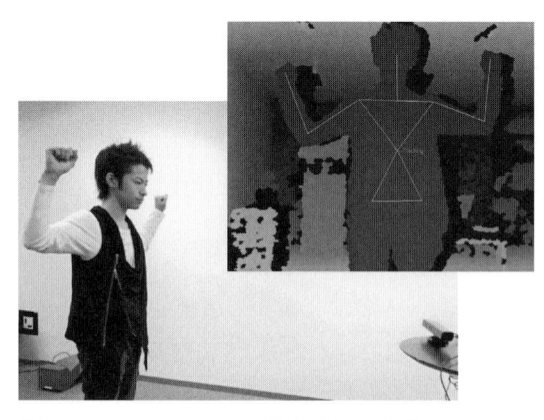

図35　Kinectによって抽出された身体スケルトン

し，これはゲーム用として開発されているために極めて安価であり，今後広く普及するものと期待でき，3次元インタフェース技術もそれほど特殊な技術ではなくなるのではないかと思われる．

E　高次感覚とVR

　いうまでもなく，感覚の定義は「内外の刺激によって即時的に惹起される意識内容の変化」である．これは感覚を受け取るにあたり，脳という高次中枢が関わることを示している．感覚器によって受け取られる物理情報が感覚の起源であることは間違いないが，それがわれわれにとって意味のある情報として感じられるためには，高次な情報処理が必要である．視覚を例にとれば，図36は視覚におけるいろいろな概念がどのようなレベルで発生しているかを示したものである．

　眼球・網膜のレベルで感じるのは，いわば光の配列である．ここでは物の形などもわからないし，いわんや奥行感などを感じることもできない．いわゆる多義図形と呼ばれる現象も，高次機能があればこそである．図37に示すような立方体の図があるとき，点Aが手前にあるか，点Bが手前にあるか，どちらの解釈も可能である．

　この「解釈」というプロセスがあるために，単純な感覚入力とわれわれが感じることの間にギャップが生じることがあるわけで，特にアーティストたちが好むような状況が発生することが多い．トリックアートと呼ばれる

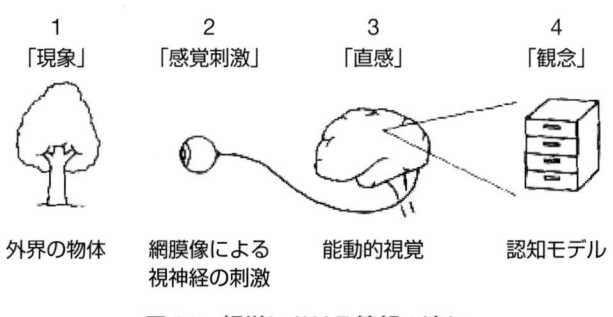

1	2	3	4
「現象」	「感覚刺激」	「直感」	「観念」
外界の物体	網膜像による視神経の刺激	能動的視覚	認知モデル

図36　視覚における情報の流れ

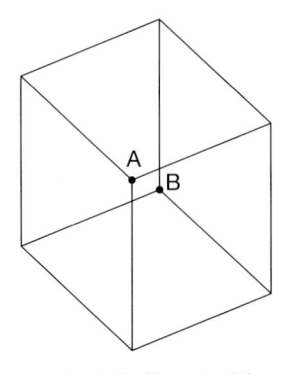

図37 多義図形の例

ジャンルなどはまさにそれであるといってよい.

　高次な感覚に関連して，VR の分野で最近注目を集めているのが，感覚間相互作用である．これは，ある感覚受容が別の感覚受容に影響を与えるという現象である．

　例えばマウスで画面内のカーソルを移動することを考えよう．マウスの移動量とカーソルの移動量の比率を画面上の水平方向で図38 に示すように，変化させてみる．つまり，マウスを左から右に動かしたとき，あるところから画面上のカーソルの動きが急に鈍くなり，あるところを超えると，逆に速くなり，そして元に戻るといった場合である．このとき，マウスを握る手には，何か障害物に当たり，それを乗り越えたような感覚が伝わるはずである．面白いことに，マウスには触覚提示機能がなく，力などどこにも発生していないにもかかわらず，ある種の触覚を感じるわけで，これを pseudo-haptics（疑似触覚）と呼ぶ．言葉を換えれば，これは視覚情報によって触覚情報が発生したといえるわけである．

　触覚発生のための大げさな機構が不要ということは，技術的には大変都合のよいことである．図33 に示したような大げさな触覚ディスプレイは興味深いが，利用できる場面は限定されるであろう．疑似触覚でどこまで触覚現象が再現可能かについては，鋭意研究が進められているが，少なくともかなりの表現力があることが既にわかっている．例えば図39A に示すような並行のリブを触らせていても，画面を変形して図39B のように

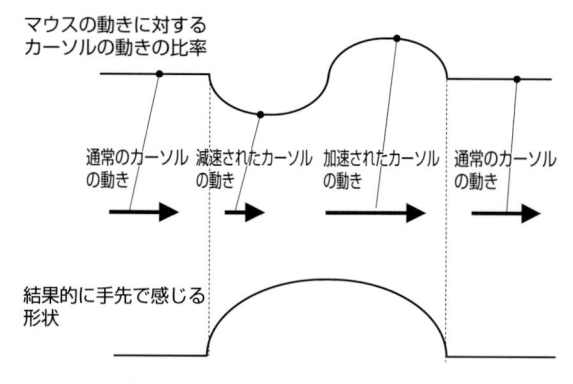

図38 pseudo-haptics の原理

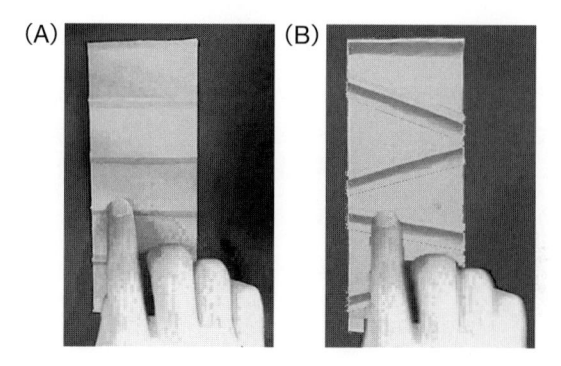

図39 本来のリブ(A)と画像により合成されたリブ(B)

してしまうと，人はリブが傾いているように感じてしまう．

　もちろんこうした現象は触覚に限らない．図40はメタクッキーと呼ばれるシステムで，先述の感覚間相互作用を利用した味覚ディスプレイである．具体的には嗅覚ディスプレイと透過型の頭部搭載型ディスプレイ(HMD)を組み合わせたもので，目の前に置かれたプレーンクッキーに，例えばチョコレートなどのコーティングを視覚的にほどこし，さらにその匂いを発生すると，全体として味が変化したように解釈される．

　この効果は驚くべきもので，さまざまな学会や展示会などでデモを行

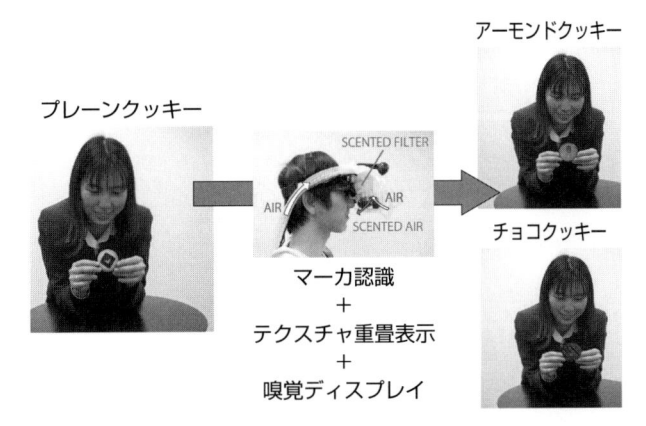

図40 メタクッキー：拡張現実感によって味が変化するクッキー

い，既に数千人が体験しているが，人種を問わず8割程度の人が味が変化したと答えている．メタクッキーでは，既にその味を体験し，それが何であるかを知っていることが重要であり，なんらかの意味的解釈まで含めたメカニズムがここで作用しているように思われる．

F 時間感覚とVR

さて，最初は現実を模擬するところからスタートしたVRの世界も，技術が成熟してくると創出された世界の特徴が議論されるようになってくる．つまり，単なる現実世界の模擬ではなく，それ以上の世界が求められるようになるわけで，VRでなければできないことは何かが問題になってくるのである．

ここで特記しておきたいのは，時間に関することである．現実の世界は空間と時間から成り立っている．われわれは3次元空間の世界に生きているから，空間軸は3次元，それに1次元の時間軸が加わる．もっとも，時間軸はやや特殊であって，空間軸は自由に移動できるのに対してただ一方向に流れるのみである．

それに対し，コンピュータで創出されるVR世界における時間軸と空間

軸は数式により記述されているだけで，t と x，y，z というパラメータの違いでしかない．時間軸の一方向性が必要であれば，わざわざ作りこまなければならないぐらいである．つまり，VR 世界では，現実世界では不可能な動きを実現できる．タイムマシンのごとく，時間軸を自由に移動することが可能であり，独特の時間感覚を生み出すことになる．

コンピュータという機械の特徴の1つはその記憶能力にある．メモリに蓄えられたデータは，明示的な操作以外では容易に消えない．例えば，眼前の光景をビデオカメラで録画することを考えてみよう．VGA 解像度（500×750）で1日16時間，それを70年間にわたって記録し続けたとして，必要な記憶容量は10 T（テラ）バイト程度である．この程度の記憶容量は，あと10年経たずしてラップトップパソコンに実装されてしまうであろう．人生70年がそこに入るわけである．

このようにコンピュータを使って，さまざまな記録を細大漏らさず記録することをライフログという．ここでのポイントはビット当たりの記憶コストが非常に小さくなるということであり，逆にいえば，従来では考えられなかったような些細な事柄まで記録できるようになりつつあるのである．大量の写真群は大量の視点を準備する．それを用いて3次元の空間を再構成することができ，それはとりもなおさず自由に追体験が可能な過去を再構成することができるということなのである．

未来はどうだろうか．コンピュータにはシミュレーション機能がある．コンピュータは過去の情報に基づいて合理的推論を行い，未来を合成することができる．簡単な例としては携帯電話に入っている駅ナビソフトを考えればよい．ある地点を出発したとして，目的地に何時に着くかを交通ダイヤに従って計算し，最短の経路を教えてくれる．未来をあるシナリオに基づいて計算してくれるのである．

過去も未来も，コンピュータを用いることで疑似的に体験可能になるのである．こういう状況をわれわれの脳はどう捉えるのだろうか．過去が自由に体験できるとするならばそれは過去ではなく「現在」である．未来についても同様である．過去と未来という時間資源を現在に持ってくることによって，より濃密な現在を体験するという図式がここにみられる．未開人に比べて文明人は多かれ少なかれこの傾向を持つのではないだろうか．過

去に思いをはせたり，未来をくよくよ考えたりするのは文明人(それもおとな)の特色である．旅行の際に計画を緻密に組み，どことどこを見るか，そしてそれについての予備知識を十分過ぎるほど仕入れる人がいる．その人にとって実際にその地を訪れたときの感動とは何なのかを考えてしまう．

とはいうものの，通常の人間は，現在を中心として過去と未来が次第にフェードアウトしていくという，漠然とした時間観を持っている．過去をなんとなく忘れてしまうのが人間の特徴である．

人間は完全には論理的になり得ないところにその特徴がある．例えば「あなたは平均以上ですか」と聞くと，8割以上の人が「はい」と答えることが知られているが，論理的にそれはあり得ないことである(逆にそういう非論理性を持たない人間はうつになる傾向が強いという)．ライフログ的技術が嫌われるとすると，この技術はまさにこの点についてのわれわれの非論理性を破壊する性格があるからではないだろうか．われわれにとって，過去や未来をくっきりと見通せる眼鏡を持つことは必ずしもよいことばかりではないかもしれない．

おわりに

人間の知性は文脈によってその発想の様相が変化する．独創的アイデアがしばしばふつうでない環境に置かれたときに生まれることはよく知られた事実である．

VR体験とは，コンピュータによって生成された世界を体験することであるから，認知と操作のループの中にコンピュータによる演算操作が挿入されるわけである．コンピュータの動きかたと自然の動きかたはもちろん大きく異なっている．そうした人工的な因果関係が与えられたとき，われわれの頭の働きかたが大きく変化するであろうことは想像に難くない．

〔廣瀬通孝〕

Ⅲ 表現する脳

1 アート教育

A アート教育とは何か

　本章では,「アート教育」について,筆者の専門である心理学の立場から論ずる.まず,このアート教育とは何かということであるが,大別して3つの立場がある.

　第1は,美術・工芸(arts and crafts)教育の言い換えとしてのアート教育であり,この場合のアートはビジュアル・アート(visual art)のことを指している.例えば,全米アート教育学会(National Art Education Association)は,ビジュアル・アートの研究者・教師などを対象とする学会である.また,竹内らの『アート教育を学ぶ人のために』[1]は,基本的にこの立場に立つ本である.

　第2は,パフォーミング・アーツ(performing arts)に力点を置くロンドン・アーツ教育スクール(Arts Educational Schools London)の立場であり,1939年の創設当初は音楽・美術・演劇・舞踊などを教える学校であったが,現在は11～18歳の生徒を対象とする職業訓練コースと,演劇・ミュージカルの2分野で学士と修士の学位を出すアカデミー(conservatoire)から構成される[2].ちなみに,前身校も含めたこの学校の卒業生として,ジュリー・アンドリュース,ジェーン・シーモア,サラ・ブライトマン,キャサリン・ゼタ＝ジョーンズら著名なミュージカル歌手・俳優を輩出し,ミュージカル『キャッツ』や『オペラ座の怪人』の作曲家アンドリュー・ロイド＝ウェッバーが2007年から校長を務めている.

　第3は,広く芸術教育全般を指す立場であり,英語では「アート」よりも複数形の「アーツ」で表すことのほうが多い.例えば,佐藤・今井編集の『子どもたちの想像力を育む―アート教育の思想と実践』[3]は,この立場に

立つ本であり，音楽，ダンス，演劇，スポーツ，遊びなど広範な芸術活動を教育学的視点から取り上げている．本書『脳とアート』もまた，美術・音楽・香り，味覚，遊びなどについて取り扱うので，この第3の立場に立つものである．

「アート」を幅広く芸術全般を指すものとすると，そこには造形芸術（彫刻・絵画・建築など）・表情芸術（舞踊・演劇など）・音響芸術（音楽）・言語芸術（詩・小説・戯曲など）のすべてが含まれる．文芸・音楽・絵画・彫刻・建築・舞踊・演劇のことを「7大芸術」と呼び，これらの後から参入した映画は「第8芸術」と呼ばれることがある．もちろん，本章でこのようなすべての芸術に関わる教育の問題を扱うことはできないことをあらかじめお断りしておきたい．

B アート教育の歴史

個性や創造性が重視されるアートの分野では，単純に師匠（教師）が弟子（生徒）に知識と技能を教え込むというだけでは教育が成立しない．弟子自身が「自分で考える」ことはもちろん，「仲間・先輩の技を真似る」，「師匠から技を盗む」といったプロセスを経て，一人前になっていくものである．美術・工芸・建築などの領域では，芸術家が仕事を行うための作業場である工房（仏：atelier，英：studio）は，このような非公式な教育の場でもあった．

イタリア・ルネサンスを代表するダ・ヴィンチは，14〜16歳頃，生まれ故郷の村を出て，フィレンツェのヴェロッキオの工房に弟子入りし，師匠を驚嘆させる天才的画才を示したという．しかし，ダ・ヴィンチほどの天才でない弟子たちが，工房の中でどんな画家修業をしたのか，その詳細はわかっていない．

オランダの画家レンブラントは，最盛期にはアムステルダムに大きな工房を持ち（図41），大勢の弟子たちを育てるとともに，弟子たちの力を借りて絵を大量生産した[4]．レンブラントの絵とされるもののどれがレンブラントの真筆で，どれが弟子たちによる「レンブラント工房」の作品なのか，いまだに真贋論争が起こる作品も少なくない．

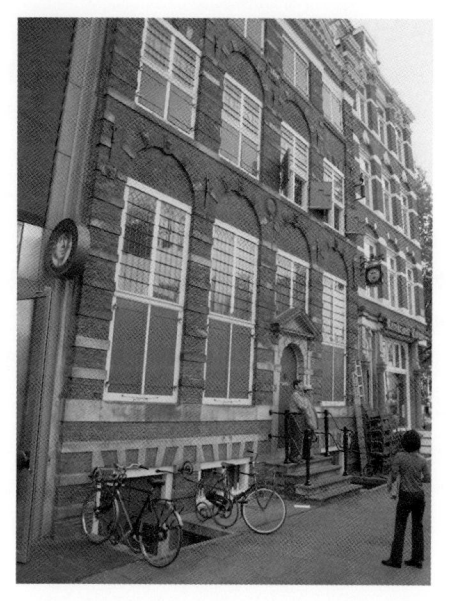

図41 アムステルダムのレンブラントハウス(筆者撮影)
レンブラントが1639〜1658年まで住んだ家

　ダ・ヴィンチの生まれたのがもう100年ほどのちであれば，彼は美術アカデミーをめざしたかもしれない．美術アカデミーとは，画家たちの同業者組合であるとともに，アート教育の機関でもあった．世界最初の美術アカデミーは，画家であり最初の美術評論家ともいわれるヴァザーリが1563年にフィレンツェに設立したアカデミア・デッレ・アルティ・デル・ディゼーニョ（Accademia delle Arti del Disegno）であるとされる．そこでの教育は，イタリア語で「デッサン技法」を意味する「アルティ・デル・ディゼーニョ」のほかに，幾何学，遠近法，解剖学であったという．デッサンは，最初に巨匠の作品の模写，次いで彫刻からの模写，そして写生と裸体のデッサンという3段階からなっていたという[4]．
　ところで，バザーリが設立したアカデミーといっても，そのことが実現したのは，トスカーナ大公コジモ1世という強力なパトロンがいたからである．その後，美術アカデミーは国家的な事業となっていく．特に，「太

陽王」ルイ14世のもとに強大な国家を築いたフランスは，1648年に絵画・彫刻アカデミー，1669年に音楽アカデミー，1671年に建築アカデミーというように，アート教育の殿堂となる3つの王立アカデミーを次々と設立した．フランス革命期には王立アカデミーは廃止されたが，その後再興され，1816年に絵画・彫刻・建築の3部門は芸術アカデミー（Académie des Beaux-Arts）に統合された[5]．

また，音楽アカデミーはフランス革命期に国立音楽学院に改組され，第二次大戦後の1946年には演劇部門の国立高等演劇学校（Conservatoire National Supérieur d'Art Dramatique）と舞踊・音楽部門のパリ国立高等音楽・舞踊学校（Conservatoire National Supérieur de Musique et de Danse de Paris）に分離再編された[6]．後者は，英語ではシンプルにパリ・コンセルバトワール（Paris Conservatoire）とも称せられる．その教育は，器楽科，声楽科，舞踊科のように細かく部門分けされて行われている．

絵画・造形も音楽も，それぞれの芸術的発展とともに，アート教育はより組織的，体系的になっているといえる．

C 子どものためのアート教育

前項では，プロフェッショナルな芸術家になるために必要な教育としてのアート教育の歴史について述べたが，もう1つの重要な問題は，市民の資質として必要な芸術理解・芸術表現を育てるためのアート教育である．西洋近代において公教育が始まったのは19世紀半ば以後であるから，子どものためのアート教育の歴史は芸術アカデミーにおけるアート教育の歴史よりもずっと新しい．

子どもが紙に絵を描くということは古今東西変わらないが，その絵に注目し，それを最初に子細に分析したのは，イタリアの建築家・美術史家のコラド・リッチであり，1887年に『子どもの芸術（*L'arte dei bambini*）』[7]という本を書いている．

20世紀に入ると，フランスの哲学者リュケ（Luquet）は，その娘シモーヌが3歳3カ月から10歳までに描いた約1,700枚の絵を分析し，その成果を1913年に『ある児童の描画（*Les dessins d'un enfant*）』として発表し

た．リュケは，描画の発達を次の4期に分類した[8]．第1期は特定のものとの結びつきのないまま線を描く不随意的なぐり描き (dessin involontaire)，第2期は何か特定のものの形を表現しようとする表象意図 (intention de représenter) の始まり，第3期は自分の知っているものを描こうとする知的リアリズム (réalisme intellectuel)，第4期は物を見えるままに描こうとする視覚的リアリズム (réalisme visuel) である．

「知的リアリズム」というと何か高尚なことのようにも聞こえるが，幼児は物を見たままに描くように言われても，自分の知っている知識を交えて描いてしまうということを意味するものである．イギリスの心理学者ノーマン・フリーマン (Norman Freeman) ら[9]は，5〜9歳までの幼児と児童を対象に，次のような実験を行った．まず，コップを想像で描くように求めたところ，子どもたちは全員が取っ手付きのコップを描いた．次に，実際のコップを子どもとは反対の位置に取っ手を回した状態で示し，それを描く課題を与えた．その結果，8歳以下の子どもたちはほとんどが絵の中に取っ手を含めたが，9歳になってようやく取っ手を付けない絵になった．このコップは，取っ手とは反対の位置に花柄の模様が描かれ，年長児童は絵の中にこの花を含めたが，年少の子どもは見えない取っ手は含めたのに，すぐ目の前にある花模様を描かない傾向を示した．子どもたちが日常的に使うコップにはたいてい取っ手が付いているが，花模様はコップに付いているとはかぎらない．物がそれらしく見える様子を正準的見え (canonical view) と呼ぶが，イギリスの子どもたちにとっては，コップに取っ手が付いている姿が正準的見えなのである．

さて，描画の発達において，子どもの脳で起こっていることは，どういうことであろうか．このことを考えるうえで，計算論的視覚論を提唱したイギリスの神経科学者デビッド・マー (David Marr) の『ビジョン―視覚の計算理論と脳内表現』[10] (夭折したマーの没後に刊行) が参考になる．マーは，物の見えかたについて，観察者中心の見え (viewer-centred view) と対象物中心の見え (object-centred view) とを区別し，人間の視覚的認識において，網膜の2次元画像から脳内の3次元的認識に至る途中に2½次元の認識があるというモデルを提示した．2次元の原始スケッチでは輪郭線や領域などの特徴抽出が行われ，2½次元スケッチでは肌理（陰影）が加わ

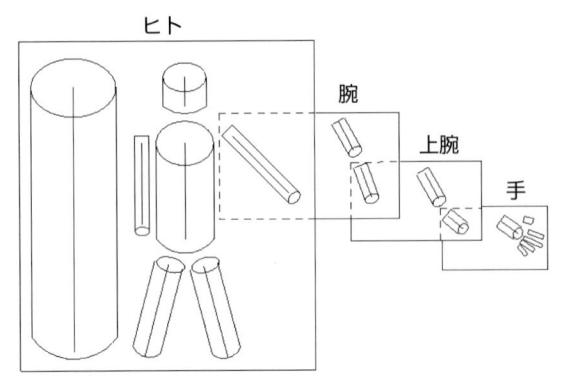

図42 マー(Marr, 1982[10])のモデル

る．ここまでは，観察位置によって見えかたが異なる観察者中心の見えである．そして，3次元モデルは対象物中心の見えであり，物が立体的に認識される．この対象物中心の見えでは，観察地点に依拠しない一般的な情報によって，その物の認識が行われる．マーの挙げている有名な例は，一般的な人体の見えかたとして，頭・胴・右上肢・左上肢・右下肢・左下肢を6本の円筒で表し，さらに上肢は上腕と下腕(前腕)と手指に分かれるとする3次元モデルである(図42)．

　それでは，子どもの描画発達はどのような経過をたどるのであろうか．1〜2歳頃のなぐりがき(scribble)は，何かを表す表象的な絵ではないので，このモデルとは関係しない．続く幼児期の初期には，人物画を描くときに，顔は円形の領域として描き，右上肢・左上肢・右下肢・左下肢は線で描く図43のような頭足人画(tadpole figure)を描く子どもが多い．このような絵を描くとき，子どもは観察者中心の見えを描いているのであろうか，それとも対象物中心の見えを描いているのであろうか．図43のような人物画は，輪郭線と領域のみが描かれている平面的な絵なので，2次元の原始スケッチであるように見える．しかし，取っ手の付いたコップの場合のように，子どもにとっての人間の姿の「正準的見え」をこのように捉えているのであって，見えたままの人間の姿を描いているのではない．頭足人画で不思議なことは，人体で最も体積の大きい「胴」をなぜ子どもが描か

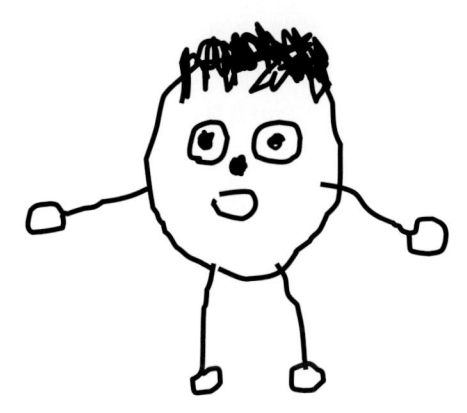

図43　子どもの描く「頭足人画」の模式図（筆者作成）

ないのかである．ところが，イギリスの発達心理学者モリーン・コックス（Maureen Cox）は，そもそも「頭足人画には胴が描かれていない」というおとなの判断が正しいかどうかを問題にした[7]．すなわち，図43のような絵を描いた子どもに「おへそ」を描き入れるように言うと，多くの子どもが「顔」の輪郭線内部の口の下あたりにおへそを入れたのであり，必ずしも胴を描いていないのでなく，むしろ顔と胴を一体化して描いていることがわかったのである．マーの図42の絵が「観察地点に依拠しない一般的な人体の見えかたのモデル」であるとするならば，図42の頭足人画は，3次元的描画ではないが，子どもなりに構成した「観察地点に依拠しない一般的な人体の見えかたのモデル」なのである．物の「正準的見え」を追求する子どもの知的リアリズムは，あながち原始的表現ともいえないであろう．

　筆者はモリーン・コックスと共同で，日本とイギリスの子ども（7歳児，10歳児）各120人ずつの人物画について比較調査をしたことがある[11]．人物画として①正面を向いて立っている姿，②右向きに走っている姿，③正面向きに走っている姿，を描かせそのうまさを評定するものであるが，年齢差（7歳児＜10歳児）と性差（男＜女）だけでなく，国籍差（日＞英）がみられた．日英の差が何に由来するかを解釈することは簡単ではないが，学校教育とマンガの影響の2つが重要であると考えている．マンガの影響という解釈は，日本の子どもたちの人物画が明らかにマンガの登場人物の像で

あることから判断したのであるが，もう一方の学校教育についてはどうであろうか．

　日本は，小学校教育に図画工作の教科があり，体系的に描画指導をしている国といえる．他方，イギリスは，第二次大戦以前は絵の描きかたについて細かな指導が行われていたが，戦後は子どもの「自由な表現」の強調の結果，あまり描画指導が行われていないという．コックスは，おとなの芸術観を形式的に教えることによって子どもの創造性を抑制したり，ねじ曲げたりすべきでないという「ロマンチックな見解」には懐疑的であり，8歳頃までの子どもたちについては，多くの子が自発的に描きたがるので，訓練よりも創造性を重視するやりかたでよいとしても，それ以後も自由放任にしておくと，8～10歳頃から子どもたちは自分の作品に満足しなくなり，絵に対する自信と興味を失っていくので，より構造化された絵の授業を導入すべきであると主張している[5]．

　ここまで絵画の教育について述べてきたが，これがアート教育の1つの側面であることはいうまでもない．米国の発達心理学者エレン・ウィナー(Ellen Winner)は，絵画と音楽の両方の発達についてアート教育を包括的に論じている[12]．ウィナーによれば，絵画と音楽はアート教育の両輪といってよく，どちらも生存に必ずしも役立つものではないのに人類はそのようなものにこだわり続けてきた．また，他の発達指標と違って，絵画能力も音楽能力も加齢(aging)とともに直線的に発達していくものではない．さらに，ウィナーが直接指摘していないことで重要なポイントがある．それは，絵画では幼児期におとなに匹敵する才能を示す子どもはいないが，音楽では，モーツァルトをはじめとして，幼児期におとなを凌駕する能力を持った天才が出現しているということである．この問題も含め，次節では脳とアートの関連をつなぐものとして，多重知能理論からアート教育を考えてみよう．

D　多重知能理論とアート教育

　多重知能理論(theory of multiple intelligences)の提唱者である米国の心理学者ハワード・ガードナー(Howard Gardner)は，幼少からピアノに親

しみ，芸術に対して深い関心を持って育った．ハーバード大学に進んだガードナーは，最初発達心理学を学び，その後脳損傷患者の芸術能力の衰退など神経心理学の研究に取り組んでいった．1986年からはハーバード大学大学院教育学研究科に勤務し，同大学の「プロジェクト・ゼロ」にも参加した．ちなみに，前節で紹介したエレン・ウィナーは，ガードナーの妻であり，プロジェクト・ゼロの共同研究者である．プロジェクト・ゼロは，ハーバード大学教授ネルソン・グッドマンが1967年に始めた「芸術と芸術教育」のための研究プロジェクトであり，ガードナーは1971年にプロジェクト・ゼロのディレクターの地位を継承した．そして，1983年にガードナーが書いた『フレームズ・オヴ・マインド』は，知能の概念を再編し，芸術的能力をも包含した新しい知能理論である「多重知能理論」の宣言の書となった[13]．

　ガードナーの多重知能の理論は，途中で多少修正が加えられているが[13〜15]，人間の知能を，①言語的知能，②論理−数学的知能，③音楽的知能，④身体−運動的知能，⑤空間的知能，⑥対人的知能，⑦個人内知能，の7つに分類するものである．図44は，ガードナーの多重知能理論の分類を筆者が発展させて図示したものである（詳細は文献16, 17参照）．この

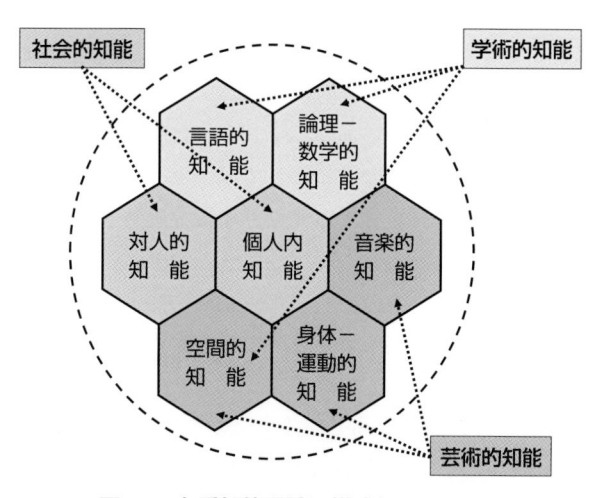

図44　多重知能理論の模式図（筆者作成）

7つの知能は，さらに3つのグループに大別される．第1グループの学術的知能(academic intelligence)は，学校教育において必要とされる言語的知能，論理-数学的知能，空間的知能からなり，知能検査で測定される知能である．第2グループの芸術的知能(artistic intelligence)は，音楽的知能，身体-運動的知能，空間的知能からなるもので，音楽・絵画・彫刻・建築・舞踊・演劇などの芸術活動を支える知能である．なお，7大芸術のうち，文芸のみは言語的知能と関わるものである．第3グループの社会的知能(social intelligence)は，他者理解の能力である対人的知能と自己理解の能力である個人内知能からなる．この7つの知能は，学校教育の教科学習の基礎となる．言語的知能は国語や英語であり，論理-数学的知能は算数・数学や理科などであり，音楽的知能は音楽，身体-運動的知能は体育，空間的知能は数学のうちの幾何，社会科の地理，図工・美術などの教科または科目の中で教育されていると考えることができる．対人的知能と個人内知能は，「道徳」と関連するが，直接的なつながりはあまり強いとはいえないかもしれない．

多重知能の理論に基づく教育には，少なくとも次の4タイプがある．

1) 早期英才教育

例えば，子どもに幼いうちからピアノやバイオリンを習わせ，そのエキスパートになることが本人にとって幸せな道なのだと親が判断し，音楽的知能だけを早期に高度の水準に発達させることをめざすような早期教育(early education)を行うことである．子どもには特定の能力を伸ばす大きな機会が与えられるが，やりかたによっては子どもの意欲を削いだり，バランスを欠いた歪んだ人格を発達させたりする危険性をもはらんでいる．

2) 個性化教育

非常に高いレベルの到達点をめざすのではないが，皆が同じ到達目標を持つのではなく，その子どもが好きであったり，得意であったりするような活動に関わる能力を伸ばそうとする考えかたを個性化教育(individualized education)という．子どもの自主性と個性の尊重はもちろん大切であるが，それが行き過ぎると，すべてにわたって低い到達目標しか達成され

ない危険性もある．

3）補償教育

ある心的機能が発達的に障害を受けたり遅れたりしている子どもの場合，その心的機能を強化するための補償教育（compensatory education）を行うことが重要となる．例えば言語障害児に対する言語治療訓練のように，専門家の手による発達支援の活動が行われる．アート教育は，補償教育の目標というよりも，その手段として用いられることがある．

4）全人教育

すべての知能をできるだけ満遍なく発達させることを目標とした教育理念を，全人教育（all-round type education）という．わが国の小・中学校の多くが「知育，徳育，体育」を標語に挙げているのも，この理念に基づくものである．親が子どものためにどのような教育を選ぶかは，子どもに対する愛情の発露でもあり，子どもがそれによって受ける利益は当然存在するだろう．他方，公共性の強い学校教育の役割は，早期にある特定の狭い範囲の教育だけを行ったり，特定の教育を排除したりするものであってはならない．豊かな人格の形成という観点からも，アート教育は全人教育の核となるものである．

E 脳とアート教育

本書のタイトルは『脳とアート―感覚と表現の脳科学』というものであるから，最後にアート教育を支える脳科学について考えておこう．

イギリスの神経生物学者セミール・ゼキ（Zeki）の『脳は美をいかに感じるか』（原書名 *Inner vision*）[18]は，西洋の著名な画家・彫刻家の作品を例にとって，脳とアートの関係に関する大変興味深い論考を行っている．

例えば，イタリア・ルネサンス期の彫刻家・画家・建築家として著名なミケランジェロは，バチカンの『ピエタ』像やフィレンツェの『ダビデ』像など完成度の高い作品を制作したが，実は肝心の顔の部分ができ上がっていないなどの未完成の作品も少なくないことで知られている．作品が未完成

の理由は謎であるが，完成させる時間がなかったからとか，注文主とトラブルになったからといった理由ではなく，意図的に未完成にしておいたふしがあるという．ミケランジェロは，未完成の作品を鑑賞する人が，脳の中で未完成部分を補完することによって脳をフルに活性化させることを期待したのかもしれないとゼキは考えた．

17世紀オランダの画家フェルメールの作品は，日本人にも大変人気があるが，残存する数少ない彼の作品の多くは，左の窓から陽光の差し込む狭い室内にいる1人か2人の人物像が描かれており，当時の日常的風景を描いたものである．伝統的な西洋絵画は，ギリシア・ローマの神話や聖書の物語を知らないと理解できないものが多いが，逆にいうとそのような神話や聖書の知識があればかなり理解可能なものである．フェルメールの作品は，それとは反対に，神話や聖書の知識はほとんど不要な代わりに，神話や聖書などの知識があるからといって理解が進むものではない．場面の意味や，登場人物の行動の予測や，人物同士の関係は何通りにでも解釈が可能であるという意味で「あいまい」なものである．このようなあいまいな画像の意味を理解するために，鑑賞者はやはり脳をフルに活性化させるであろう．

ゼキは，「画家は，彼ら独自の技術によってではあるが，視覚脳の機構に関する何かについて実験し，無意識のうちにそれを理解していたのである．」と述べ，意図せずに脳機能のモジュール性をうまく活用しながら作品を作り上げていることを，豊富な実例を示しながら説明している．

例えば，斜めの線に選択的に反応する脳細胞の存在を無視するかのように，オランダ出身の画家ピエト・モンドリアンは，水平と垂直の直線のみによって構成されるさまざまな四角形に赤・青・黄・黒の単色を塗るような絵を描いた．

フランスの印象派の画家クロード・モネの『ルーアン大聖堂』(1892～1894)の連作も有名である．モネはルーアン大聖堂の前のホテルの1室に陣取って，陽光とともに変化する大聖堂を観察し，その後ほぼ同一の構図の33枚の絵を描いた．人間の眼は，光の変化にもかかわらず安定した色を見るという色の恒常性という知覚機能を持っているが，『ルーアン大聖堂』の連作は，この機能を無視するかのように，刻々と変化する色の変化

をそれぞれごとに一瞬に捉えている．

このように，絵画を構成する線，面，単色，混色，階調（gradation）といった要素が脳でどのように処理されるかを知ることは，絵画の技法を学ぶのに役立つと同時に，鑑賞の基礎としても重要である．

●文献●

1) 竹内博，長町充家，春日明夫・他編，アート教育を学ぶ人のために．世界思想社，京都，2005
2) http://www.artsed.co.uk
3) 佐藤学，今井康雄・編，子どもたちの想像力を育む――アート教育の思想と実践．東京大学出版会，東京，2003
4) 尾崎彰宏：レンブラント工房――絵画市場を翔けた画家．講談社選書，東京，1995
5) http://www.culturecommunication.gouv.fr/ENSBA/History.html
6) http://www.cnsmdp.fr/
7) Cox MV : Children's drawings. Penguin Books, London, 1992（コックス MV・著，子安増生・訳，子どもの絵と心の発達．有斐閣，東京，1999）
8) Luquet GH : Le dessin enfantin. F. Alcan, Paris, 1927（リュケ GH・著，須賀哲夫・監訳，子どもの絵――児童画研究の源流．金子書房，東京，1979）
9) Freeman NH, Janikoun R : Intellectual realism in children's drawings of a familiar object with distinct features. Child Development 43 : 1116-1121, 1972
10) Marr D Vision : A computational investigation into the human representation and processing of visual information. Freeman, New York, 1982. （マー D・著，乾敏郎，安藤広志・訳，ビジョン――視覚の計算理論と脳内表現．産業図書，東京，1987）
11) Cox MV, Koyasu M, Hiranuma H, et al : Children's human figure drawings in the UK and Japan : The effects of age, sex, and culture. British Journal of Developmental Psychology, 19 : 275-292, 2001
12) Winner E : Development in the arts : Drawing and music. In Damon W (ed) : Handbook of Child Psychology, vol. 2 Wiley New York, 2006, pp 859-904
13) Gardner H : Frames of mind : Theory of multiple intelligences. Basic Books, New York, 1983
14) Gardner H : Intelligence reframed : Multiple intelligences for the 21st Century. New York : Basic Books, New York, 1999（ガードナー H・著，松村暢隆・訳，MI：個性を生かす多重知能の理論．新曜社，東京，2000）
15) Walters JM, Gardner H : The theory of multiple intelligences : Some issues and answers. In Sternberg RJ, Wagner RK (ed) : Practical intelligences : Nature and origins of competence in the everyday life. Cambridge University Press, New York, 1986, pp 163-182.
16) 子安増生：子どもが心を理解するとき．金子書房，東京，1997
17) 子安増生：幼児期の他者理解の発達――心のモジュール説による心理学的検討．京都大学学術出版会，京都，1999
18) Zeki S : Inner vision : An exploration of art and the brain. Oxford : Oxford University Press, Oxford 1999（ゼキ S・著，河内十郎・監訳，脳は美をいかに感じ

るか―ピカソやモネが見た世界．日本経済新聞社，東京，2002）
19) 子安増生：芸術心理学の新しいかたち―多重知能理論の展開．子安増生・編，芸術心理学の新しいかたち．誠信書房，東京，2005，pp 1-27

〔子安増生〕

2-1
描く脳―描画の追求

A 「描く」ことの起源

　あなたが絵を描くのはどんなときだろうか．気分転換に落書きをする人も，趣味として絵をたしなむ人も，描きたいという衝動にかられて制作するという本格派もいるだろう．学校の授業以来さっぱりという人も，何かを説明するときにちょっとした図を描くことならあるかもしれない．

　ヒトが描いた最古の痕跡をたどると，3万年以上前の旧石器時代にさかのぼる．特に古いとされるショーヴェ洞窟でも，ウマやバイソンなどの動物の姿が生き生きと描かれ，多様な画材や技法が使われていたことがうかがえる[1]．これらの洞窟壁画や岩肌に描かれたロックアートは，ヨーロッパ，アフリカ，アジア，オーストラリア，南米など，世界各地で見つかっている．それは，われわれホモ・サピエンスが約20万年前にアフリカで生まれ，約10万年前に各地に旅立った後のことである[2]．

　現代まで残るほど保存状態に恵まれた絵はごく一部だとすれば，実際にはより古い時代からヒトは絵を描いていただろう．現に約7万5千年前に作られたとされる幾何学模様の刻まれたオーカー片（後の壁画で顔料として使われた鉱物）が見つかっている[3]．しかし今のところ，ホモ・サピエンス以前の人類が絵を描いたという明らかな証拠は見つかっていない．

　そこでヒトの描画行動の起源を探る手がかりとなるのが，現存する中で最も近縁な種，チンパンジーである．ヒトとチンパンジーは，約600万年前に共通の祖先から分かれた．野生のチンパンジーが地面に絵を描くのを見た人はいないが，飼育下のチンパンジーが与えられた画材を扱って描くのはそれほど特別なことではない[4,5]（図45）．デズモンド・モリスの『美術の生物学』には，1冊を使ってさまざまな記録や研究が概説されている[6]．

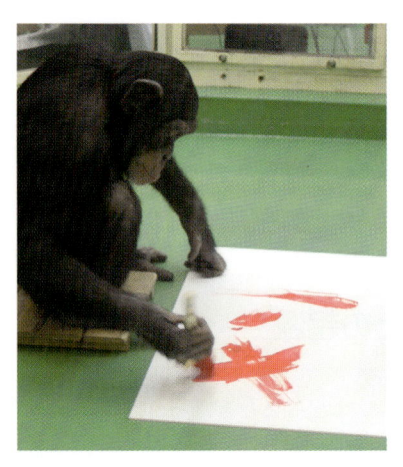

図 45　刷毛を持って描くチンパンジー（パル：5 歳）
(野上悦子撮影)

　チンパンジーはでたらめに筆を動かすだけでなく，描かれた図形に印づけをすることもある[7〜9]．しかし現在に至るまでの多くの試みにかかわらず，彼らが描く絵は基本的には幼児が描くようななぐりがき（スクリブル）とされ，具体的な物の形（表象）を描いた例はない．そうかといって，描かれた表象を認識できないわけではない．例えば絵本に落書きをさせると，挿絵の人物や動物に印づけをするし[10]，仲間のチンパンジーのイラストを見せると，それが誰かを見分けて対応した記号で答えることもできる[11]．

　では，チンパンジーが表象を描かないのはなぜなのか．そこから，絵を描くヒト，ホモ・ピクトル[12]ならではの特徴を探ることにする．

B　「描く」ための技術

　ヒトの場合，1歳頃にお絵描きを始めても，最初は筆記具を振り回してついた偶発的な痕跡のようなものが多い．ペンを空中で動かしたり，紙にペンの尻をこすりつけて，首をかしげたりすることもある．ペン先と紙との対応づけを理解し始めると，紙面に描線が残る確率が高くなり，ペン先を紙に付けたまま水平に動かせば，より長い線を描けるようになる．肩，

肘，手首などの運動機能が発達するにつれて，点々，往復線，円錯など，一定の動作の繰り返しによる安定した描線も出てくる．その動作1つ1つに区切りができると，1本の線分や渦巻きのような始まりと終わりを持った線が生まれる．そして，始点から終点まで描線をきっちりコントロールして閉じた円を描けるようになる3歳頃，具体的な物の形，表象を描き始める[13,14]．

　筆記具を持って動かすだけなら，ニホンザルなどの「サル」でもできる．しかし紙面にペン先を付けたまま動かすとなると，できる種が限られてくる．霊長類ではチンパンジー，ゴリラ，オランウータンなどの大型類人猿のほか，オナガザルの一部ぐらいである．画用紙とペンのように，物と物とを関連づけて扱うこの「定位操作」の知性は，道具使用の際に必要な高度な運動調整能力である[15～17]．石を叩きつけて堅果を割る，草の茎をアリ塚に差し込んでアリを釣る，棒を池に浸して藻をすくうなど，野生のチンパンジーで確認されている道具使用は何種類もあるが，いずれもこの定位操作が関わっている[18]．

　筆者らは実際にチンパンジーが絵筆をコントロールする技術を調べるために，ヒトの乳幼児向けの発達検査[19]の1つ，描画模倣課題をチンパンジーに試してみることにした[20,21]．単純な形を模倣して描く課題である．ヒトでは，平均して2歳3～4カ月頃に横や縦の平行線を模倣して描けるようになるのを皮切りに，円，十字，正方形，三角形と，順に複雑な図形を描けるようになる．実験には，京都大学霊長類研究所のチンパンジー6個体（おとなが4個体，子どもが2個体）に協力してもらった．検査者がまず目の前で図形を描いてみせる．その後でペンを渡されたチンパンジーが同じ紙にどのように描くのかを観察した．

　その結果，チンパンジーははっきりと模倣して描くことはなかったが，描線をコントロールする能力は，模倣をし始める頃のヒトの幼児に劣らないことがわかってきた．手本の図形を自発的に「なぞる」行動がみられたのだ．この「なぞる」という行動は，ヒトでは，横線や縦線の模倣に初めて成功する平均年齢の2歳4カ月以降に多く現れる．

C 「描く」ための認知的な基盤

そこでこんな課題を用意した[20,21]．あらかじめチンパンジーの顔の線画を描き，そこから例えば右眼を消しておく．表象を完成させるには，その「ない」左眼を一筆描き入れるだけでいい．線をなぞるぐらい描線をコントロールできるチンパンジーにとってはそう難しくないはずである．

しかし，チンパンジーが「ない」右眼を補って顔を完成させることは一度もなかった．代わりに彼らは，顔全体に印づけしたり，描いて「ある」左眼を塗りつぶしたり，顔の輪郭を丁寧になぞったりしたのである（図46）．

ヒトの子どもに「これにお絵描きしてみようか」と言ってこの絵を見せると，自発的にその「ない」右眼を描き入れる．この補完を行うのがおよそ2歳6カ月以降の幼児で，3歳過ぎでは8割にもなる．それより小さい幼児は，「かお」と言って顔全体に印づけをしたり，「め」と言って「ある」左眼に印づけをしたりした．つまりヒトの場合，「ある」ものに重ねて描くという行動のなかで，その方向づけが，顔全体から眼などの部位へと細かくなり，その後に「ない」部位を補って描くという行動が出てくるようだ．

しかも補完の試みは，技術が未熟なうちから始まる．眼がない絵を見て「おめめ，ない」と言うなど，「ない」ことに気づいて指摘した子のうち，57%はない部位を補完していた．しかし，30%は「ない」部位を補おうとしながら，眼を多く描きすぎたり，部位同士がつながって不明瞭だったり

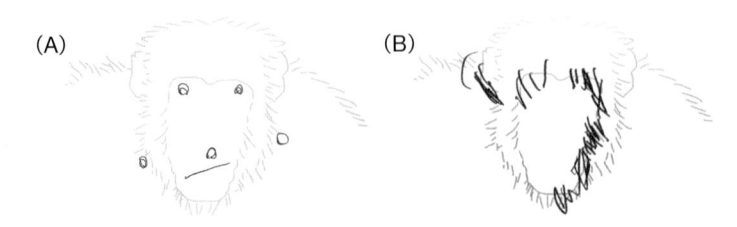

図46　輪郭だけの顔の線画に自由に描いてもらう課題
(A)：「ない」部位を補って描いたヒト（3歳2カ月）の絵．
(B)：「ある」部位をなぞったチンパンジー（パン）の絵．

したのである．一方でチンパンジーのように輪郭線をなぞるのは技術的になかなか難しく，補完を行う 2 歳 6 カ月以降に多くみられた．チンパンジーが技術はあっても「ない」ものを補わないのと対照的である．

　ヒトが補完をするのは顔の輪郭のような具象的な物に対してだけではない．より抽象的な形に対しても，具体的な物のイメージを見立てて，足り「ない」ものを補って表象を描く．模倣課題の中でも，手本の図形を利用した自発的な表象画が数多く生まれた．2 本の縦線は短い横線をいくつも交差させて「線路」に，円は中に小さな円を 3 つ描き入れて，「顔」になった．

　これらの結果から示唆されるのは，描線にさまざまな物の形を見立てて表象に仕上げる，「今・ここ」にないイメージを想起して補う行為が，表象を描くヒトならではの特徴なのではないかということである．実際，この特徴は旧石器時代の洞窟壁画にもみられる．例えばアルタミラの天井画では，岩のふくらみ 1 つ 1 つにバイソンが描かれ，壁面のひび割れとその輪郭が重なる部分も多い．突き出した岩を顔の輪郭に見立てて内部に眼を描き入れたものもある（図 47）[22]．壁面の凹凸や割れ目などの自然の形状からイメージを想起し，足りないものを補うことで描いていたのだろう．

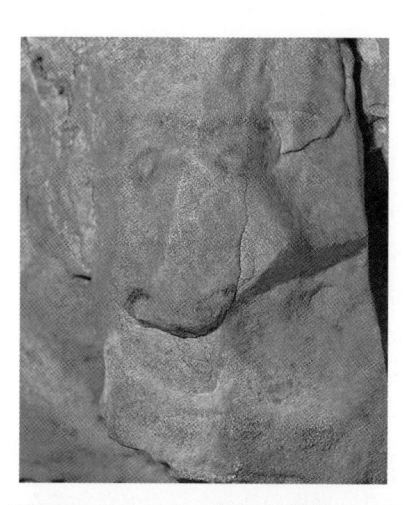

図 47　突き出した岩を顔に見立てて，眼などが描き込まれた絵（アルタミラ）
（ベルトラン，2000）

では，イメージを想起する能力がヒトで特に発達したのはなぜか．その背景として，石器製作や狩猟技術の発展との関わりが指摘されている[23,24]．石器の完成形をイメージしながら石を砕き，1つの切片から多くの機能別の石器を作る．地面に残された足跡などの手がかりから獲物の動きを読む．こうした技の発達の中で磨かれたという説である．ただしこれらのイメージは，その物や場所の過去や未来の姿，いわば時間的なずれを想像するものである．それに対して，岩肌に動物の姿をイメージする場合，そこに想起されるイメージ（動物）は，その物（岩）自体とは関係のない恣意的なものである．

そうした恣意的なイメージの生成に関連しそうなのが，言葉である．言葉を持ったヒトは，常にそれが「何か」として認識しようとするシンボル的な物の見かたをしているといわれる[25]．一次的な視覚情報を既知の物に分類し，そのシンボルに置き換えることで「何か」として認識する．そうして頭の中でシンボルに置き換えておけば，いつでも情報（言葉）として取り出し，他者に伝えやすいという利点がある．だからヒトは，雲の形や星の配置，壁のしみなどのあいまいな形にもいろいろな物の姿を「見る」．

その反対に，チンパンジーには「今・ここ」のありのままの姿がヒトよりはっきり見えているのかもしれない[26]．

D 「描く」ことへの動機づけ

ある行動の進化的な背景を考えるとき，通常はそれがどのように適応的だったのか，つまり生存や繁殖に有利だったのかが問われる．しかし，描くことと適応性は直接結びつくようには思えない．それにもかかわらず，描画や彫刻，装飾品などの芸術は，ヒトのほぼすべての文化や時代に存在する．いったい，ヒトはなぜ描くのだろうか．

1）探索的な行為

初めてお絵描きに挑戦した子どもが，画用紙にほんの少し痕がついただけで，歓声を上げたり，満面の笑みを浮かべたりする．描くことの最も根底にある動機づけはまずはここにありそうだ．

D 「描く」ことへの動機づけ | 131

　チンパンジーが描く場合も，食べ物による報酬は必要ない．食物の報酬によって学習させる「芸」とは異なり，描くことに「おもしろさ」を感じ，行為自体が報酬となっているのである．動物園の中には動物福祉の一環として大型類人猿に描画を導入している例も珍しくない．上野動物園と多摩動物公園で「モリー画伯」の愛称で親しまれたオランウータンは，居室の中に専用のクレヨンを持ち，毎日絵を描いていた．
　絵画だけでなく，粘土造形でも食物の報酬は必要ない．実際，霊長類研究所のチンパンジーたちは，与えられた粘土をちぎったり，こねたり，丸めたりして，なかには器のようなものを作った例もあった[27]．
　ではこうした行為に通じる「おもしろさ」とは何か．チンパンジーは，鉛筆の芯が折れると描くことをやめる[6]．ペン先が取れた場合や筆の絵具がかすれた場合，あるいはタブレットを使って白い画面に白い線を描く条件でも同様である[28]．筆を動かすという身体的な働きかけに応じて，白い画用紙（画面）に描線というかたちで視覚的なフィードバックがある．手の動かしかた，加減によってその現れかたもさまざまに変化する．絵としての結果でなく，描くという探索的な行為の過程におもしろさが存在するのだろう．
　実は，それは視覚的なフィードバックに限らない．なぐりがきを始めたばかりの幼児も，子どものチンパンジーも，描くという行為にとらわれず，画用紙の表面で手を滑らせたり，くしゃくしゃにしてみたり，ペンを舐めてみたりする．彼らのなぐりがきは視覚的な表現というより，むしろ身体的な探索の痕跡なのである[13,29]．ペンを紙に叩きつけたときの反動や，紙を滑るペンから伝わってくる触感も含め，五感を使って探索を行っている．こうした全身的な探索から視覚的な探索に収束する頃，描線に秩序が出てくるのだろう．
　おとなのチンパンジーは，もう少し落ち着いて絵を描く．それぞれ「画風」があって作者を見分けることもできる．例えば，28 歳（実験開始時）のアイは手首を柔らかく動かして画用紙全体にランダムな曲線を広げるし，21 歳のパンは親指を細かく動かして短い描線を丁寧に並べ，色ごとに塗り分ける（図 48）．ペンの持ちかたや動かしかたなど，いわば内的なルールを設定して描いていて，それが個性として表れるようである．描線をコ

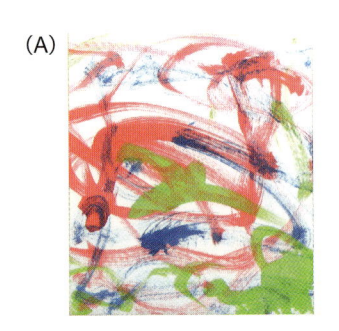

図48 曲線を全体に広げるアイの絵(A)と，短いタッチで色ごとに塗り分けるパンの絵(B)
おとなのチンパンジーの絵には個性があり，「画風」で見分けることができる．

ントロールする技術に裏打ちされた視覚的な表現だといえるだろう．ルールを設定すると，それが目的となり，目的の遂行と達成というおもしろさもあるのかもしれない．こうした内的なルールは，積み木課題で報告されており，赤い積み木と白い積み木を1つ1つ交互に積み上げたチンパンジーもいる[30]．

　探索的な行為を楽しむ．ときにはなんらかのルールを設定して楽しむ．けれど，特定の目的には結びつかない．そうした自己報酬的な行動は，野生のチンパンジーでもみられる．「遊び」である．その場でクルクル回ったり，大きな葉を頭からすっぽりかぶったり，木の枝を引きずって走ったりなど，ひとり遊びだけでもいろいろある．これらの遊びでも，身体的な働きかけに対して，感覚のフィードバックがある．クルクル回ればめまいが生じる．葉っぱをかぶれば見えていた物が視界からぱっと消える．枝を引きずれば，それを持つ手に振動が伝わってくる．

　先に述べたように，描くことに必要な定位操作の技術は，道具使用で発揮される技術だ．しかし，身体的な働きかけとそのフィードバックを確認しながらの探索が「おもしろい」ということも，試行錯誤をして道具使用を習得するうえで大事な要素なのではないだろうか．もしかすると，遊びとしての探索行為の中から，さまざまな行動レパートリーが生まれ，その中に偶然採食に結びつくような適応的なものもあったかもしれない．

2) イメージ想起と外化

探索的な行為としての描画のおもしろさに加えて，表象を描くヒトには，「何か」を描こうとする動機づけがある．それも技術が未熟なうちから，「ない」ものを補って表象を完成させようとするのである[20, 21, 31]．

絵筆を動かすことによって，何もない紙面に線が現れ，変化していく．そこにさまざまなイメージを見立て，少し手を加えれば，よりはっきりしたかたちで紙面に表出（外化）することができる[32]．実在する物もしない物も紙の上で生み出すのは自在だ．こうした発見のおもしろさ，創造のおもしろさが2つ目の動機づけだろう．内的なイメージを外化することで，新たなイメージが喚起され，さらなる創造にもつながる[33]．

このことは，芸術としての絵の鑑賞にも通じる．既存のイメージを壊したり，逸脱したりするような作品に出会えることは，芸術鑑賞の醍醐味である．ロールシャッハなどの投影法では，しみのようなあいまいな形を用いることで，すぐには取り出せない深層にあるイメージを掘り起こす．そうして普段は気づかないイメージが掘り起こされるからこそ，芸術によって感動したり，なぜか懐かしい感じを覚えたりするのかもしれない．

3) イメージの共有

外化されたイメージは，他者と共有することもできる．幼児がお絵描きをしていると，周りは「何を描いたの？」と聞きたくなるし，幼児も「これ，アンパンマン」，「これ，ママ」などと説明しながら描き，逆に「これ何だと思う？」と問うこともある．描いた絵を一緒に見て，絵を介したコミュニケーションが頻繁に発生するのが，ヒトの描く風景だ．

こうして他者と一緒に同じ物を見る「共同注意」や，物に対する周囲の反応を確かめる「社会的参照」も，ヒトで特に発達した特徴の1つとされる．そしてそれを育むのが，ヒトが育つ社会的な環境だと指摘されている[34]．たいていの霊長類は生まれたときから母親のお腹にしがみついて育つ．しかしヒトは，生理的に未熟な状態で生まれるため，仰向けの姿勢で寝かされている時間が長い．仰向けの赤ちゃんに向かって，母親が声をかけたりアイコンタクトをしたりなどの対面コミュニケーションを頻繁に行う．こ

の対面で築かれる「見られ-見る」関係が，のちに相手の視線に自分の視線を重ねて同じ物を見る共同注意に発達する．その後，赤ちゃんが物に手を伸ばし環境世界を探索するときにも，母親をはじめ周囲から積極的な声かけや物の手渡しが行われる．赤ちゃんも周囲を振り返り，反応を確かめながら探索を続ける．

絵を描くこともこの延長で行われる．一緒に絵を見て相手の言葉や表情から自分が描いたものが他者にどう見えているかを確認する．それを手がかりに，よりそれらしい表象に近づくのかもしれない．

絵は，言葉だけで伝えるのが難しい頭の中のイメージの共有も可能にし，絵を介した言葉のやりとりがときにそれを補う．描画療法でも，絵を介してカウンセリングが行われるが，そうやってイメージを外化，共有することが，「癒し」につながるのだろう．

おわりに

チンパンジーとヒトの幼児の描画行動の比較から，描くことの起源について考えてきた．チンパンジーは描線をコントロールする技術があっても，「ない」ものをイメージして補うことがない．一方ヒトは，技術が未熟なうちから「ない」ものを補って表象を描こうとする．想像すること，補うことが，表象を描くヒトならではの認知的な基盤の1つと考えられる．

そうして描くことの動機づけとしては，まずなぐりがき期の幼児やチンパンジーにも共通する，探索行動としてのおもしろさがある．それに加えて，表象を描くヒトには，イメージを想起して外化する喜びがあり，またそれを他者と共有する喜びがある．だからこそ，生存には直接役に立たない「描く」という行動をヒトは3万年以上も続けてきたのだろう．

謝辞

本稿で紹介した研究は，京都大学霊長類研究所の共同利用研究制度により，同研究所の林美里，松沢哲郎，および竹下秀子（滋賀県立大学人間文化学部）の各先生方との共同研究として行った．また，田中正之（京都大学野生動物研究センター），友永雅己（京都大学霊長類研究所），布施英利，松尾大，日比野克彦，

藤幡正樹(東京藝術大学)の各先生方には，それぞれご専門の立場から貴重なご意見やご指導をいただいたことを記して感謝したい．

● 文献 ●

1) Chauvet JM, Deschamps EB, Hillaire C : Chauvet Cave : The discovery of the world's oldest paintings. Thames & Hudson, London, 1996
2) 海部陽介：人類がたどってきた道──"文化の多様化"の起源を探る．NHK出版，東京，2005
3) Henshilwood CS, d'Errico F, Yates R, et al : Emergence of modern human behavior : Middle Stone Age engravings from South Africa. Science 295 : 1278-1280, 2002
4) Gardner RA, Gardner BT : Comparative psychology and language acquisition. Ann NY Acad Sci 309 : 37-76, 1978
5) Ladygina-Kohts NN : Infant chimpanzee and human child : A classic 1935 comparative study of ape emotions and intelligence. Oxford University Press, New York, 2002
6) Morris D : Biology of art. Methuen Young Books, London, 1966
7) Schiller PH : Figural preferences in the drawings of a chimpanzee. J Comp Physiol Psychol 44 : 101-111, 1951
8) Smith DA : Systematic study of chimpanzee drawing. J Comp Physiol Psychol 82 : 406-414, 1973
9) Boysen ST, Berntson GG, Prentice J : Simian scribbles : a reappraisal of drawing in the chimpanzee (Pan troglodytes). J Comp Psychol 101 : 82-89, 1987
10) 松沢哲郎：チンパンジーはちんぱんじん：アイとアフリカのなかまたち．岩波書店，東京，1995
11) Itakura S : Recognition of line-drawing representations by a chimpanzee (Pan troglodytes). J Gen Psychol 12 : 189-197, 1994
12) 岩田誠：見る脳・描く脳──絵画のニューロサイエンス．東京大学出版会，東京，1997
13) 安斎千鶴子：子どもの絵はなぜ面白いか．講談社，東京，1986
14) Cox MV : Children's drawings. Penguin Books, London, 1992
15) Takeshita H : Development of combinatory manipulation in chimpanzee infants (Pan troglodytes). Anim Cogn 4 : 335-345, 2001
16) Hayashi M : Stacking of blocks by chimpanzees : developmental processes and physical understanding. Anim Cogn 10 : 89-103, 2005
17) Hayashi M, Matsuzawa T : Cognitive development in object manipulation by infant chimpanzees. Anim Cogn 6 : 225-233, 2003
18) Hayashi M, Mizuno Y, Matsuzawa T : How does stone-tool use emerge? Introduction of stones and nuts to naïve chimpanzees in captivity. Primates 46 : 91-102, 2003
19) 生澤雅夫・他編著，新版K式発達検査法──発達検査の考え方と使い方．ナカニシヤ出版，京都，1985
20) 齋藤亜矢：絵筆を持ったチンパンジ──描くことの起源を探る．小泉英明・編著，脳科学と芸術：恋う・癒す・究める，工作舎，東京，2008, pp 33-52

21) 齋藤亜矢：描画行動の発達と表象描画の起源―ヒトとチンパンジーの比較．心理学評論 53：367-382, 2010
22) アントニオ・ベルトラン・監修：アルタミラ洞窟壁画．岩波書店，東京，2000
23) Davis W：The origins of image making. Current Anthropology 27：193-215, 1986
24) 港千尋：洞窟へ―心とイメージのアルケオロジー．せりか書房，東京，2001
25) Humphrey N：Cave art, autism, and the evolution of the human mind. Cambridge Archaeological Journal 8：165-191, 1998
26) 松沢哲郎：想像するちから．岩波書店，東京，2011
27) 中川織江：粘土遊びの心理学―ヒトがつくる，チンパンジーがこねる．風間書房，東京，2005
28) Tanaka M, Tomonaga M, Matsuzawa T：Finger drawing by infant chimpanzees (Pan troglodytes). Animal Cognition 6：245-251, 2003
29) 鬼丸吉弘：児童画のロゴス：身体性と視覚．勁草書房，東京，1981
30) Hayashi M, Sekine S, Tanaka M, et al：Copying a model stack of colored blocks by chimpanzees and humans. Interaction Studies 10：130-149, 2009
31) 山形恭子：初期描画発達における表象活動の研究．風間書房，東京，2000
32) Luquet GH：Le dessin enfantin. Librairie Félix Alcan, Paris, 1927
33) 内田伸子：想像力―想像の泉をさぐる．講談社，東京，1994
34) 竹下秀子：あおむけで他者，自己，物と関わる赤ちゃん：子育ちと子育ての比較行動発達学．発達心理学研究 20：29-41, 2009

〔齋藤亜矢〕

2-2
描く脳―絵を描くロボット

はじめに

　人間と滞りなく発展的に会話ができ，かつパートナーになれるロボット開発に向けて，これまでさまざまな研究がなされてきた．その流れに沿って「ロボット」とは何かという定義を考えてみたい．

　一般的には，「センシング機能，判断機能があり，能動的に働きかける機能を持つ人工物」と定義づけられてきた．この定義に従うと，自動改札機や自動販売機などもロボットになる．実際，最近の自動販売機には，「ありがとうございました」とか「お金を入れてください」と音声で応答するものもあり，これらをロボットの成功例だという見解も成り立つ．確かに人間の機能を代替し，「センシング」，「判断」，「働きかけ」の3つの機能を持つ人工物としての条件が満たされている．この定義でほかにも遡ってみれば，構文解析・返答プログラムを持った「ELIZA」(1966年)などもロボットの成功例だといえることになるだろう．このプログラムも，相手の言葉尻を捉え，反応し，適当な返答をすることができる．

　しかし，これらの定義に少し疑問を感じはしないだろうか．これらは，入力に対して「能動的に働きかける機能」を持ってはいるが，センシングした内容を自分自身で深く理解し，深い判断を下しているわけではない．あらかじめ決められたIF-THENルールを実行しているにすぎず，自動改札機やELIZAを人工知能を持ったロボットと呼ぶことには無理があるのではないだろうか．

　このような疑問が，筆者らに絵を描くロボットを作らせたといってよい．もっとも，このような疑問が一足飛びに絵を描くロボットに結びついたわけではない．筆者の1人，池内が長年にわたるロボット研究の中で，

この疑問を次第に深めていき，それが絵を描くロボットの開発に結びついたといえる．そこで，まずこれまでの筆者の研究を振り返りつつ絵を描くロボットが生み出された背景を述べ，次いで「お絵描きロボット」そのものを紹介するとにしたい．

A 「お絵描きロボット」が生まれるまで

1) ビンピッキング・ロボット

　知能ロボットの研究は，1960年代初頭から人工知能の一領域として研究が行われてきた．池内は，1980年に世界のロボット研究のメッカの1つだったマサチューセッツ工科大学(MIT)の人工知能研究所に留学した．MITでは，ロボットの眼の機能や手の機能，さらにそれらを統合するシステムの研究が盛んに行われていた．池内は，同研究所のB.K.P.ホーンの指導のもとでコンピュータに人間の眼の機能を代替させる研究，いわゆる機械視覚(コンピュータビジョン)の研究を行った．

　最初に取り組んだトピックは，明るさから奥行きを求めるという研究であった．一般に奥行きを求めるというと，少し異なった方向から観測された2枚の画像から奥行きを計算する両眼立体視が思い浮かぶかもしれないが，人間には1枚の映像からでも，線の重なり具合や色合いの変化といったさまざまな手がかりを利用して奥行き感を得る能力がある．これらの機能のうち，明るさや色合いの変化具合から奥行きを出すという研究に取り組んだ．次に，これをロボットの手の機能と統合することで，バラ積みされた部品の山から一番上の部品をつかみ上げる，いわゆるビンピッキング(bin picking)・ロボットの開発を行った．センシングして，一番上にある部品の位置姿勢を判断し，それに応じた方向からつかみ上げるという一連の動作をこなすビンピッキング・ロボットは，先の3要素を備え，作業としても人間の代替であるという観点から，これこそ理想のロボット研究なのではないかと考え研究を進め，世界に先がけたシステムを実装した[1]．

　しかし考えてみれば，この研究での動作は，ロボット自身が自発的に何かしらの判断をしているわけではない．すなわち，のちに出現する自動販

売機と同じである．自動販売機の場合，設計者があらかじめボタンを用意し，その選択に応じた金額を設定して，そのお金を受け取ると商品を出すという機構を設計している．

このビンピッキング・ロボットでも，開発者(池内)があらかじめ部品の姿勢に応じた見えかたを考え，その状況に応じたロボットの手や腕の動かしかたを計算し，これをプログラムとして書き下して，ロボットはこれを実行しているにすぎなかった．つまり，開発者自身がプログラムを通して，ロボットの遠隔操縦をしているにすぎなかったのである．「人工知能」と呼ぶ以上は，やはりロボット自身が判断プログラムを自分で生成できなければ意味がないのではないか．

一方，この自動プログラミングというテーマは，実はロボット研究の黎明期から研究されており，1980年代には人工知能の中心課題へと成長していた．ロボット自身が，3次元データから制御のためのプログラムを自動生成し，これに基づいて動作するというものだ．ただ，1990年代初頭には，この自動プログラミングの分野は壁にぶつかっていた．1つの問題は例外処理と呼ばれるもので，どのような状況でも最後の10〜20%ほどで，とんでもない難しい例外が発生するというものだ(フレーム問題)．この例外処理には非常な手間がかかり，そのため，自動プログラミングの分野そのものが下火となりかけていた．

2) トップダウン・アプローチ

1986年，カーネギーメロン大学に移った池内は，ラジ・レディとともに，ロボットが例外処理的な状況に陥った場合，人間がなんらかのヒントを与えることにより，それを回避するという「観察学習パラダイム(learning from observation)」の研究を始めた．それは，単に観察した人間の行動を模倣するのではなく，これまでの知識を総動員して，観察した行動を抽象化して表現し，そこから状況に合った動作を生成することである．

「ヒント」を得ることの本質は，ロボットに先見的な概略の知識があり，それに基づいて状況を解析するということにある．これを「トップダウン・アプローチ」と呼ぶ．通常の学習理論との違いは，なんらかの枠組みがロボット内部にあると仮定する点にある．池内は，ビンピッキングの延

長で,「観察学習パラダイム」のもとで人間が行っている組み立て作業を観察し,これを繰り返すためのプログラムを生成するシステムを実現した[2].

さらに,東京大学に移った1996年頃から,「観察学習パラダイム」を手作業だけでなく,よりダイナミックな全身運動に適用させてみたいと思うようになり,踊りロボットの研究を始めた.この研究では,人間の会津磐梯山踊りを見て,ロボットがそれを模倣し実際に踊ることができるというシステムを開発した[4].もとになった踊りの師匠との競演も行い,その師匠からうまく踊れているとのコメントもいただくことができた.

確かにロボットは踊れた.ロボットは学習し,どんどん踊りがうまくなっていった.しかし,ロボット自身が「うまくなりたい」といった動機を全然持っていない.本来,踊りを学習していく人間の背景には,「きれいに踊る」,「もっとうまく踊りたい」といった気持ちや,他者に見てもらいたいといった動機があるだろう.そういった動機がなく踊ることは,ただ命令に従うというだけで,踊るという行為に何の意味もないことになるのではないだろうか.

知能を持つロボットとしては,ロボット自身が動機まで持つ必要があるはずなのだ.そして,ここに欠けているものを考えることこそが,人工知能研究以後に必要な研究パラダイムなのかもしれない.このことは,ピンピッキング・ロボットを設計していたときから既に考えていた疑問とも重なっていた.つまり,ロボットの背後にプログラマーである人間が見えてしまうことへの不満と置き換えてもよいだろう.当初この解決策として,暫定的に,観察学習パラダイムを研究理論としてきたのだが,舞踊ロボットの研究を通じて,あらためてこの問題点が顕在化してきた.

B 絵を描くロボット

1) 絵を描くロボットとは

2004年から,東京藝術大学の藤幡正樹が研究代表を務めるCREST研究「デジタルメディアを基盤とした21世紀の芸術創造」に参加した.そこ

で，芸術系表現者たちと，描画ロボットを設計するという機会を持ち，舞踊ロボットで顕在化した問題を考えることとなった．

ロボットがモチベーションを持つには，まず自分自身の動作に関して評価が下せなければならない．例えば舞踊ロボットであれば，今自分が「うまく」踊れたかどうかが判断できる必要がある．ロボット自身がこの判断を下すためには，人間の踊り手がするように，自分の姿を鏡に映し，これを判断する必要がある．すなわち，他者の眼がいる．この点で，舞踊ロボットに比べて描画という行為は，描いた瞬間にその絵は自身から離れ，ロボットが直接，他者の眼としてこれを観察できる．したがって，モチベーションの問題に取り組むのに「お絵描きロボット」の開発が適当と感じた．

お絵描きロボットの研究は，実際のロボットに描画を再現させることによって，「絵を描くという行為の意味を探る」という意図によってスタートした．したがって，お絵描きロボットの主な目的は，ロボットという新たな視点から「絵を描く」行為を見つめ直すということであり，具体的な目標として「絵を描く」という行為をできるだけそっくりロボットで実現することをめざした．

絵を描くという行為には大きく，①対象の観察とモデル化，②「絵」の構成，③絵筆や絵具を使った描画，という3つの過程が含まれていると考えられる．そこでお絵描きロボットでは，この3つの過程をすべて実現するように設計した．

観察・モデル化の過程では，まず描画対象の3次元形状モデルを作成する．この研究では2次元の見えをそのまま絵にするといった，いわゆるフォトリアリスティックな（写真的な意味でリアルな）絵を実現することはめざさなかった．むしろ物体の3次元モデルを持つことによってさまざまな視点から物体を観察し，その特徴を捉えて，2次元の絵として表現していくようなシステム構築をめざした．

続く構図の過程では，得られた3次元モデルを2次元の絵として構成する．筆者らは物体の特徴的な輪郭を抽出し，それに基づく線画により物体を表現する方法を実装した．ロボットによる描画の過程では，ロボットが実際に描画を行う．ここでは，多指ハンド（複数の指を持つロボットハン

ド)によって絵筆を操作する．これは，絵筆を単にボルトで固定して用いるXYプロッタとは一線を画するものである．というのも，多指ハンドを用いることで，筆の把持の仕方や運筆の方法など，細かな技術まで再現できる可能性を持つからである．また，多指ハンドによる握りという「身体性」をロボットに与えることになる．

研究を始めるにあたり，初期段階の目標として，人間が鉛筆を持つのと同じように筆を握りながら，モチーフを2次元の線画によって表現するロボットを開発することにした．以下に，これらの過程がどのように実際のロボットに実装されていったのか，概略を述べることにする．詳細は文献3)を参照されたい．

2）モチーフの観察と「絵」の生成

描画対象は，一般に，3次元の形状と動きを持つため，4次元の情報であるといえる．この4次元情報をいったんコンピュータ上に再構築するのが，このシステムにおける「観察」にあたる．

対象の4次元情報は，対象の周囲に配置した複数のセンサから得られる連続撮影データを利用し，コンピュータビジョンの手法を用いて構築される．複数台のセンサを用いるのは，人間がさまざまな方向から観察する行為を簡便にシミュレーションするためである．センサは，対象の特性に応じて，レーザ距離センサと通常のビデオカメラとを使い分ける．レーザ距離センサを用いる方法は，1回の計測に時間がかかるため運動する対象の観察には適さないが，構築された3次元形状の精度は高い．一方，ビデオカメラを用いる方法は，運動する対象を時間軸方向に密に計測できるという利点があるが，3次元形状の復元精度はそれほど高くない．

このように4次元情報として対象を捉えることは，将来的に，近代の画家が行っているように複数時刻・複数視点の情報を1枚のキャンバスに重畳する描画方法など，単なる写実的な描画とは異なる表現を実現しようとした場合に重要になってくると考えられる．

ロボットは描画対象の3次元モデルを取得すると，そこから2次元の「絵」を生成する．本システムでは，描画対象を表現するのに輪郭を描くようにした．取得された3次元モデルは，内部では三角パッチの集合として

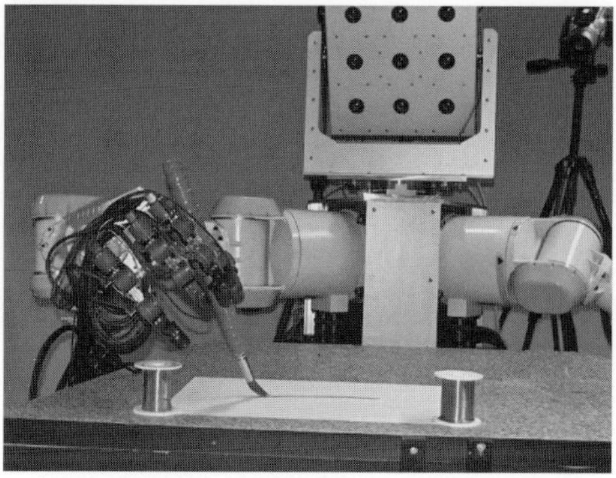

図 49　お絵描きロボット

記述されているが，そこから幾何計算によって物体の輪郭を抽出する．得られた輪郭から，隣接するもの同士を連結したり，線長が短いものを除いたりといった処理を経て，実際の「見え」に近い輪郭を生成する．

3) 絵筆を用いた描画

　この研究では，図 49 に示すようなロボットを用いた．このロボットは，7 自由度のロボットアームとその先端に 4 つの指を持つ多指ハンドを備えている．多指ハンドは，第 1 指は 4 関節，残りの 3 指は 3 関節からなっている．また視覚システムとして 9 眼ステレオカメラを装備している．これによって画像のほかに，物体の 3 次元位置も取得することが可能になる．このカメラは，パン・チルト機構を備えており，上下左右に首を振ることが可能である．

　ロボットによる描画は，以下の流れで行われる．まず視覚システムによって机上の筆を認識し，それを多指ハンドで把持する．その後，把持した筆であらかじめ決めたとおりの構図で線画を描く．しかし，後述するように，必ずしも毎回期待どおりの線が描けるとはかぎらない．したがって，描画結果を視覚システムによって確認し，意図したとおりに描けていなければ，絵に修正を加えていく．

　筆の把持は，3 指およびそのつけ根部分による 4 点で支持することとし

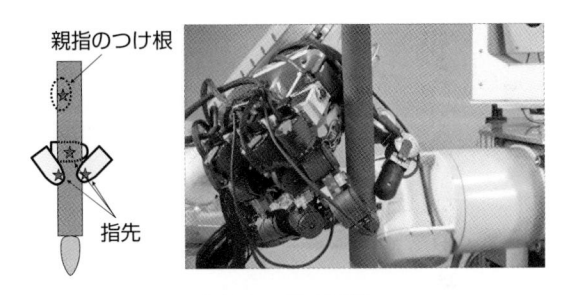

図 50　筆の把持
3 本の指と指のつけ根の 4 点で筆を把持する.

た(図 50).これは人間が筆を持つ場合の把持方法をほぼ真似たものである.多指ハンドで筆を把持する場合,筆をボルトでアームに固定するのと違い,把持するごとに手の中での筆の位置が変化する.また描画している途中でも,手の中で筆が滑って位置が変化することもある.したがって,本ロボットは,視覚システムを用いて,筆(特に筆先)がどこにあるのかを認識しながら描画する.また,視覚システムのみでは紙と筆との微妙な接触状態を検知することが難しいため,指先に搭載した力センサを用いて筆と紙との接触状態を検知している.

このように,多指ハンドによる把持,視覚システムによる認識,力センサからのデータを組み合わせて描画を行うという複雑な構成をとっているため,このロボットには通常のプロッタにはみられない,いくつかの興味深い特徴が生じる.

1つは,ロボットが多指ハンドにより筆を把持することに由来する筆づかいの制約である.人間が筆を動かす場合でも,描き手から見て奥から手前,あるいは左から右に描くのが自然である.逆に描き手から見て手前から奥,あるいは右から左に向うように筆を動かすと,把持がやや不安定になる.同様にこのロボットも把持が安定する筆の動かしかたと,そうでない動かしかたが存在する.そこで,安定した運筆が基本となるように,各ストロークの始点と終点を決定するように設計した.さらに,どちらの端点から描画を始めてもストロークが不安定になる場合は,ストロークを適切に分割するようにした.

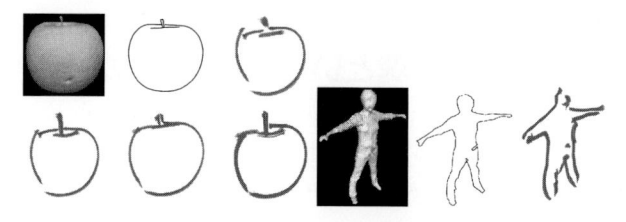

図 51 ロボットによる描画の結果

　もう1つは，各センサに加わるノイズや，筆先の変形の予測が難しいことなどにより，必ずしも意図したとおりの線が描けるとはかぎらないということである．このような状況に対し，われわれは「描画結果を見ておかしな所を書き直す」戦略をとった．実際このような視覚フィードバックは人間が描画する際にも常に行われていることであり，絵を描く際の基本的な手順であると考えられる．まず描画後に，意図したものが描けているかを視覚システムにより確認する．ストロークが描かれているべき場所の色を確認し，それが描いた絵具の色であれば正しく描かれていると判断し，そうでなければ正しく描かれていないと判断して再描画を行う．

4) 描画結果

　ロボットによる描画の結果の例を，図51に示す．左はリンゴを描いたもので，3次元モデルはレーザ距離センサによって取得された．右は人間を描いたものである．用いた3次元モデルは，複数台カメラを用いた視体積交差法によって求めた．図に示した描画結果は，左右いずれもすべて同じ描画モデルを描画したものであるが，描画結果は同じになってはいない．これは筆先の変形やステレオ視の精度の影響により，試行のたびにまったく同じには筆先を動かすことができないためである．

　リンゴの輪郭や人間の輪郭は，構図の段階では1本の連続した曲線としてモデル化されている．しかし，実際の描画の段階で，把持の安定化のために複数の曲線に分割され描かれたものである．筆の把持を人間の場合と似せているため，人間の目から見て「自然な」風合いが描画結果に現れている．

おわりに──ロボット魂という自由意志の設計

　現在のロボット研究，特に学習ロボットの研究は，脳科学に過度に傾倒していると思うのは筆者らだけだろうか．脳科学研究によって得ようとしている解は学習機構だが，その根本には，先述のような「きれいに踊る」，「うまくなりたい」といった，情緒的なレベルの動機も関わっていると考えるべきで，この観点こそが，今後重要になってくると筆者らは考えている．

　もちろん，サイエンスとして，心理学や生理学の研究者が人間を研究するための道具としてロボットに興味を持つことは正当な流れであろう．その一方で，昨今，エンジニアがエンジニアリングの立場を捨てて，人間ばかりを研究するのは問題ではないだろうか．ミイラ取りがミイラになってはならない．エンジニアならば，ロボットの研究を基礎においたうえで，脳科学の成果を利用すべきで，脳科学のコピーではない，ロボット学を構築するべきである．ロボットというハードウェアに関するこれまでの研究成果を生かして，いかに簡便で役に立つロボットを設計できるのかを考えるべきだ．例えば，空を飛ぶのに鳥と同様に飛ぶ必要はないし，道路を走るのならば，人間のように2本の足でなくても，自動車のように走るほうが望ましいであろう．

　「サイエンス」と「エンジニアリング」は異なる．このことを，人工知能の対概念としてこれまで欠けていた情緒，「魂」の設定して考え，「人工魂」の設計を研究パラダイムとして提案したい．特にヒューマノイドロボットが人間の能力を再現（あるいは表現）するにあたって，表象の問題が追求され，「魂」という観点はこれまでに欠けていたのではないだろうか．筆者らは，身体と知能に加えて，情意がなければ，ヒューマノイドロボットの設計はうまくいかないと考えている．

　ここで述べている「人工魂」の設計とは，人間が持つ「魂」をコピーすることではなく，ロボットなりの「魂」のことを指す．鳥が「飛ぶ」のと，ジェットエンジンで「飛ぶ」のは，概念としては同義であるものの，実現の方法が違うため，必ずしも，同じ「飛ぶ」とはいえないはずである．「サイエン

ティスト」はあくまで鳥の機構を研究し，真理を探究する．一方，「エンジニア」はその成果を活かすとしても，熱力学や空気力学の体系を利用して，ジェット機を設計する．これにより，鳥を超えるものが作れるのだ．

　これに倣えば人工知能も，人間の知能そのものとは違うものであると考えるべきで，人工機能も同様に人間の機能そのものとは違うはずなのだ．そして，人工の魂は，人間の魂（情緒）とは違うものであるべきだろう．人工の知能，機能，魂によって，人間とは異なる，人工人間ができるはずである．

　エンジニアには，人工知能の研究史に40年，ロボットの研究史に30年の蓄積がある．これらは一面において限界にきているかもしれないが，筆者らはこれらの蓄積に基づいた「人間観察」の枠組みから，人間の魂のコピーではなく，ロボットという人工物に適合する「ロボット魂」の理論を設計するというパラダイムで，ブレイクスルーが得られると考えている．

　「芸術作品をつくることは，他者を設計することであり，芸術史とはそういった研究の歴史である」ということを，CRESTプロジェクトの共同研究者で造形作家の岡崎乾二郎（近畿大学）は述べた．岡崎によれば，芸術がその長い歴史の中で追求してきたことは「自由意志の設計」であり，筆者は，このパラダイムこそ現代の工学に欠けている視点だと気づかされた．芸術からわれわれ工学者が学ぶべきことは多い．

　優れたロボットを設計することは，人間のコピーを作り人間の意志のモデルを実装することではない．「私」にとっての「他者」を設計することであり，ロボットとして相応しい存在感を設計するということなのではないか．筆者らは工学者として，「自由意志の設計」を実現したいと考えている．実際，描画ロボット設計には，これまでの研究と同様に"analysis by synthesis"を展開している．ロボットが自由意志を持つためには，自分自身の動きを自己言及的に観察する必要があると考えている．また「自由意志」は，"uncontrollable"な身体から出てくるのではないかと考えている．つまり意志は持っているのだが，結果として身体の制約で意志と完全に一致しない．その差分を埋めようとするような作業に，筆者らは「自由意志」をみるのではないかという仮説を立ててみたい．

　描く対象があり，描きたいイメージがあるにもかかわらず，筆を操る身

体性の差分がある．描いたものと，描きたいイメージと，描く対象の間を
フィードバックしながら行為を生成していく．描画の再現は，「自由意志」
設計の研究として非常に有効に思われる．現在の描画ロボットは比較的単
純な線画を描くことしかできないが，既に身体性からくる描画の癖などが
描画結果に現れている．XYプロッターではなく，ヒューマノイドロボッ
トが筆を多肢ハンドで操るという身体性を持つことが，「ロボットの自由
意志」の設計の要になっていくのではないだろうか．

● 文献 ●
1) Horn BKP, Ikeuchi K : The mechanical manipulation of randomly oriented parts. Sci Am 251 : 100-111, 1984
2) Kang SB, Ikeuchi K : Toward automatic robot instruction from perception-mapping human grasps to manipulator grasps. IEEE Trans Rob Autom 13 : 81-95, 1997
3) Kudoh S, Ogawara K, Ruchanurucks M, et al : Painting robot with multi-fingered hands and stereo vision. Rob Auton Syst 57 : 279-288, 2009
4) Nakaoka S, Nakazawa A, Kanehiro F, et al : Learning from observation paradigm : Leg task models for enabling a biped humanoid robot to imitate human dances. Intl J Rob Res 26 : 829-844, 2007

〔池内克史・工藤俊亮〕

3-1
音楽する脳―音楽の脳科学

はじめに

　"音楽に国境はない"といわれる．一方，文化や時代の違いにより，音楽の様式や内容に違いのあるのも事実である．しかし，少なくとも同じ文化の構成員に対しては，音楽は迅速かつ容易に同じ情動を引き起こす．例えば，西洋音楽の文化圏に属する成人は，その音楽の響きが楽しいか，悲しいかを識別するのに 0.25 秒以下の時間しか要さない[1]．このような音楽の効果は，ヒトの社会的な生存適応に価値を持つと考えられている．つまり，音楽はある種の非言語的コミュニケーションの手段として働き，複数の人を結びつけ，集団の結束を促進する．この過程で重視されるのが音楽の持つ2つの構成要素，ピッチとリズムである．複数の音が特定の周波数比を有するとき，それらの音が作り出す響きは協和して和音を形成する．また，時間的な規則性は踊りなどでの集団の動きを同期させる[2]．このように，音楽がヒトに惹起する情動すなわち音楽的情動（musical emotion）は，音楽の持つ働きの主要部分を占めるものである．音楽が脳内でどのように受容・認知され，どのように音楽的情動を生み出すかは，脳とヒト，集団の関係を理解する糸口となるかもしれない．ここでは，筆者が経験した失音楽症例の所見に基づき，音楽の脳内認知機構について考察する．

A　失音楽症とは

1）失音楽症の発見

　神経心理学は，19世紀半ばのブローカによる失語の報告に始まったと

される.それから遅れること数年,言語と同様に音楽も脳損傷により障害されることがProustにより報告された[3].失音楽症という概念の登場である.

失音楽症(amusia)は,脳の後天的な疾患によって生じた音楽能力の障害もしくは喪失と定義される[4,5].音楽学では,音楽の三大構成要素としてメロディ,リズム,ハーモニーが挙げられる.メロディとは,ピッチの変化とリズムとが組み合わさってできたまとまりを持つ音の連なりを表し,メロディはピッチと言い換えることもできる.さらにそのほかの構成要素として調性(tonality)[6]や音色(timbre)が加えられることもある.後述のように,音楽能力以外の高次脳機能障害を伴わない純粋な失音楽症(pure amusia)が報告されていることから,音楽はある程度独立した脳内メカニズムを有すると考えられる[7].

2) 失音楽症の診断と分類

音楽能力には,音楽を聴きピッチやリズムなどを知覚する能力,歌ったり楽器を演奏する能力,楽譜の読み書きの能力,そして鑑賞し感動する能力がある.これらの音楽の受容や表出の能力の1つまたは複数が障害された場合に失音楽症と診断される.

失音楽症の分類には,失語症の古典分類に準じたものが用いられ,受容性失音楽(receptive amusia)と表出性失音楽(expressive amusia)に大別される.詳細はp 168を参照されたい.受容性失音楽症は,純粋語聾,環境音失認(狭義の聴覚失認)とともに(広義の)聴覚失認に含まれる.受容性失音楽症では一般に,ピッチの障害が認められる.しかし,リズム認知だけが選択的にかつmodalityの差異を超えて障害された症例[8]や,調性感の喪失により音楽の受容の障害をきたした症例[9]が報告されており,リズムや調性も音楽の独立した構成要素の1つである可能性が示唆されている.

3) これまでの失音楽症の報告

失音楽症例の報告は,過去のすべてを合わせても100例に満たない.その中で,症状や所見,病変部位についてある程度記載されているものに限定すると50例ほどになる[5].障害半球別にみると左半球損傷の報告が多

い．それは，過去の報告の多くが失語における言語機能と音楽能力の障害の程度の違いを比較しているためで，必ずしも失音楽症が左半球病変で起こりやすいことを意味しない．対象は，病前の音楽能力が保証されたプロか，それに準じる活動をしていたアマチュア音楽家が多い．それらのほとんどは音楽能力以外の認知機能障害を伴っており，音楽能力の障害に他の認知障害がどこまで関与しているか不明である．また失音楽症の責任病巣を，他の認知障害のそれと峻別することも困難である．失音楽症と脳病変との関連を最も直観的かつ明確に示すのは pure amusia の症例である．しかし，pure amusia の報告は筆者が調べた限りではこれまでに7例しかない（表3）．これらの pure amusia の症例とそのほかの認知障害を伴う失音楽症の報告[5]の所見をもとに，音楽の脳内認知過程についてほぼすべての研究者の意見が一致すると思われるのは以下の4点である：①音楽と言語は（少なくとも一部は）脳内で異なる経路を経て処理される，②ピッチとリズムとでは，障害の程度はピッチに強く生じることが多い，③歌唱や演奏など表出面の障害は右半球病変によることが多い，④受容性失音楽症には一側，または両側の側頭葉が関与していることが多い．

B　音楽の受容と表出の障害

　音楽の脳内メカニズムに関する症例研究の対象として，失音楽症，音楽性幻覚，音楽家の脳梁離断症例，歌唱てんかんが挙げられる．以下，筆者が経験した症例を紹介する．

1）失音楽症

　両側側頭葉前部の障害による pure amusia の症例と，両側側頭葉の障害により広義の聴覚失認，すなわち純粋語聾，環境音失認，受容性失音楽を呈した症例，右頭頂葉の障害により音楽の鑑賞能力の選択的障害をきたした症例に対し，音楽の受容と表出についての検査を行った．

表3 pure amusia の過去の報告のまとめ

著者発表年	患者	音楽歴	診断	病変部位	音楽関連の所見	失音楽症の下位分類	その他の所見	補記
McFarland, 1982	78歳, 男性, 右利き	アマチュアオルガン奏者	脳梗塞	右側頭葉上部〜縁上回	歌唱やリズム再生は可能, オルガンでメロディやそのリズムパターンを弾けない, 楽器や音楽のタイプはわかる	表出性(楽器性失音楽)	左手にごく軽度のastereognosia	病前から楽譜の読み書きはできない
武田, 1990	65歳, 女性, 右利き	三味線教師	脳出血	右上側頭回〜シュール回の皮質下	民謡の認知は良好. Seashore testでtonal memoryが軽度低下していたがほかは正常, 歌唱はピッチが不正確, 伴奏が入ると改善	表出性(歌唱性失音楽)	なし	音楽的背景は邦楽であり, その他の西洋音楽を背景とする例と同様に考えてよいかは不明
Peretz, 1994	CN:35歳, 女性, 右利き	なし(看護師)	脳梗塞(両側MCA動脈瘤クリッピング術後)	両側側頭葉前部, 右島, 右下側頭回の一部	リズム認知は正常. なじみの曲の認知・メロディ間断・楽器とピッチ・楽器の種類の認知の障害. 言語のプロソディの認知の障害	受容性＋表出性	嗅覚障害. WAIS-R: VIQ 103, PIQ 94, TIQ 98, WMS 103	CT画像が不鮮明で論文の画像からの病変部位の同定が困難
Piccirilli, 2000	20歳, 男性, 右利き	アマチュアギタリスト(学生)	AVMからの出血	左上側頭回後部2/3	なじみのメロディの認知の障害. Bentley's testでtonal memoryの障害. リズムの認知と再生は正常. ギターの演奏障害(詳細不明)	受容性＋表出性	知能・言語・記憶・前頭葉機能に異常なし	ギターの演奏障害の具体的内容についての記載がない

表3 pure amusia の過去の報告のまとめ（つづき）

著者発表年	患者	音楽歴	診断	病変部位	音楽関連の所見	失音楽症の下位分類	その他の所見	補記
Satoh, 2005	70歳，女性，右利き	なし（コーラス）	脳梗塞	両側側頭葉前部	なじみのメロディの認知と正誤判定の障害．Seashore test で tonal memory の障害，リズム弁別は正常．和音の異同弁別の障害．既知の曲の歌唱でのメロディの入れ替わり	受容性＋表出性	トークンテスト 164/167．環境音認知正常．失語・失行・記憶障害なし	既知の同様の歌唱時に途中でメロディが他の曲に入れ替わる（錯メロディparamelodia）．
Terao, 2006	62歳，女性，右利き	プロのタンゴ歌手	脳梗塞	右上側頭回〜ヘシェル回の一部，頭頂葉下部，中心後回後部，島後部	Seashore test ですべてで低下（特に音色，音量，ピッチ弁別）．半音の違いもわからない．歌唱ではピッチを維持できず上/下にずれていく	受容性＋表出性	WAIS-R: VIQ 103, PIQ 98．失語・失行・記憶障害なし	特になし
Barquero, 2010	53歳，女性，右利き	音楽評論家，ピアニスト	前頭側頭型認知症	両側前頭葉・側頭葉の萎縮（左＞右）	ピアノは弾けるが自分の演奏の質がわからない，プロと初心者の演奏の優劣を判断できない．メロディ・ピッチ・メロディ内の間違い・リズム・拍子の認知は正常．楽譜の読み書きは可能	音楽の美的評価の障害	神経学的・神経心理学的検査は正常	うつを伴うが，筆者はうつでは説明不可能と判断

MCA：middle cerebral artery，AVM：arteriovenous malformation，WAIS-R：Wechsler Adult Intelligence Scale-Revised，VIQ：verbal IQ，PIQ：performance IQ，TIQ：total IQ，WMS：Wechsler Memory Scale

●病歴

【症例1】Pure amusia[10]

患者：70歳代，右利き，女性

主訴：知っている音楽を聴いてもわからない．歌が音痴に聞こえる．

既往歴：不整脈，高血圧

現病歴：心臓弁膜症のために弁切開術を受けた後，抗凝固療法を受けていた．2年後に右上下肢麻痺と失語症を生じたが，両者は数カ月で完全に消失した．退院後，音楽が違って聞こえることに気づき，この症状はその後も続いた．17年後，買い物中に突然右上下肢麻痺が生じ，意識が遠のき，救急搬送された．

音楽関連の訴え：①若い頃に習っていたタンゴの放送をテレビで見たときに，音楽を聴いてもタンゴとわからず，踊り子のステップを見てはじめてわかった，②旧知の音楽を聴いても初めて聴く曲のように聞こえ，何の曲かわからなかった，③歌を唄うと，聴いている人は「合っている」というが，まったく違う変な音で唄っているように聞こえた．

身体所見：意識は清明で，入院数日後には右上下肢の麻痺は完全に消失した．そのほか，特に異常は認めなかった．

神経心理学的所見：純音聴力検査正常．トークン・テスト正常（164/167）．環境音検査の成績は24問中22問正解で正常範囲．失語，失行，記憶障害なし．

画像所見（図52A）：頭部MRIで，両側側頭葉前部に陳旧性の梗塞巣を認めた．病変は両側上側頭回から中側頭回の前部1/3を含み，側頭極は両側とも障害されていた．また左放線冠に新鮮な梗塞巣を認め，今回の責任病巣と思われた．

【症例2】広義の聴覚失認[11]

患者：60歳代，男性，右利き

主訴：言葉が聴き取りにくい．歌が上手く唄えない．

既往歴：不整脈，高血圧

現病歴：左側頭葉の梗塞のため軽度の失語をきたしたが，失語は数年で消失した．7年後，起床後から，言葉が聴き取りにくくなった．テレビや電

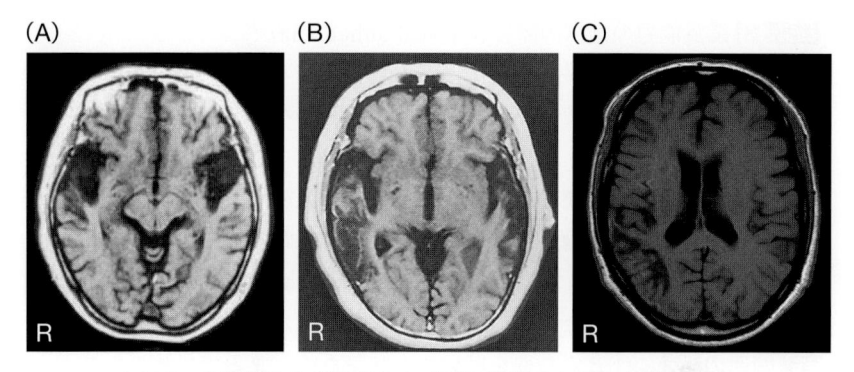

図 52 失音楽症と考えられた症例の頭部 MRI（T1 強調画像）
(A)：症例1，(B)：症例2，(C)：症例3

話，日常会話において，声は聞こえるが何を言っているのか内容がわからなかった．2週間後には，対面での会話はわかるようになったが，他の症状が続くため，発症3週間後に病院を受診した．

音楽関連の訴え：①唄うのが下手になり，年末の結婚式で唄った得意な歌が"音痴"になっていた，②愛好するプロ歌手の歌声を聴いても艶が感じられなくなった，③カラオケの前奏は聞こえるが，自分が唄い始めると伴奏がまったく聞こえなくなった，④バックグラウンド・ミュージック（BGM）が鳴っていると会話が聴き取りにくくなった．

身体所見：不整脈があるほかは，一般身体所見に異常はみられなかった．神経学的には，意識清明で，運動，感覚，反射系に明らかな異常は認められなかった．

神経心理学的所見：純音聴力検査は高音域で軽度の低下がみられたが，加齢性変化と思われた．聴性脳幹反応（ABR）は正常．語音聴力検査は両耳ともに60％の正答率．トークン・テストは143/167で，指示を書面で提示すると159/167に改善した．失語はなかったが，対面して会話中に突然他の人から話しかけても気づかなかった．環境音検査の成績は24問中21問正解．

画像所見（図52B）：発症2年後の頭部MRIでは，左中側頭回と，右上・中・下側頭回，島に梗塞巣を認めた．

【症例3】鑑賞能力の選択的障害(musical anhedonia)[12]
患者：70歳代，男性，右利き
主訴：音楽がくぐもって聞こえ，何の感興もわかない．
既往歴：高血圧
現病歴：旅先で右頭頂葉の梗塞をきたし，緊急入院．意識清明，軽度の構成障害を認めたが，麻痺や無視はなかった．3週間後に退院し帰宅したところ，音楽が味気なく，くぐもって聞こえることに気づいた．発症半年後，神経心理学的検査と音楽能力の検査を施行した．
音楽関連の訴え：①どんな曲を聴いても味気なく，まるで缶詰の魚のようだ，②音楽を聴いても何の感興もわかない，③音楽の楽しみを味わえない，④こもったくぐもった響きに感じる，⑤知っている曲はすぐにそれとわかるし，楽器の違いもわかる．
身体所見：一般身体所見・神経学的所見に異常を認めなかった．聴力は6年前と変化なく正常範囲．
神経心理学的所見：記憶正常，MMSE 30/30，レーブン色彩マトリシス検査 33/36(8分58秒)で知能正常，構成障害なし，語音弁別検査79/80で正常，環境音検査(杉下/加茂版)22/24で正常範囲．
画像所見(図52C)：頭部MRIで右頭頂葉の梗塞(縁上回，角回，下頭頂小葉，上頭頂小葉の一部を含む)を認めた．

●音楽能力の検査と結果

　患者の音楽能力を調べるために，音楽の表出面と受容面について検査を行い，患者とコントロール群の結果の間で統計学的解析を行った(訓練の詳細は表4を参照)．コントロール群は，神経・精神疾患の既往がなく，患者とほぼ同じ音楽的素養を有している健康成人12名(55～72歳，男性8名，女性4名)．すべての音楽刺激は静かな部屋で，それぞれの被験者の聴き慣れた音量で呈示した．
　結果を表5に示す．症例1は，和音の弁別ですべての和音が同じに聞こえると訴えた．また歌唱では，リズムと旋律の輪郭は保たれており，患者が習熟した曲は正確であったが，少し習熟度が低い曲になると音程がずれた．「われは海の子」を唄うと，3フレーズ目のメロディが「ふるさと」の

表4 音楽能力の検査

受容面の検査	
ピッチの弁別	440 Hz の純音を基準音として鳴らした後に別の音を鳴らし，2つの音が同じ高さに聞こえる周波数の範囲を測定
なじみの曲の認知	よく知られた童謡 30 曲のうち 20 曲でメロディの一部分に手を加え，それぞれを被験者に聴かせ，正誤を回答してもらう
初めて聴くフレーズの弁別	2つのフレーズを聴かせ，どの音が異なるかを答えてもらう（tonal memory test[*1] を使用）．
リズムの弁別	30 組のリズム・パターンを呈示し，2つのリズムの異同弁別をしてもらう（rhythm test[*1] を使用）
拍子の弁別	2拍子もしくは3拍子の音楽を4曲鳴らし，それぞれ何拍子か答えてもらう[*2]
和音の弁別	2つの和音を1秒間隔で鳴らし，異同弁別をしてもらう[*2]
メロディと伴奏の調和	検査のために作曲した4小節からなるメロディの各小節に和音による伴奏をつけたものを鳴らし，メロディと伴奏が合っているかどうか答えてもらう
調性感のテスト	強い終止感をもたらす"下属和音→属7和音→主和音"の和声進行と，下属和音→属7和音→無関係な和音という終止感の得られない和声進行を聴かせ，終わった感じがするかしないか答えてもらう
表出面の検査	
歌唱	既知の童謡を，歌詞を見ながら無伴奏で唄ってもらう
単音の再生	検者が鳴らした単音と同じ音を鳴らした直後，または鳴っている最中にその音を唄ってもらう
単純なフレーズの弁別と再生	3つの単純なフレーズを鳴らし，唄ってもらう．各フレーズは2音からなり，それぞれ 3，4，5度ずつ離す（例：ファ-ラ（F-A），ファ-シ♭（F-B），レ-ファ♯（D-Fis））
リズムの再生	2小節からなる5つのリズム・パターンを鳴らし，手を叩いて反復してもらう

[*1] "Seashore measures of musical talents"を用いた．
[*2] 「児童のための音楽能力検査」を用いた．

3フレーズ目に置き換わった．「お正月」の歌唱の際にも，4フレーズ目が「浦島太郎」の4フレーズ目に入れ替わった．約 20 分後に「われは海の子」をもう一度唄ってもらうと正常であった．単純なフレーズの弁別と再生では，3つのフレーズの弁別はできなかったにもかかわらずそれらを唄い分けることはでき，唄った後でも3つは同じに聞こえると訴えた．症例2は，和音の弁別は低下していたが，調性感のテストはコントロール群と差

表5 失音楽症自験例の音楽能力検査の結果

	症例1	症例2	症例3	コントロール群
受容面				
ピッチの弁別(Hz)	429〜442	438〜446	438〜442	434〜446
なじみの曲の認知(/30)	21***	21***	27	27.7(26〜30)
初めて聴くフレーズの弁別(/30)	3***	9***	22	21.8(17〜27)
リズムの弁別(/30)	29	20	26	24.8(20〜29)
拍子の弁別(/4)	3	3	4	3.8(3〜4)
和音の弁別(/14)	不可能	9**	12	12.6(11〜14)
メロディと伴奏の調和(/12)	8	5**	nd	9.6(8〜12)
調性感のテスト(/20)	14	13	nd	15.6(12〜19)
表出面				
歌唱	旋律の入れ替わり	調子はずれ	良好	良好
単音の再生	良好	不可能	良好	良好
単純なフレーズの再生(2音)	良好	不可能	良好	良好
リズムの再生	良好	良好	良好	良好

* $p<0.05$ ** $p<0.01$ *** $p<0.001$, nd : not detected
（　）内は対象群の成績の範囲

はなかった．歌唱では，リズムと旋律の輪郭は保たれていたが，個々の音程のずれが強く，あたかも無秩序な転調を頻回に繰り返しているようで，単音の再生も不可能であった．単純なフレーズの弁別はできたが，再生はできなかった．症例3はすべての検査で正常範囲内であった．

C 錯メロディ(paramelodia)

われわれの記憶は，「覚える」，「貯蔵する」，「思い出す」ことから成り立っている．認知科学では，最初の覚える段階を「符号化(encoding)」，情報を貯蔵しておく段階を「保持(storage)」，思い出す段階を「検索(retrieval)」と呼ぶ．音楽についてもこれらの3つの過程は当てはまり，歌唱に際しては貯蔵されていたメロディの記憶を検索し，その情報をさらに咽

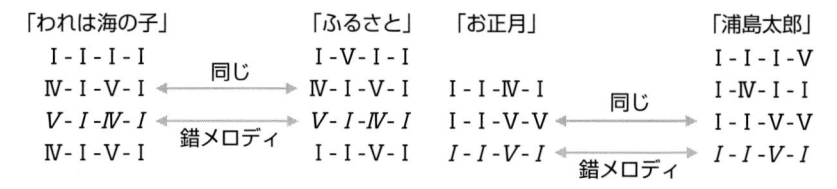

```
「われは海の子」            「ふるさと」         「お正月」              「浦島太郎」
  I - I - I - I              I - V - I                                I - I - I - V
  IV - I - V - I   同じ      IV - I - V - I    I - I - IV - I         I - IV - I - I
  V - I - IV - I  ──────→    V - I - IV - I    I - I - V - V   同じ   I - I - V - V
  IV - I - V - I   錯メロディ  I - I - V - I    I - I - V - I  ──────→  I - I - V - I
                                                              錯メロディ
```

図 53 錯メロディと和声進行

喉頭や舌などの身体運動に変換することにより，歌唱が成立する．

症例 1 のように，時として，歌唱中に別の歌のメロディに入れ替わる場合，メロディの記憶自体は保たれていると考えられる．このような「メロディの入れ替わり」は記憶からの retrieval の障害が原因と思われる．筆者はこの現象を，失語症での錯語（paraphasia）に準じ"錯メロディ（paramelodia）"と名づけた．錯メロディの特徴として，メロディの入れ替わりが 4 小節もしくはフレーズ単位で生じたことが挙げられる．これは歌を唄う際，その曲の全体を一度に記憶から retrieval するのではなく，唄いながら順に retrieval するという同時並列的な操作が行われていることを示す．また，錯メロディの特徴から，ヒトがメロディを受容/表出する際，4 小節を 1 つのまとまりとして捉えている可能性がある．われわれが耳にする曲の多くはクラシックであれ唱歌であれ，西洋音楽の様式にのっとっているかぎり，そのメロディは 4 の倍数の小節数を持つものが多い．4 小節というのは，ヒトが音楽と関わりを持つ際の基本単位であるのかもしれない．

それではなぜ，「われは海の子」が「ふるさと」に，「お正月」が「浦島太郎」に入れ替わったのか．筆者は和声進行の一致が，両者の間に錯メロディを引き起こしたと考える．音楽では，その調の第一音（いわゆるドの音）の上に作られた和音（ドミソの和音）を I，第四音（ファ）の上に作られた和音（ファラド）を IV，第五音の上の和音（ソシレ）を V と表す．すべての曲は，その曲が調性を有しているかぎり，I，IV，V の 3 つの和音を用いて和声進行を表せられる．症例 1 で錯メロディが起こった曲について，最も単純な形で各曲の和声を表したのが**図 53** である．これを見ると，入れ替わっ

たフレーズの直前のフレーズの和声進行が，両者で一致していることがわかる．つまり，記憶からメロディを検索する際には，直前のフレーズの和声進行に従って続くフレーズを引き出してきている可能性が示唆される．

D　伝導失音楽(conduction amusia)

　音楽表出の障害(表出性失音楽症)には，2つの機序が考えられる．1つは音楽の表出系自体の障害，もう1つは受容系と表出系との機能的離断，すなわち聞いた音の情報によって歌唱を自己調節するフィードバック機能の障害である．

　Botezが報告したアマチュアアコーディオン奏者の失音楽症患者は，音階は正しく唄うことができ，自分の歌唱の誤りを完全に理解しているにもかかわらず，鳴っている単音と同じ音を唄うことができなかった[13]．この例では，少なくとも単音は正しく受容できており，受容した単音の情報を歌唱に用いることができなかったのが歌唱の障害の原因と考えられる．症例2もBotezの症例と同様に，単音のピッチの違いを正しく聴き分けることができたが，与えられた単音と同じ音を唄うことができなかった．しかし，任意の単音を「アー」とロングトーンで発声することはできた．筆者はこの受容系と表出系との機能的離断により生じた歌唱障害を「伝導失音楽(conduction amusia)」と名づけた．

E　調性感

　西欧文明を主体としている地域のアマチュアが聴く音楽のほとんどは，いわゆる調性音楽である．調性とは「音楽の旋律や和声が1つの主音や主和音を中心に秩序づけられ，統一されているような音組織の体系」(音楽中辞典)を表す．当然のことながら，1つの音や1つの和音では調性は成立しない．言い換えると，調性の成立にはメロディや和声が必要なのである．では，調性感はメロディや和声の受容によって生じた二次産物であろうか．あるいは1つの独立した受容単位であるのか．

　Peretzは調性感の障害により音楽の受容の障害をきたした症例を報告

し，調性感は音楽の受容における1つの独立した単位である，と結論した[9]．Peretzの症例は，メロディやハーモニーの受容は保たれていたにもかかわらず，調性感が障害されていた．一方，症例2は，メロディや和音の受容は障害されていたにもかかわらず，調性感のテストの結果は正常であった．この結果は，ある意味奇妙である．3つの和音の連なりからなる和声進行の特徴抽出による終止感の判定は，2つの独立した和音の異同弁別よりはるかに難しい課題と考えられるからだ．すなわち，Peretzの症例と症例2との間には，調性感について二重解離の法則が成立する．これらのことからも，調性感はメロディやハーモニーとは独立した受容単位であるとみなすことができる．

F 和音の受容と側頭葉前部

症例1は，和音弁別課題で鳴らされた2つの和音がすべて同じに聞こえると訴えた．このことから，側頭葉前部は和音の受容になんらかの役割を果たしていると考えられる．

和音とメロディの受容を比較したPET activationがある[14]．対象は，音楽の素人の右利き成人男性（20〜30歳）．ハ長調，24小節，3つの声部からなる新曲3つを，①和音全体の響きを聴く，②ソプラノパートすなわちメロディだけを聴く，という2つの方法で聴いてもらった．課題施行のマーカーとして，所々に挿入した不協和音の際には右手の人差指で合図をしてもらった．課題施行中の局所脳血流量（regional cerebral blood flow；rCBF）をPETで測定し，2通りの聴きかたでの活性化部位の違いをMinoshima法を用いて求めた．その結果，両側側頭葉前部，帯状回，小脳半球に活性化がみられた（図54）．

症例1とこのPET activation studyでは，両側側頭葉前部が障害された失音楽症例で和音の認知が障害され，和音の認知課題施行中には同部が活性化している．このことから，両側側頭葉前部は和音の認知に関与していると考えられる．

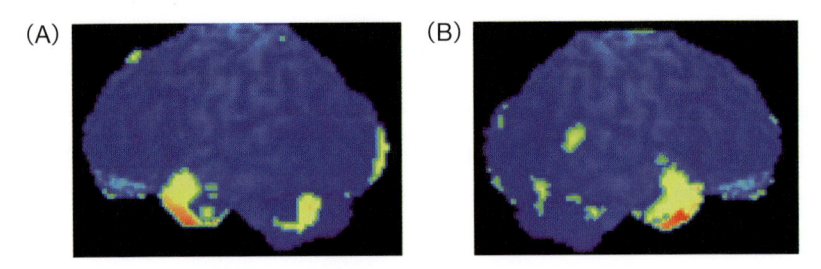

図54 和音聴取の PET activation study
(A)：左半球外側面，(B)：右半球外側面

G 音楽的情動の独立性

　音楽聴取における審美的側面，すなわち musical emotion の成立についてはこれまで音楽の認知とは独立して生じるという意見と，音楽認知に続いて生じるという2つの意見があった．症例3では，右頭頂葉の梗塞により musical emotion が選択に障害された(musical anhedonia)．同様の症例は，ほかに2例報告されている[16,17]．

　Mazzoni の患者は24歳のアマチュア音楽家で，右側頭頭頂葉の動静脈奇形(arteriovenous malformation；AVM)からの出血後に，音楽を聴いても何の感興もわかなくなった．「ソロと伴奏の関係がわからない」「音楽が平坦に聞こえる．3次元ではなく2次元．何の情動も感じない」「個々の楽器はわかるが，全体をひとまとまりとして聴くことができない」と訴え，音楽能力検査ではピッチや音色の認知，メロディ・リズム・和音の同定と再生は正常で，歌唱・楽器演奏はいずれも病前と変化はなかった．

　Griffiths の症例は52歳のアナウンサーで，左島，扁桃体を含む前頭葉梗塞の後に特定の曲に対して musical emotion が失われた．発症当初は右片麻痺と言語障害を伴ったが，1年後にはどちらもほぼ消失していた．病前に患者はラフマニノフのプレリュードを仕事前に聴くことを好んだが，発症後はこの曲に対する musical emotion だけが失われた．アナウンサーという職業人が言語障害をきたした例であり musical emotion の喪失も仕事に関連した曲にのみ限定していたことから，なんらかの精神的要因が発

症に関与している可能性も否定できないが，著者はその点には触れていない．

　反対に，音楽の認知が障害されていたにもかかわらず，musical emotion は保たれた症例が Peretz により報告されている[18]．症例 IR は 40 歳の右利き女性で，音楽的な環境で育った．両側側頭葉と左前頭葉の梗塞により，受容性＋表出性の失音楽症を呈した．また，表情や声の認知も障害されたが，旋律が"幸せか・悲しいか"の判定は正常で，病前と同様に音楽鑑賞を楽しむことができた．

　このように Mazzoni の症例，上記の症例 3，Peretz の症例との間では，音楽の認知と情動の間に二重乖離がみられ，musical emotion は音楽の認知過程とは独立した脳内メカニズムを有していることが示唆される．精神的な要因の関与を否定できない Griffiths の症例を除くと，症例 3 と Mazzoni の症例はともに右頭頂葉を病巣に含んでおり，この領域は Peretz の患者では保たれている．以上より，musical emotion の成立には右頭頂葉が関与している可能性がある．

H　自験例からみた音楽の受容と表出のメカニズム

　以上に加え，音楽性幻覚[19]，バイオリニストの脳梁損傷[20]，歌唱性てんかんの自験例[21]，さらには過去の文献に基づき，音楽の受容と表出に関する機構図を作成した(図 55)．

　【音楽の受容】　メロディはピッチの変化とリズムが組み合わさってできており，メロディを聴くとピッチとリズムがまず受容される．ピッチとリズムの情報は脳内で再び統合され，メロディのイメージを形成する．これを"受容性メロディ・イメージ"と名づける．受容性メロディ・イメージはまとまりあるメロディとして認知される 1 つの単位で，4 小節もしくはフレーズがその基本単位と思われる．調性感はピッチやリズムと並ぶ独立した受容単位で，受容性メロディ・イメージの形成に関与する．ハーモニーも一受容単位である可能性がある．ピッチやリズム，調性感，そしてハーモニーは，受容性メロディ・イメージのほかに伴奏のイメージを形成する．カラオケや鳴っている単音に合わせて唄うときには，受容性メロ

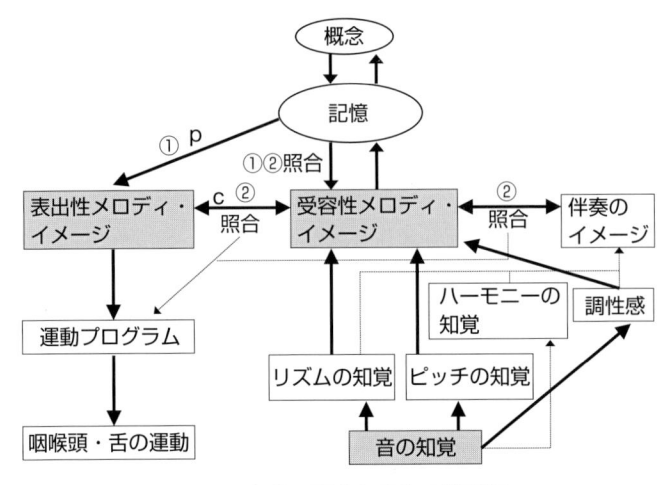

図55 音楽の受容と表出の機構図
p：錯メロディ，c：伝導失音楽
①②：症例1, 2で想定される障害部位

ディ・イメージと伴奏のイメージとの間で照合が行われる．受容性メロディ・イメージは記憶され，メロディ弁別課題や既知の曲の正誤判定課題では，受容性メロディ・イメージと記憶との間で照合が行われる．記憶はその曲についてのなんらかの感情や思考と結びつきそれぞれの曲の概念を形成するが，そのメカニズムは謎である．

【音楽の表出】　歌を唄う際には，長期記憶から歌唱と同時並列的に4小節単位でメロディがretreivalされ，表出性メロディ・イメージを形成する．この段階の障害で錯メロディが生じる．聴いたメロディを唄う場合には受容性メロディ・イメージが短時間保持され，表出性メロディ・イメージに情報が伝えられる．また唄っている音が与えられた音と一致しているかどうかは，受容性メロディ・イメージと表出性メロディ・イメージとの照合により判断される．これらの間における機能的離断が伝導失音楽である．また伴奏のイメージと受容性メロディ・イメージとの間でも照合が行われ，その情報は表出性メロディ・イメージへフィードバックされる．表出性メロディ・イメージから歌唱のために咽喉頭筋をコントロールするた

めの運動プログラムが形成される．運動プログラムからの命令は運動野へ伝わり，実際の咽喉頭筋の動きに変換されて，歌唱行為が完成する．

おわりに

音楽の受容と表出は，長く美学や音楽学の研究対象であった．脳賦活化実験という強力なツールを手に入れた現在，車の両輪をなす症例研究の重要性はこれまでにも増して大きくなっている．特に musical anhedonia の症例の存在は，音楽の審美的側面の脳内機構をみるための手がかりを与えてくれる．脳機能を介して美の成り立ちを探る，神経美学（neuroesthetics）の幕開けがすぐそこまできている．

●文献●

1) Peretz I, Gagnon L, Bouchard B : Music and emotion : Perceptual determinants, immediacy, and isolation after brain damage. Cognition 68 : 111-141, 1998
2) Peretz I : Listen to the brain : Biological perspective on musical emotion. In Music and Emotion, ed by Juslin PN, Sloboda JA, Oxford University Press, North Yorkshire, 2001, pp 105-134
3) Proust A : Arch Gen Med (1866, 1872), In : Music and the Brain : Studies in the Neurology of Music, ed by Critchley M, Henson RA, William Heineman, London, 1977
4) Henson RA : Neurological aspects of musical experience. In Music and the Brain, ed by Critchley M, Henson RA, William Heinemann Medical Books, London, 1977, pp 3-21
5) 佐藤正之：失音楽症．神経内科 68：387-396, 2008
6) Balzano GJ : The pitch set as a level of description for studying musical pitch perception. In Music, Mind and Brain, ed by Clynes M, Plenum Press, New York, 1982, pp 321-351
7) Alossa N, Castelli L : Amusia and musical functioning. Eur Neurol 61 : 269-277, 2009
8) Mavlov L : Amusia due to rhythm agnosia in a musician with left hemisphere damage : a non-auditory supramodal defect. Cortex 16 : 330-338, 1980
9) Peretz I : Auditory atonalia for melodies. Cognitive Neurophysiology 10 : 21-56, 1993
10) Satoh M, Takeda K, Murakami Y, et al : A case of amusia caused by the infarction of anterior portion of bilateral temporal lobes. Cortex 41 : 77-83, 2005
11) Satoh M, Takeda K, Kuzuhara S : A case of auditory agnosia with impairment of perception and expression of music : cognitive processing of tonality. European Neurology 58 : 70-77, 2007a
12) Satoh M, Nakase T, Nagata K, et al : Musical anhedonia : selective loss of emotion experience in listening to music. Neurocase 17 : 410-417, 2011

13) Botez MI, Wertheim N : Expressive aphasia and amusia following right frontal lesion in a right-handed man. Brain 82 : 186-203, 1959
14) Satoh M, Takeda K, Nagata K, et al : The anterior portion of the bilateral temporal lobes participate in music perception : a PET study. AJRN Am J Neuroradiol 24 : 1843-1848, 2003
15) Grabowski TJ, Damasio H, Tranel D, et al : A role for left temporal pole in the retrieval of words for unique entities. Hum Brain Map 13 : 199-212, 2001
16) Mazzoni M, Moretti P, Pardossi L, et al : A case of music imperception. J Neurol Neurosurd Psychiatry 56 : 322-324, 1993
17) Griffiths TD, Warren JD, Dean JL, et al : "When the feeling's gone" : a selective loss of musical emotion. J Neurol Neurosurg Psychiatry 75 : 344-345, 2004
18) Peretz I, Gagnon L : Dissociation between recognition and emotional judgments for melodies. Neurocase 5 : 21-30, 1999
19) Satoh M, Kokubo M, Kuzuhara S : A case of idiopathic musical hallucination with increasing repertoire. J Neurol Neurosurg Psychiatry 78 : 203-204, 2007b
20) Satoh M, Furukawa K, Takeda K, et al : Left hemianomia of musical signatures caused by callosal infarction. J Neurol Neurosurg Psychiatry 77 : 705-706, 2006
21) Shindo A, Satoh M, Ii Y, et al : A case of singing seizure using syllable names. Neurologist 17 : 28-30, 2011

〔佐藤正之〕

3-2
音楽する脳──楽譜を扱う脳

　少し前の話になるが，2006年11月に，『レナードの朝』で知られるOliver Sacks氏から手紙をいただいた．内容は，私たちが経験した失音楽症例(本稿の3症例に関する論文[1~3]，本論文症例1，2，4)の論文をお送りしたお礼が中心であった(図56)．私たちはこの頃，楽譜の読み書きが不自由になったプロの音楽家数症例をみており，音楽機能の検討の結果について Sacks 氏の意見を聞きたくて，また，あわよくば日本にお招きして講演などをしていいただければ嬉しいと企んでいたのである．

　結局，彼との交流はこの手紙で終了したが，この手紙の中に彼の経験例として楽譜の読みの障害を呈した PCA(posterior cortical atrophy)のピア

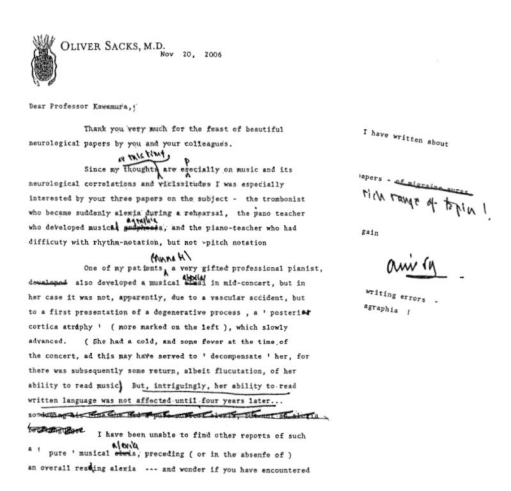

図56　Oliver Sacks 氏からの手紙
この手紙の中に Oliver Sacks の経験例として楽譜の読みの障害を呈した PCA(posterior cortical atrophy)ピアニスト例が書かれている．

表 6　失音楽の種類

表出性失音楽 (expressive amusia)	歌ったり，口笛を吹いたり，ハミングをしたりすることの障害．病巣は右前頭葉または側頭葉
受容性失音楽 (receptive amusia)	旋律の違いを聴いて理解する能力の障害．病巣は両側または片側(左または右)側頭頭頂葉
健忘性失音楽 (amnesic amusia)	よく知っている曲を同定する能力の障害．この病態の存在の有無には議論がある
楽譜の失読 (musical alexia)	楽譜の読みの障害．病巣は左後頭側頭葉
楽譜の失読失書 (musical alexia with agraphia)	楽譜の読み書き障害．純粋例の病巣は左角回
楽譜の失書 (musical agraphia)	楽譜の書き障害．純粋例の病巣は左頭頂間溝周辺
楽器の失音楽 (instrumental amusia)	楽器演奏の訓練を受けた人に生じる楽器演奏障害．病巣はさまざま

ニスト例が書かれていたのは今でもよく覚えている．Sacks 氏はのちに"The Mind's Eye"[4]の冒頭部分に，Lilian としてこの症例を記載している．

　ここでは Lilian や，私たちの症例検討をもとに「音楽する脳」の機構を病変例から探り，特に「楽譜を扱う脳」について考察したいと思う．

A　失音楽の種類(表6)[5]

　言語機能の障害を失語(aphasia)というように，音楽機能の障害を失音楽(amusia)という．

　失音楽は失語との関連から分類されることが多い．歌ったり，口笛を吹いたり，ハミングをしたりすることの障害である表出性失音楽(expressive amusia)，これは Broca 失語に相当する．旋律の違いを聴いて理解する能力の障害である受容性失音楽(receptive amusia)，こちらは Wernicke 失語に対応する．また，健忘性失音楽(amnesic amusia)として，よく知っている曲を同定する能力の障害がある．さらに，楽譜の失読(musical alexia)・失読失書(musical alexia with agraphia)・失書(musical agraphia)を独立させることができる．そのほかに，楽器演奏の訓練を受けた人に生じる楽器の失音楽(instrumental amusia)がある．

B 失音楽の病巣

　失音楽の病巣局在は，失語に比較して現在でもかなりあいまいである（表6参照）．

　失音楽の病巣研究は実は古くからみられ，19世紀前半に骨相学で有名なGallは，音楽機能の脳部位が存在することを主張した．今から150年程前の1861年に，Brocaによって言語機能局在が提唱された．それ以後，20世紀の初頭までに限っても失語に関する研究は膨大な数に上り，欧米では明らかに流行の研究領域であった．これら失語研究とともに失音楽に関しても多くのものがある．

　特にHenschenの研究が重要である[6,7]．1920年に，Henschenは失音楽文献例を整理し，自検例も含めて独文で発表し(図57)，1926年にそれらを英文で発表した．彼は言語と音楽障害を比較し，それまでに発表されたすべての失音楽剖検症例の症候と病巣とを対比して，自験例とともに整理した．例えば，そこに記載されているProustの研究は，2症例の検討である．2症例のうち1例は音楽家で，もう1例は音楽の素養を持っていない．彼らは共通してハミングすることができなかったが，音楽の聴覚的認知ができた．音楽家症例では，失語がみられたにもかかわらず，楽譜を読んだり，作曲したりすることが可能であった，とされている．このように，Henschenは音楽障害と言語障害とを比較し，「音楽能力は言語に似た性質があり，類似の病理学的背景を持っている．聴覚性の失音楽では，音楽を音楽として理解できない．歌う，楽譜を読む，作曲する，演奏する，ことができない．音楽的機能障害は，言語に似た種類があり，大脳皮質に特有の音楽認知機能がある」と述べている．ここでは，失音楽には失語同様にさまざまな病型があることが示唆されており，音楽家と音楽の素養のない人では区別して検討する必要があることが明示されている．

　Henschenの最も大きな関心は音楽機能の局在にあった．彼によれば，左側頭極には音楽を知覚する機能が，角回周辺に音符の読みの中枢がある

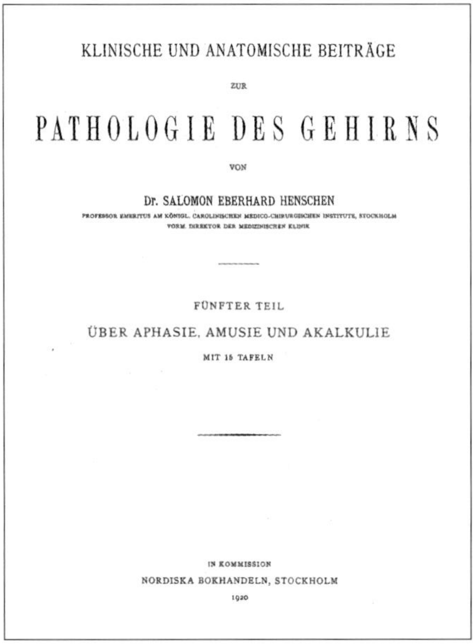
KLINISCHE UND ANATOMISCHE BEITRÄGE

ZUR

PATHOLOGIE DES GEHIRNS

VON

Dr. SALOMON EBERHARD HENSCHEN

PROFESSOR EMERITUS AM KÖNIGL. CAROLINISCHEN MEDICO-CHIRURGISCHEN INSTITUTE, STOCKHOLM

VORM. DIREKTOR DER MEDIZINISCHEN KLINIK

FÜNFTER TEIL

ÜBER APHASIE, AMUSIE UND AKALKULIE

MIT 15 TAFELN

IN KOMMISSION

NORDISKA BOKHANDELN, STOCKHOLM

1920

図 57　Henschen の Klinische und anatomische Beitraege zur Pathologie des Gehirns 第 5 巻の表紙

第 1 巻が 1890 年に出版され，最終の第 8 巻が 1930 年に出版された．1920 年に出版された第 5 巻に失音楽，失計算についての検討がある．第 6 巻は感覚性失語に関する検討，第 7 巻は運動性失語に関する検討である．いずれの巻も，従来の剖検例の症候と病巣の詳細な対比がなされ，表として提示されている．

としている．さらに楽器の演奏障害は，さまざまな楽器によって，異なった場所の障害の結果として起こりうるが，歌唱能力は Broca 野の前方部(左下前頭回)にあるとしている．これらを含めた結果を総合的に検討して，Henschen は，音楽の知覚と表出には，おそらく左右両半球が関与していると結論したのである．Henschen の研究は，その後多数の批判を，さらには盛んな議論を導いた．しかし彼の研究は，将来への発展を秘めた画期的なものであったと現在でも評価されることが多い[8)]．

実際に，Henschen の指摘した問題点，すなわち「音楽と言語は脳内で別の機構を有するのか」，「音楽家と特殊な音楽能力を持たない人では音楽

の脳内機構が異なるのか」,「音楽中枢はあるのか」などについてはいまだに解決していない問題が多い．最後の問題点については，最近，機能画像研究が盛んに行われている．それらの結果を総合すると，音楽家の脳は，音楽に関係した課題によって広い範囲に及ぶ組織が活性化を示しており，そのために大脳には"音楽中枢"に当たる部位は同定できていない，ということができると思う[9]．

C 音楽の表出，受容障害と楽曲の健忘

1) 表出性失音楽

音楽の表出面の機能である歌唱能力は，Henschen のように Broca 野周辺に局在すると考えられたこともあったが，Yamadori ら[10]の報告，われわれの報告[11]のように，Broca 失語では，自発話がまったくなくとも歌詞も含めて正確に歌うことができるという報告が多い．われわれの文献例での検討では，表出性の失音楽報告は右半球の前頭葉または側頭葉病変が多い[11]．また，これらの症例の歌唱能力障害はメロディ，ピッチにあり，リズムの異常はあまりみられない．

2) 受容性失音楽

側頭頭頂葉病変によって，しばしば聴覚性失認や語聾とともに生じる．側頭頭頂葉の病変は両側性であることが最も多いが，左または右片側病変例で生じることもある．

われわれの症例[11]は，63歳の右利き男性．MRI T2 強調画像で両側側頭頭頂葉と左尾状核に脳梗塞を示唆する高信号域がみられた．純音聴力は比較的良好であったが，語音弁別が悪く，環境音認知に加えて音楽認知に明らかな障害がみられた．この男性は，病前歌を歌うのが趣味で，替え歌コンクールになどに出場したこともあり，歌唱能力は正常以上に優れていた．病前に録音した歌のテープがあり，それを聴かせたが，曲がわからない．曲名を教えて歌わせたが，病前には一般の人より上手に歌うことができた曲でも伴奏に合わせて歌うことができず，メロディ，ピッチも正確で

はない．だが，伴奏なしに歌うときにはリズムは比較的保たれ，民謡を聴きながら合いの手を入れるのはかなり正確にできる．

Wernicke 失語の患者では，発話が必ずしも正確でないのと同様に，受容性失音楽者では，歌唱などの音楽表出面の障害も同時にみられるのがふつうである．

3）健忘性失音楽

健忘性失語は物の呼称や言葉の想起の障害で，失語のなかでもしばしばみられる病型である．しかし，よく知っている曲を同定(想起)する能力の障害である健忘性失音楽症状の報告はほとんどない．失語や受容性失音楽と複合した症状の可能性もあり，独立した症候であるか否かには議論がある[12]．

D　楽譜の失読と失書

失語に合併する場合が多い．文献 13 に，失語症例の楽譜読み書き障害についての古典的研究と近年の研究をレヴューしたので参照されたい．

1）楽譜の純粋失読

1892 年に Dejerine が失書を伴わない失読(純粋失読)と診断した C 氏として知られている有名な症例は，病前に音楽家になる訓練を受けていたことが明らかにされている[14]．この患者は，左側の後頭側頭葉に病変があったが，楽譜を読むことが文字単語を読むのと同じように困難であった．一方彼は，以前から知っていた歌でも初めて聴く旋律でも歌うことができ，ピアノを演奏することも楽譜を書くこともできたのである．この患者が示した症候は，音楽の素養のある人では言語と音楽の脳内機構には共通点があることを示している．純粋失読の原著例が楽譜の失読を伴っていたことは，極めて興味深い．

Beversdorf と Heilman[15] が報告した楽譜の純粋失読例は，変性性疾患(posterior cortical atrophy；PCA)症例である．この症例は 65 歳の女性の音楽家で，徐々に新しい曲の楽譜が読めなくなり，それとともに文字が読

めなくなった（書くことは可能）症例である．PET 所見での病巣は両側後頭葉を中心とするもので，Dejerine の報告した C 氏と大きな矛盾はない．

2) 楽譜の失読失書

楽譜は決められたルールに沿って，五線の中に音符や記号が書き込まれている．そのルールは，言語でいう文法ともいえる．実際，楽譜の読み書き障害（失読失書）の病巣は，言語のそれとほぼ一致している．

Dejerine は，純粋失読を発表した前年の 1891 年に，文字の失読失書例を発表している．この論文では，音楽機能の病態は明らかにされていないが，左角回病変で文字の失読失書が現れたと記載されている（図 58）．

Dejerine が左角回に病変を有した失読失書剖検例を報告して以来，多くの症例で左角回が失読失書の責任病巣であることが確認されている（図59）．

1980 年以前にも，わが国での文字の読み書き障害の研究は多数みられる（文献 16 参照）．特に漢字の読み書き障害例の提示，仮名と漢字の読み

Dejerine (1891)

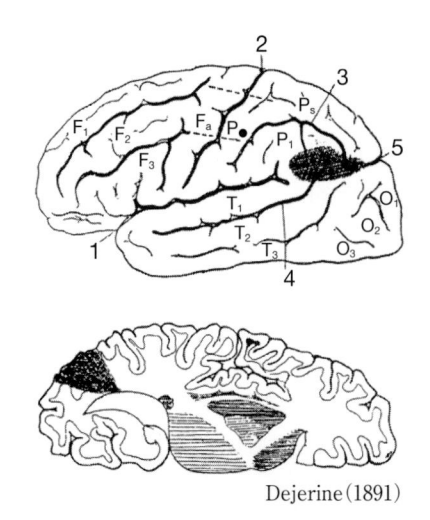

図 58　Dejerine が示した失読失書原著例の病巣
左角回に軟化巣がみられる．

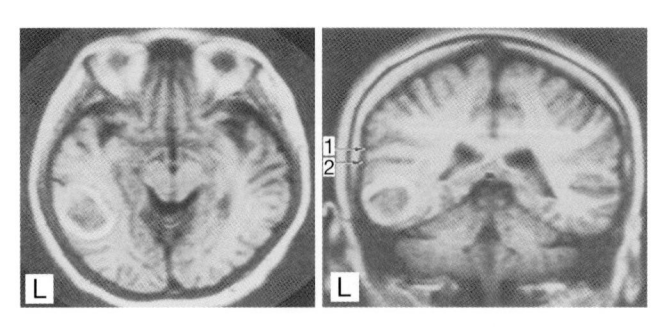

図 59　漢字の失読失書症例のMRI（T1 強調画像）
左後側頭回後部にリング状の丸い病巣がある．

書きの脳内機構の研究は盛んで，それは現在でも継続されている．しかし，音楽的文字（楽譜）の研究は少ない．

ここでわれわれの研究を紹介したい[17]．

【症例1】楽譜の失読失書症例
　　　　59歳右利きの男性，トロンボーン奏者，左角回の出血[1]

オーケストラのステージ・リハーサル中，急に楽譜が読めないのに気づいた（Tchikovskyの交響曲第5番のパート譜）．このとき，アルト記号やテナー記号の意味，さらにシャープやフラットの意味もわからなくなった．救急車で当院に搬送され，診察したところ，楽譜の読み書き障害がみられた．楽譜の書き障害では，プロとしてしばしば演奏した経験のある曲を正しく記譜することができなかった．ピッチの誤り（音高の表記の障害）が中心であり，リズムの間違いはほとんどみられなかった（図60）．また，歌うこと，音楽を聴いて曲名を当てることなどの異常はみられなかった．

この症例では，楽譜の失書と同時に，文章の読み書き障害がみられた．後者は速やかに改善したが，前者は1年後まで軽度の障害が残存した．この症例のMRI病変は，左角回に限局していた（図61）．

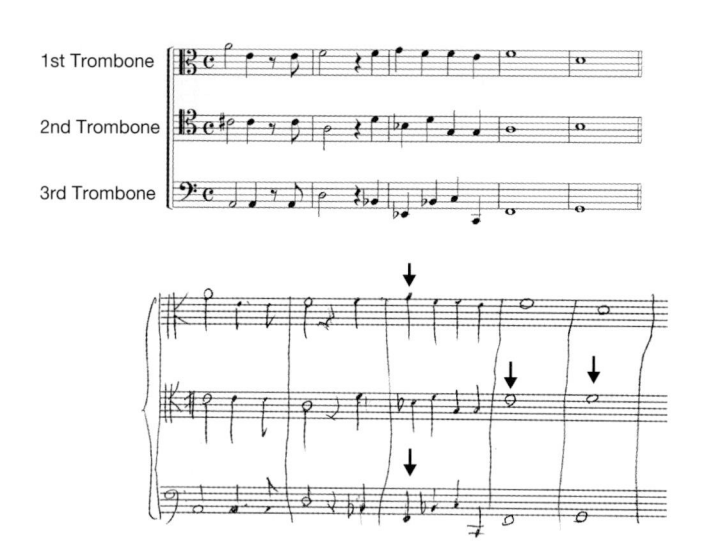

図 60　自験症例 1（楽譜の失読失書症例）の記譜

旧知の旋律（Brahms の交響曲第 1 番，第 4 楽章トロンボーンパート）の記憶に基づく書きとり．上段は正答．下段は書きとりの結果．音高の表記に明らかな障害が認められる．
下段の矢印：間違った表記．

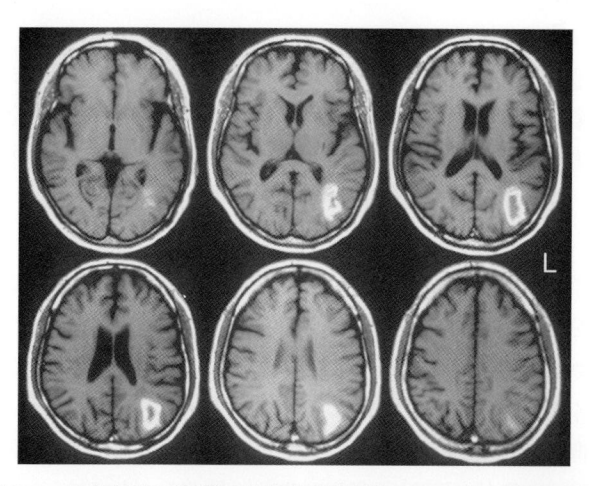

図 61　自験症例 1（楽譜の失読失書症例）の MRI（T1 強調画像）
左角回に限局して，出血を示唆する高進号域がみられる．

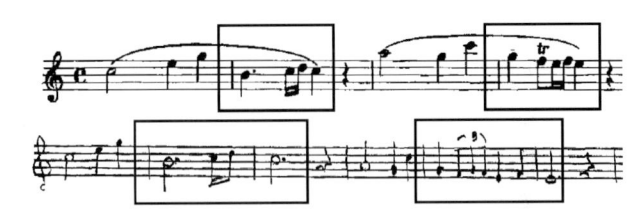

図 62　自験症例 2(楽譜の純粋失書症例)の記譜
旧知の旋律の記憶に基づく書きとり．リズムの表記に明らかな異常がみられる(□部分)．

【症例 2】楽譜の純粋失書症例
55 歳右利きの女性，ピアノ教師，左頭頂間溝周辺の手術[2]

　脳 CT で左側脳室内の髄膜腫が疑われ，脳外科手術を受けた．高位頭頂葉からのアプローチで，左頭頂間溝周辺の上頭頂小葉皮質・皮質下白質に病変の中心があった．手術後，プロとして，しばしば演奏した経験のある曲を正しく記譜することができないのに気づいた．誤りはリズム表記が中心であり，ピッチの誤り(音高の表記の障害)はほとんどみられなかった(図 62)．楽譜の読みには異常はなく，アルト記号やテナー記号の意味，さらにシャープやフラットの意味はよくわかった．また，歌うこと，音楽を聴いて曲名を当てることもできた．

　この症例も楽譜の失書と同時に，文字の書き障害がみられた．後者は速やかに改善したが，前者は 1 年後まで軽度の障害が残存した．この症例の MRI では左頭頂間溝周囲(左上頭頂小葉の皮質・皮質下)に病変がみられた(図 63)．この部位は，頭頂葉性純粋失書の責任病巣とされている[16]．

【症例 3】文字の失読失書がみられる一方で楽譜の読みが可能な症例
79 歳の右利き男性，元サキソフォン奏者，Alzheimer 病

　徐々に物忘れが発現し，妻に連れられて当科を受診した．記憶障害が明らかで，構成行為障害，漢字・仮名の読み書き障害が明らかであった．しかし，楽譜を読んで曲を口ずさむことはできた．MRI で両側の下角の拡大がみられ，左優位に両側頭頂葉の萎縮所見がみられた．SPECT では左優位に両側頭頂側頭後頭葉の血流低下が明らかであった(図 64)．

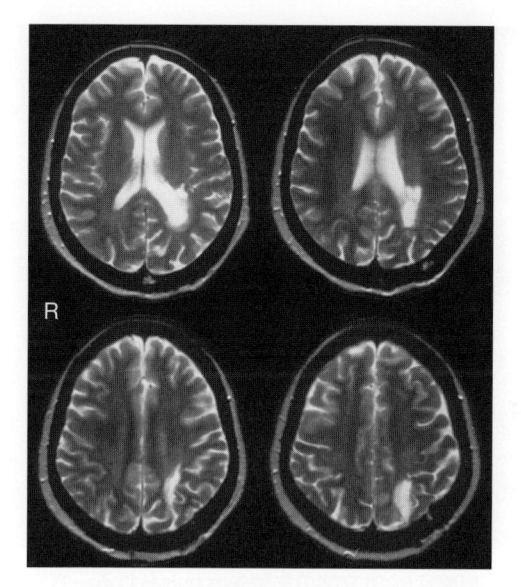

図63　自験症例2（楽譜の純粋失書症例）のMRI画像

　以上の3症例を対象に，読み書きについて，言語と音楽に分けて検討した結果を表7にまとめた．
　症例2では文字の書きの障害も伴わなかったことから，楽譜の書きが文字の書きとは独立した過程であること，さらに，この症例の特徴はリズムの表記の障害であったことから，音高の表記とリズムの表記は独立した過程であることが示唆される．すなわち，楽譜の表記は文字と独立したメカニズムというだけではなく，楽譜の表記のなかでも音高の表記とリズムの表記はそれぞれ異なったメカニズムであることが示唆されるのである．
　楽譜も一種の文字であると思う．また漢字同様に視覚性シンボルということもできる．楽譜の読み書きの脳内機構を文字の読み書きと同様であるか否かが興味の持たれるところである．
　左角回病変で楽譜の失読失書を呈した音楽家症例はほかにも数例の報告があるが，左頭頂間溝周囲（左上頭頂小葉の皮質・皮質下）による楽譜の純粋失書症例の報告は調べたかぎりではわれわれの報告以外にはない．今後

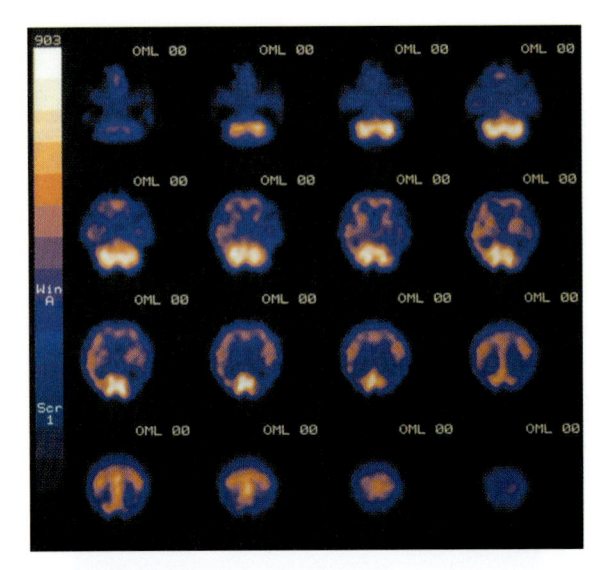

図64 自験症例3(文字の失読失書がみられる一方で楽譜の読みが可能な Alzheimer 病症例)の SPECT

右優位に両側の頭頂側頭後頭葉の血流低下がみられる.

表7 自験3症例(症例1〜3)の結果のまとめ

	年齢	性別	病巣	読み		書き	
				言語	音楽	言語	音楽
症例1	59	男	左角回	+	+	+	+
症例2	55	女	左上頭頂小葉	−	−	+	+
症例3	79	男	両側頭頂後頭葉	+	−	+	+

＋:障害あり, −:障害なし

プロの音楽家では, "楽譜"の読み書きは文字の読み書きと類似の脳内機構を持つが, 詳細は異なることが示唆される.

のさらなる症例の蓄積が必要である[5,12,17].

症例1, 2の結果は, 以前に音楽の訓練を受けている場合は, 音楽に対する記憶と反応が脳内に形成されていることを示唆している. 訓練を受けた音楽家では左半球が強く関与している可能性がある.

これらから，プロの音楽家では，"楽譜"の読み書きは文字の読み書きと類似の脳内機構を持つが，詳細は異なる，と結論できよう．

【症例4】楽譜失読におけるピッチ障害とリズム障害との乖離症例
62歳右利き女性，ピアノ教師，左Wernicke野梗塞[3]

この症例ではWernicke失語とともに，音痴となり，楽譜の読み書きもできなくなった．病前は生徒に教えるために楽譜を書くことを日常的に行っていたが，脳梗塞発症後はよく知っている曲ですら楽譜を書くことができなくなった．楽譜読み書きの内容は，ピッチは保たれ，リズムの障害が特に重症であった．既知の曲の楽譜を見せると，ドレミで音高を正確に読み取る(呼称する)ことが可能であるにもかかわらず，リズムを読み取ることが困難であった．本症例のMRI病変は，左上側頭葉回後部のWernicke野中心にみられ，脳梗塞を示唆する所見であった．

この症例は楽譜失読におけるピッチ障害とリズム障害との乖離が生じており，ピッチとリズムの脳内処理が異なっている可能性が示唆される．

エヴェリン・グレニー(Dame Evelyn Elizabeth Ann Glennie；DBE)というミュージシャンがいる．彼女は，スコットランド出身のパーカッショニスト，キィーボーディストである．アコーディオン奏者の父親を持ち，王立音楽アカデミーに学んだ．8歳のときに聴覚障害を起こし，12歳でほとんど聴覚を失うというハンディキャップを背負いながら，世界でも有数のソロ・パーカッショニストとして活躍している．体全体で音を感じることによって，合奏もできる．1989年にはグラミー賞を受賞し，1993年には大英帝国勲章(OBE)を授与されている．

エヴェリン・グレニーの存在は，音楽入力が必ずしも聴覚に限らない(例えば体性感覚)ことを示しており，音楽の脳内機能解明のために重要な示唆を与える．さらに，パーカッション演奏にリズム処理は最も重要な要素であり，メロディや，ハーモニーとは別の脳内機構を持つことは容易に想像できる．

E　楽器の失音楽

　ギター・三味線・アコーディオン・オルガンなどの演奏障害例の報告があるが，脳病変の局在は一定していない．楽器の種類によって，演奏時に機能する脳部位が異なることは容易に推測可能であり，この病態については今後の検討が必要である．

おわりに

　われわれ人間は音に囲まれて生活しており，子守唄から学校での音楽の授業，趣味の音楽鑑賞や楽器演奏まで，生涯を通じて音楽とともにある．どのような民族でも，言語とともに固有の音楽を持ち，さらに独特の踊りを持っている．「音楽に国境はない」ともいわれる．
　今まで述べてきたのは，楽譜は五線譜についてのことであり，最近の図形楽譜はプロの音楽家でも右脳で処理しているかもしれない[18]．
　エリック・サティの「音楽とスポーツ」という曲集は，2ページごとに1曲が書かれ，左が楽譜で，右はすてきなカラーの絵である．視覚的美と聴覚的美しさの連合をはかったことに疑いはない，と思う．音楽機能は極めて多彩な入力からなっていることが考えられる．
　さらに，芸術性まで達していると事態はもっと複雑になる．芸術作品を味わうとき，最も重要な脳機能の過程は感情と思考である．絵画は視覚的に，音楽は聴覚的に，文学が言語的に（言語は視覚，聴覚，体性感覚のすべてと関連している）ヒトの脳を刺激する．芸術刺激は認知され記憶との照合がなされ，好き嫌いなどの感情処理に移行する．同時に思考処理もなされる．感情の内容は喜び，悲しみ，怒り，恐怖，嫌悪などである．思考の内容は推論，判断，内省，プランニングなどである．「美」は感情内容の1つの表現であり，「善」は思考の1つのかたちである．芸術とは自分の脳に生じた感情と思考とを連合させる操作で，さらにそれを他の人に伝える手段であるということができるかもしれない．

● 文献 ●

1) Kawamura M, Midorikawa A, Kezuka M : Cerebral localization of the center for reading and writing music. NeuroReport 11 : 3299-3303, 2000
2) Midorikawa A, Kawamura M : A case of musical agraphia. NeuroReport. 11 : 3053-3057, 2000
3) Midorikawa A, Kawamura M, Kezuka M : Musical alexia for rhythm notation : a discrepancy between pitch and rhythm. Neurocase 9 : 232-238, 2003
4) Sacks O : The Mind's Eye. Picasor 2010
5) 河村満：失音楽の病態．Clin Neurosci 12 : 1422-1424, 2011
6) Henschen SE : Klinische und anatomische Beistrage zur Pathologie des Gehirns. Teil 5. Ueber Aphasie, Amusie und Akalkulie. Stockholm, Nordiska Bokhandeln, 1920
7) Henshen SE : On the function of the right hemisphere of the brain in relation to the left in speech, music and calculation. Brain 49 : 110-126, 1926
8) Basso A : Amusia. In Boller F, Grafman J (eds.), Handbook of Neuropsychology vol. 8, pp 391-409, Elsevier Science, New York, 1993
9) 緑川晶，河村満：絶対音感と脳．JOHNS 18 : 53-55, 2002
10) Yamadori A, Osumi Y, Masuhara S, et al : Preservation of singing in Broca's aphasia. JNNP 40 : 221-224, 1977
11) 河村満：失音楽（amusia）—表出面の障害について．音声言語医学 37 : 468-473, 1996
12) 緑川晶：失音楽．Brain Nerve 59 : 865-870, 2007
13) 河村満，緑川晶：音楽と認知障害—楽譜の読み書き障害．医学のあゆみ 2 : 164-168, 2002
14) Hanley JR, Kay J, Monsieur C : Dejerine's case of alexia without agraphia. In Code C, Wallesch CW, Joanettem Y, et al (eds.) : Classic cases in neuropsychology vol. 2, pp 57-74, Psychology Press, Hove, 2003
15) Beversdorf DQ, Heilman KM : Progressive ventral posterior cortical degeneration presenting as alexia for music and words. Neurology 50 : 657-659, 1998
16) 河村満：純粋失読・純粋失書・失読失書の病態．神経心理学 6 : 16-24, 1990
17) 河村満：楽譜読み書きの脳内メカニズムの検討（課題番号：13680881）平成 13 年度・平成 14 年度科学研究補助金 基盤研究（C）（2）研究成果報告書 平成 15 年 3 月
18) 河村満：非人情の脳内機構—グールドと漱石の共通感覚．漱石とグールド．朔北社，東京，1999, pp 165-196

〔河村 満〕

3-3
音楽する脳―音楽療法

はじめに

　音楽には，CDを聴いたり演奏会に出かけるといった鑑賞する楽しみと，カラオケで歌ったり楽器を演奏するといった奏でる楽しみがある．
　音楽を鑑賞することと奏でることの違いは，脳の活動にも現れる．音楽を聴いているとさまざまな感情が心の中に引き起こされるが，この時，主として大脳辺縁系などの系統発生的に古い脳が活動している．一方，楽器を演奏しているときは，音楽を聴くときに働いている部位に加えて，運動野や前頭前野など系統発生的に新しい大脳皮質が働いている．
　音楽療法では，これらの事実をふまえ，音楽を鑑賞することと奏でることを使い分けている．例えば，認知症の患者が，若い頃になじんだ歌から当時の記憶や感情を思い起こすのは，古い脳に対する効果と考えられ，また自閉症の子どもが，手にした打楽器などを使い，セラピストと音による非言語的なコミュニケーションができるようになるのは，新しい脳に対する効果と考えられる．
　ここでは，音楽療法の現状を解説し，音楽療法における「表現する脳」について考えてみたい．

A　音楽療法とは

1）音楽療法の定義

　近年，音楽療法という言葉をよく耳にするようになった．CDショップではヒーリング・ミュージックのコーナーが設けられ，リラクゼーション

用のCDが音楽療法の名のもとに売られている．また，高齢者施設で慰問演奏を行う個人や団体も多く，ここでも音楽療法という言葉が使われることがある．さらに医療機関でも，精神科や緩和ケア領域を中心に，音楽療法が行われるようになった．このように音楽療法という言葉は市民権を得つつあるが，その言葉が意味するところは，必ずしも同じではない．

日本音楽療法学会では，「音楽のもつ生理的，心理的，社会的働きを用いて，心身の障害の回復，機能の維持改善，生活の質の向上，行動の変容などに向けて，音楽を意図的，計画的に使用すること」と音楽療法を定義しており，「音楽療法士」というセラピストが行うこととしている．

ヒーリング・ミュージックのCDを聴いてリラックスするのは，広い意味では音楽療法といえるかもしれないが，娯楽としての音楽鑑賞と区別がつかない．

2）音楽療法士

音楽療法の担い手が音楽療法士であるが，日本では「音楽療法士」という国家資格は存在せず，いくつかの職能団体や自治体が独自の資格制度を設けているに過ぎない．

2001年に立ち上げられた日本音楽療法学会は，6,000名を超える会員を抱える国内最大規模の職能団体であり，これまでに2,000名ほどの会員に独自の学会認定資格を与えている．ほかに，1999年に音楽系の大学や短期大学の理事長や学長によって組織された全国音楽療法士養成協議会があり，過去6年間で音楽療法士1種(4年制大学卒)500名，音楽療法士2種(短期大学卒)1,200名ほどに資格を与えている．

また，いくつかの自治体では，自治体自身が開設した音楽療法士養成コースの修了者を対象に，その自治体内で活動するための資格を与えている．各自治体のホームページで調べた範囲では，これまでに，岐阜県音楽療法士690名，兵庫県音楽療法士200名，奈良市音楽療法士10名(現在活動中の者)，桑名市音楽療法士30名が誕生している．

音楽療法を学ぶには，以前は，音楽大学で開催される講座や学会で開催される講習会などへ参加するか，専門学校に入学するしか方法がなかった．そのため，欧米の，いわゆる音楽療法先進国の大学や大学院へ留学す

る者も大勢いた．この状況が変わったのは 2000 年頃で，いくつかの音楽大学で音楽療法専攻コースが開設され，ようやく日本でも大学レベルの教育が行われるようになった．

音楽療法士は国家資格ではないため，大学のカリキュラムについても国の基準がなく，現在は日本音楽療法学会が推奨するカリキュラムを取り入れている大学が大半を占めている．しかし，楽器演奏能力をはじめとする音楽家としての素養に加え，音楽療法そのものの技能と知識，セラピストとして必要な医学や心理学の知識など，教育すべきことがあまりに多く，4 年間という限られた時間では，即戦力の音楽療法士を養成することは容易ではない．

現在のところ，音楽療法士の主たる活動の場は高齢者施設である．有能な音楽療法士の中には，個人でオフィスを持ち，発達障害児に対する音楽療法を行っているケースもある．しかし，残念ながら，国家資格でもなく医療職でもないため，医療現場に関わる音楽療法士は極めて少なく，全体の 10% ほどにとどまっている．

3）音楽療法の種類

音楽療法は，まず，受動的音楽療法と能動的音楽療法の 2 つに分けることができる．これは，本章の最初に述べた，音楽を聴くことと奏でることの違いに基づいている．受動的音楽療法は，聴取した音楽が心に変化を生じさせることを目的としており，能動的音楽療法は，歌唱や演奏の体験を通して心身活動性を活性化させることを目的としている．

セッションの形態では，個別音楽療法と集団音楽療法に分けられる．自閉症児に対する音楽療法や緩和ケア領域の音楽療法は，対象者のプライバシー保護の観点からも，対象者個人の事情に対応するためにも，個別音楽療法が基本となる．多くの高齢者施設では，集団音楽療法が行われている．これは，合唱や合奏などを通じて，孤立傾向にある高齢者に社会性を再獲得させるという目的によるものであるが，個別の対応が必要な場面もある．

また，機能的音楽療法，心理療法的音楽療法，行動療法的音楽療法など，用いられる手法に基づいて分類することもできる．機能的音楽療法

は，リズム，テンポ，ハーモニー，メロディといった音楽の要素を意図的に用いるもので，リハビリテーションなどに利用されている．

そのほか，ノードフ・ロビンズ[1]など発案者の名前で呼ばれる独自の手法や，GIM(Guided Imagery and Music)[2]という特殊な技法を使って無意識の領域に踏み込む手法もある．

実際のセッションでは，対象者や目的に応じて，音楽療法士がこれらの手法を適宜組み合わせてプログラミングし，実施している．

4) 欧米の音楽療法

現代の音楽療法は，1940年に米国の音大で音楽療法のコースが開設されたことに始まる．1950年には全米音楽療法協会が設立され，1958年には英国音楽療法協会，1959年にはオーストリア音楽療法協会が設立された．

最も先進的な取り組みをしているのは米国である[3,4]．もちろん，日本と同じようにナーシングホームでも音楽療法が行われているが，特筆すべきは，医療の中にさまざまなかたちで音楽療法が入り込んでいることである．これは，音楽療法士の養成課程で，医療機関におけるインターンシップが義務づけられていることが大きな要因である．VA Hospital(退役軍人病院)など大きな病院には必ず音楽療法士がおり，小児科，精神科，心療内科，老人科，リハビリテーション科，神経内科，外科，ER(救急救命室)，ICU(集中治療室)，NICU(新生児集中治療室)，緩和医療(ターミナルケア)など，多くの診療領域の患者に対し，音楽療法を行っている．ただし，日本と同様に国家資格ではなく，医療職でもない．これを可能にしているのは，日本と異なる健康保険制度の存在であり，患者が契約している保険会社が承諾すれば，音楽療法に対して保険給付を受けることができる．

英国では，福祉領域を中心に音楽療法が行われている．音楽療法士の数は比較的少なく，国家試験はないが，養成大学の最終試験に合格すると国家登録される制度になっている．ドイツは，古くから精神科領域において心理療法として音楽療法が行われているが，やはり国家資格にはなっていない．

現時点では，音楽療法士が医療職の国家資格になっている国は，1つもない．

5）日本の音楽療法

　日本の音楽療法は，1955年に精神病院でのレクリエーションとして用いられたのが最初である．その後，音楽療法に興味を持った医療者や音楽家が中心となって，1986年にバイオミュージック学会，1994年に日本臨床音楽療法協会が立ち上げられた．当初はそれぞれ独自に活動していたが，音楽療法士の資格を確立するため，2001年にそれらの団体が統一されて日本音楽療法学会が設立された．

　音楽療法のフィールドは，保健，福祉，教育，医療の4領域に分けることができる．医療については次項で述べるので，ここではそれ以外の3つの領域について簡単に触れておく．

　保健の領域は，一般には「癒し」として音楽療法が認識されている．ストレスが多く，地震やテロなどの社会不安が増大する現代社会では，この領域の重要性が高まるばかりである．しかし，CDや生演奏を聴くことがほとんどで，音楽療法士が関わることはあまりない．音楽療法士が関わる「狭い意味での音楽療法」は，福祉，教育，医療の領域で，この順番に「治療」の意味合いが強くなる．

　最も多くの音楽療法士が携わっている領域が福祉，特に高齢者福祉の領域である．すべての介護老人保健施設で，なんらかのかたちで音楽療法的なアクティビティが取り入れられているといっても過言ではないであろう．「音楽療法的」とあえて述べたのは，必ずしも音楽療法士が関わっているわけではなく，施設職員の手によって行われているケースが相当数あると考えられるからである．また，音楽療法士が関わっていたとしても，数十人を対象にした集団音楽療法として行われている場合が多く，これでは対象者一人ひとりの変化を把握することは到底困難であり，とても音楽療法とはいえない．

　教育の領域では，自閉症などの発達障害児に対する音楽療法が行われている．ただし，特別支援学校の中に音楽療法士が入り込む余地はないため，療育として民間の施設で音楽療法が行われている．自閉症，特に言葉を獲得できていない重度の子どもに対する音楽療法の場では，音楽療法士はその力量を試される．音楽療法室にはさまざまな楽器が用意されている

が，ほとんどの自閉症児が打楽器を手にする．最初は，音楽療法士の存在は「人」としてではなく「物」と同等なのであるが，打楽器の音を出すと音が返ってくる．また音を出すと，同じように音が返ってくる．この「音」のやりとりを繰り返すうちに，音楽療法士の存在が「物」ではなく，自分と同じような「意志」を持つ存在，すなわち「人」であると認識するようになる．この後，数週間のセッションを経て，ようやく音による非言語的コミュニケーションが成立してくる．セッション中，音楽療法士は，ピアノやギターを用いて即興で伴奏をつけるなど，臨機応変に彼らの発する音に応えなければならない．彼らの音に対する興味を持続させる術も必要である．楽器演奏能力に秀でた感性豊かな音楽療法士でなければ，この領域の音楽療法は務まらないのである．

B 医療としての音楽療法

1）音楽療法の対象となる診療領域

　医療における音楽療法の目的は，対象となる疾病や障害によって大きく異なり，用いる手法もさまざまである．

　精神科や心療内科では，芸術療法として音楽療法が導入されている．小児科では，自閉症児に対して感覚統合療法の一環として音楽療法が用いられ，非言語的な活動を通じてコミュニケーション能力を活性化させている．老人科では，認知症患者に対して，精神活動の賦活や社会性の改善を目的とした集団音楽療法が行われている．神経内科では，パーキンソン病の歩行訓練に用いられているほか，神経難病患者の在宅医療においても，QOLの向上を目的に音楽療法が導入されている．リハビリテーション科では，運動障害，言語障害，高次脳機能障害など，さまざまな障害に対して音楽療法が行われている．

　筆者は，緩和ケアが，医療における音楽療法の最も高度な領域であると考えている．音楽療法は，患者の身体的な痛みだけでなく精神的な痛みをも和らげることができる．しかし，この領域では，技能や知識だけでなく，全人格を患者の前にさらけ出すことになるため，十分トレーニングさ

れた有能な音楽療法士でなければ務まらない．患者に残された最後の貴重な時間を，よりよいものにするのも，台無しにしてしまうのも，担当する音楽療法士の腕次第なのである．

2）医療として音楽療法を行うには

　数年前に調査したところ，音楽療法士に行われている医学教育は90時間であった．これに対し，医療職のセラピストである理学療法士と作業療法士は，それぞれの専門技術教育以外に360時間の医学教育を受けている．また，医療職でもセラピストでもない介護福祉士であっても，120時間の医学教育を受けている．音楽療法士がセラピストとして医療に関わるには，医学教育が不十分であるといわざるを得ない．

　日本音楽療法学会の調査では[5]，医療に携わっている音楽療法士は全体の約10％であり，その半数は精神科領域であった．これは日本の音楽療法が精神科から始まったという歴史的側面もあるが，現在の医療制度によるところが大きいといえる．

　ご存じのように，日本は国民皆保険制度をとっており，この制度のもとで音楽療法を医療として行うには，2つのハードルがある．①医療としての音楽療法を確立すること，②音楽療法が国民すべてに必要な医療として保険診療の対象となされること，である．

　現実問題として，これらのハードルはクリアできていないが，精神科領域では保険診療の運用を工夫することで，医療の場で音楽療法が行われ診療報酬が請求されている．これは，非常に例外的であり，次のような手順を踏んでいる．

　音楽療法士は，精神科作業療法では作業療法士の助手として関与することでセッションを行うことができる．集団精神療法では，音楽療法士が臨床心理士もしくは精神保健福祉士の資格を併せ持つ場合に限り，医師の助手という位置づけで関与できる．ただし，いずれの場合も，音楽療法士が単独でセッションを行うことは医療法上許されていない．

　他の診療領域では，診療報酬を請求することができないため，自由診療として行うことになる．自由診療といっても医療行為に違いはない．音楽療法士が単独でセッションを行うことは医療法上許されないため，医師の

立ち会いが必ず必要になる．形式的には，音楽療法士は，医師の診療中に，医師の補助者として音楽療法を行うことになる．医師を長い時間拘束することになるため，多くの医療機関では自由診療として行うことを断念し，医療行為ではない患者サービスとして音楽療法を提供している．

音楽療法を医療に組み入れるには，さらに大きな問題がある．現在，音楽療法士が100名いれば100通りの音楽療法があるともいわれ，全国共通の標準的な音楽療法は存在しない．すなわち，患者が転地した場合，音楽療法士間の引き継ぎが困難であり，同じ内容の音楽療法を転地先で受けることは不可能となる．音楽療法と同様に専門のセラピストが関与するリハビリテーションでは，診療体系が標準化されているため，理学療法士や作業療法士が紹介状による引き継ぎを行っており，患者は継続的に治療を受けることができる．このように，音楽療法を医療に組み入れるためには，体系化と標準化を行う必要がある．

C 音楽療法の将来展望

●国家資格について

音楽療法士の国家資格化をめざして設立された日本音楽療法学会であるが，実現への道は遠いようである．

まず，医療職としての資格化は断念したが，これにはいくつかの要因が考えられる．①先に述べたように，他の医療職に比べて医学教育が不十分であること，②この学会に所属する会員の多くが，そこまで高度な資格を望んでいないこと，③医療関連職種の職能団体の理解が，十分得られていないこと，などが挙げられる．

現在，学会がめざしているのは，精神科領域の福祉関連職種としての国家資格化である．先例として，精神保健福祉士がある．この場合，理学療法士や作業療法士のようにセラピストを示す「療法士」という言葉は使えないため，「音楽保健福祉士」のような名称になることが予想される．実現した場合，精神科領域と介護老人保健施設が主たる職場になると考えられる．多くの音楽療法士は，これまでボランティアとして，あるいは交通費程度の謝金で，介護老人保健施設で音楽療法を行ってきた．この国家資格化が実現すると，介護保険から法的に裏づけのある報酬が支払われるよう

になるが，医療の場で音楽療法を行うことの困難さは，将来的にもなんら変わりはない．

● **音楽療法士の需要**

現代の社会に音楽療法が必要であることは間違いない．しかし，音楽療法士の需要はそれほど多くはないのである．

要因の1つは，音楽療法士が国家資格化されていないことである．先にも述べたが，医療機関では，医師の立ち会いのもとに行うか，患者サービスとして行うしかない．そのため，音楽療法を取り入れても採算は取れない．介護老人保健施設でも，音楽療法が介護保険給付の対象になっていないため，正規の職員として音楽療法士を雇用することは困難である．

また，介護老人保健施設で行っている集団音楽療法の中には，音楽療法というより音楽レクリエーションといったほうがよいようなものが，数多く見受けられる．施設側が望んでいる音楽療法がこの程度でよいのなら，あえて音楽療法士を雇用するまでもないのである．

このように，せっかく音楽大学の音楽療法専攻コースを卒業しても，音楽療法士として就職できる学生は極めて少ないのが現状である．音楽大学にコースができた10年ほど前に比べると，入学者も減ってきており，最近では学生募集を停止した大学も出てきている．

このままでは，日本の音楽療法は50年前の振り出しの状況に戻るであろう．国家資格化を急ぐことと，質の高い音楽療法士を養成すること，この2つを実現しないと，日本の音楽療法の将来はないのである．

D 音楽療法と「表現する脳」

1）光トポグラフィによる実験

これまで，音楽療法の現状について解説してきたが，本章のテーマである「表現する脳」について考えてみたい．

光トポグラフィという，脳表面の血液量の変化を調べる装置がある．この装置を使って，ピアノ演奏の熟練者と初心者の前頭前野を測定してみる

と，極めて興味深い結果が得られた．

実験は，未知の楽曲の楽譜をその場で被験者に提示して，キーボードで演奏させるというもので，結果は，見事に分かれたのである．熟練者は，最初に楽譜を見た一瞬だけ脳血液量が増加するのに対し，初心者はキーボードを弾いている間ずっと血液量が増加していた．おそらく，熟練者は楽譜を一瞥しただけで演奏のプログラミングができ上がってしまうため，後は運指や鍵盤の位置など意識せずに，オートマチックに演奏できたのであろう．これに対し，初心者は，楽譜を読み運指や鍵盤の位置を確認するという作業を繰り返さないと演奏できない．そのため，演奏のプログラミングを行う前頭前野が常に活動していたと思われる．

熟練者は，キーボードを操作するためでなく，音楽表現をするために脳を使っているので，光トポグラフィでは捉えられない脳の深層を活性化させていると考えられる．

いずれにしても，音楽を奏でることは聴くことに比べ，脳のさまざまな部分を活性化させる．音楽の楽しみかたに優劣はないが，脳の活性化という観点からは，「音楽を聴いているだけではもったいない」といえる．音楽療法のプログラムが，基本的に音楽を使って表現させることで構成されているのは，理にかなっているのである．

2）フランス国立リヨン歌劇場の試み

大野和士氏をご存知だろうか．フランス国立リヨン歌劇場の首席指揮者である．毎年，日本に帰られたときに各地の病院でコンサートを開催されている．先日，石巻赤十字病院でのコンサートに同行する機会があり，行き帰りの車中で，大野氏から大変興味深い話をうかがった．大野氏の許可をいただいたので，ここでご紹介したいと思う．

リヨン歌劇場では，社会貢献活動として，2つの教育プロジェクトを進めている．1つは自閉症児へのアプローチで，もう1つはDV（ドメスティック・バイオレンス）やレイプが原因で引きこもりになってしまった被害者に対するアプローチである．

自閉症児への教育プロジェクトは，ショート・コーラスとダンスから構成されている．「日本の音楽療法」の項で自閉症児へのセッションの様子を

述べたが，リヨン歌劇場の試みも基本は同じである．

　まず，自閉症児の子どもたちに音楽を聴かせながら，指導者がノンバーバルでコミュニケーションをとる．次に，音の強弱，リズムの強弱，メロディの高低などを体の動きで示しながら，子どもたちの興味を惹く．このアプローチを繰り返し行っていくと，次第に何も反応を示さなかった子どもたちが，頬や目を動かすといったリアクションを示すようになる．この微細な反応を手繰り寄せ，連動した動きへと導いていくと，やがて声を発し始める．

　ここまでくると，次は声のコントロールである．声に強弱を与え，音程の高低がつけられれば，歌になる．最終的には，何人かの子どもたちが集まり，一緒に旋律を歌いながら音楽に合わせて踊ることができるようになり，仕上げとして舞台上で発表会を行ったそうである．

　一方の，DV やレイプの被害者に対する教育プロジェクトは，寸劇オペラである．対象者の多くは，貧困地域や移民地域に居住しているため，まずスタッフが自宅へ出向き，地道に語りかけ，きっかけをつかむところから始める．声を出して歌を唄い，感情を発露することで，次第に引きこもりの状況から脱することをめざす．

　やがて他者と接することができるようになると，グループでの活動に移行する．参加者は，4，5 人ごとにいくつかの小グループに分けられ，一人ひとりに役が割り振られる．移民の多くはフランス語がうまく話せないため，母国語であるアラビア語で何かを喋ることもある．すると，スタッフがその一節をフランス語に訳し，作曲家が曲をつけ，寸劇の歌の一部にしてしまうのである．こうした作業を繰り返すことで，寸劇オペラが作り上げられていく．最終日には，20 に及ぶグループが次々と舞台に上がり，生き生きと演じ，歌ったそうである．

　DV やレイプの被害者がここまでくるのに，最初の自宅訪問から 3 年を要したという．このような成果を上げたことに対し，大野氏は，「自ら歌い，演ずることによって，心を解放していった結果だろう」と語っておられた．

　どちらの教育プログラムも極めて音楽療法的なアプローチであるが，音楽療法士は関わっておらず，リヨン歌劇場のスタッフが中心になって行わ

れているそうである.プロジェクトの参加者自らが,音楽を通して自己を表現することで,前に向かって進む力を得たのであろう.

おわりに

　最後に,東日本大震災のことに触れてみたい.

　本稿を執筆中の2011年3月11日午後2時46分,東日本大震災が起きた.筆者が住む仙台市も,職場である東北大学も,甚大な被害を受けた.震災直後は,安否の確認,ライフラインの確保,余震に対する備えなど,まず生きることに精一杯の状況であった.次に,失ったものがあまりに大きいことによる,虚脱感と虚無感に襲われた.「音楽の力」をある程度知っているとはいえ,音楽を聴く気にも,楽器の音を出す気にもならなかった.

　1カ月が経過し,高速道路による人の行き来が可能になった頃,まず私の耳に届いたのは,東京在住のピアニストが被災地で演奏したいという話であった.被災地,特に津波の被害を受けた地域では,ほとんどの家屋が流され,いまだ多くの方が避難所での生活を余儀なくされていた.仙台市街地でも物資が乏しく,ましてや沿岸部の避難所には十分な物資が届いていない.ガソリンも入手困難で,移動手段も限られていた.

　このような状況下では,テレビで顔が売れているタレントの来訪は喜ばれたものの,一般の人々に十分認知されているとは言いがたいプロ演奏家を紹介することは躊躇せざるを得なかった.事実,実際に避難所に出向いた弦楽器奏者たちが,「ここは皆が寝る場所なのだから,演奏しないでくれ」と,被災者から直接断られたという話も伝わってきた.

　同じ頃,各地で立ち上がった災害FM局の1つから「避難所の方々が眠れるような,夜間に流すオルゴールのCDが欲しい」と依頼があった.

　音楽の好みが違うさまざまな年代の人たちが,大きなストレスを抱えたまま狭い空間で過ごしている避難所では,なかなか演奏家が入り込む余地がない.通常のコンサートでは,演奏家と演目をお目当てに,聴衆はホールに足を運ぶが,避難所で暮らす必ずしも聴衆とはなり得ない不特定多数の人に音楽を届けるのは,至難の業なのである.

この状況に変化がみられたのは，震災から数カ月が経過し，被災者の生活の場が避難所から仮設住宅へ移ってからである．仮設住宅では，プライバシーが守られ，必要に応じて集会所で集うことができる．多くの催しが企画されても，避難所とは異なり，興味のある者だけが集うことができる．演奏家や音楽療法士が，被災者の中に入って本格的に活動を始めることができたのは，このような状況になってからなのである．
　この震災を契機に，「音楽の力」ということが盛んにいわれるようになった．もとより，音楽に力があることは，日頃から多くの人が感じていることであろう．しかし，音楽の力が届くということは，どういうことであろうか．
　日本国内，そして世界各地で，復興支援コンサートが開催された．義援金を集めることが目的であれば，大変ありがたいことであるが，中には，被災地へ音楽の力を届けたいという趣旨の演奏会も数多くあった．はたして，被災者に音楽の力は届いたのであろうか．その演奏会の様子が公共の電波に乗れば，それを観聴きした被災者には届いたであろう．しかし，被災者の耳に音楽が届かなければ，何にもならない．ただの，祈りにしか過ぎないのである．
　生きる手段が確保でき，音楽に対して心が開き，その心に直接音楽が届くことで，音楽の力は発揮される．
　被災地で演奏活動をしている音楽家の話を聞くと，被災者は，まず音楽を聴くことで，震災後抑えていたさまざまな感情を吐露できるようになるようである．また，ただ音楽を聴くだけでなく，一緒に口ずさむことで，感情の発露はさらに促され，枯れていたはずの涙が目にあふれてくるという．そして，被災者自らが曲を選んで歌うと，歌が進むにつれて力がみなぎってくる様子がわかったとのことである．
　筆者はここに，音楽を鑑賞することと奏でることの違いの原点をみる思いである．「音楽の力」を考えるときに，この違いを無視するわけにはいかない．
　震災直後，フランスの大野氏から，被災地の病院を訪問して院内コンサートを開催したいと打診があった．今はまだ時期が早過ぎると返事をしようとしたところ，開催時期は9月頃にしたいと再び連絡があった．9月

ならば，震災から半年が経過しており，病院も落ち着いているのではないかと考え，石巻赤十字病院を紹介したのである．

9月7日に大野氏と一緒に訪ねると，震災直後は野戦病院のような状況がテレビに映っていたこの病院も，すでに災害支援の医療団は引き揚げ，平常の落ち着きを取り戻していた．大野氏のピアノ伴奏による4人のオペラ歌手の演奏は，吹き抜けの広い外来棟の隅々まで届き，入院患者，その家族，医療スタッフの間に，大きな感動を生んでいた．

●文献
1) クライヴ・ロビンズ，キャロル・ロビンズ・著，若尾裕，進士和恵・訳：ポール・ノードフ音楽療法講義，音楽之友社，東京，2003
2) Hボニー，Lサヴァリー・著，村井靖児，村井満恵・訳：音楽と無意識の世界，新しい音楽の聴き方としてのGIM（音楽によるイメージ誘導法），音楽之友社，東京，1997
3) 加藤美知子・他：音楽療法の実践―日米の現場から．星和書店，東京，1995
4) 羽石英里：アメリカの音楽療法．日本音楽療法学会雑誌 3：27-35, 2003
5) 大前哲彦：認定音楽療法士の臨床に関するアンケート調査の報告，日本音楽療法学会ニュース 7：12-14, 2004

〔市江雅芳〕

4
脳と遊び

　人類の"遊び"は，"いないいないバア"に始まる赤ちゃんの遊びから，謎解きやスポーツ，芸術に至るまで複雑多岐にわたる活動であり，極めて定義しがたく，研究しにくい対象であるといえる．この遊びという現象に対し，文化人類学者などのフィールドワーカーは2つの相対する直感を持つという[1]．遊びは"世界中どこでも一緒"つまり普遍的であるという認識と，"おとなのすることと一緒"，つまり個別文化依存的であるという認識である．

　近年の神経科学は，ヒトの遊びの個人史や，魚や鳥，多くの哺乳類の遊び行動を研究対象としてきた結果，遊ぶことは怠けているどころか，より複雑で柔軟，社会適応的な脳を育む役割を持つことを明らかにしてきた[2]．そこで本章では，これらの神経科学的知見に依拠して，フィールドワーカーの抱く一見矛盾する2つの遊び観の源をヒトの脳の中に求めてみたい．すなわち，遊びの持つ普遍的な要素は動物と共通の古い脳に負うところが大きく，一方，個別文化依存的な要素は系統発生的に新しい脳に負うところが大きいと考える．このような立場から，遊びの定義，遊びに関わる脳部位，その病理について近年の神経科学的研究を概観した後，遊びの発達について検討し，イメージ図を作っていくことにする．

A　遊びの定義と系統発生

　遊びについて，すべての研究者が納得するような定義は難しいとの認識が一般的なようであるが[3]，それでもその定義が試みられてきた．近年Burghardtによって，ある動物の行動を遊びとみなすための5つの基準が挙げられている[4]．遊びは，①それが生じた状況の中で直接的な機能が明確でない，②自発的で本人にとって楽しく価値のあるものである，③もと

```
                ┌─□ ヌタウナギ科(ヌタウナギ)Myxinoidea(hagfishes); Myxinidae
               ┌┤
               │└─□ ヤツメウナギ科(ヤツメウナギ)Petromyzontidae(lampreys)
              ┌┤
              │└── ■ 軟骨魚綱(サメ,エイ,ガンギエイ)Chondrichthyes(sharks, rays & skates)
             ┌┤
             │└─── ■ 条鰭綱(チョウザメ)Actinoptergii(ray-finned fishes); Actinopterygii
            ┌┤
            │└──── □ ラティメリア属(シーラカンス)Latimeria(coelocanth); (coelacanth)
           ┌┤
           │└───── □ 肺魚亜綱(肺魚)Dipnoi(lungfishes)
          ┌┤
          │└────── ■ 跳躍下綱(カエル)Salientia(frogs & toads)
         ┌┤
         │└─────── ■ 具尾下綱(サンショウウオ,イモリ)Caudata(salamanders & newts)
        ┌┤
        │└──────── ■ カメ目(カメ)Chelonia(turtles & tortoises)
        │        ┌─ ■ 鳥綱(鳥)Aves(birds)
        │       ┌┤
        └───────┤└ ■ ワニ目(クロコダイル他)Crocodylia(crocodiles & relatives)
                │
                └── ■ 鱗竜類(トカゲ,ヘビ他)Lepidosauria(lizards, snakes & relatives)
                ┌── ■ カモノハシ目(卵生哺乳類)Monotremata(egg-laying mammals)
               ┌┤
               │└── ■ 有袋類(カンガルー他)Marsupiala(kangaroos & relatives); Marsupialia
               │
               └─── ■ 正獣下綱(有胎盤類)Eutheria(placental mammals)
```

図65　遊びの系統発生

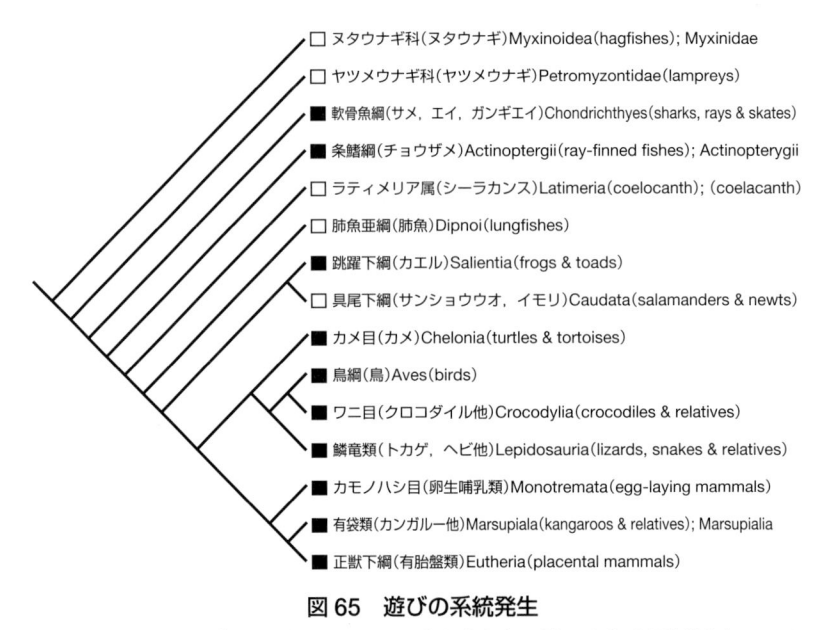

"遊びあり"の場合，各分類学のユニットの少なくとも1種には遊びが確認されている．
■遊びあり　□不明

もとの習性的な行動と形式的あるいは時期的に異なる，④繰り返し認められる，⑤ストレスのないリラックスした状態で生じる，の5つである．哺乳類と鳥類で遊び行動が一般に観察されることは研究者間で一致しているが，このような基準を用いると，それら以外の，魚類，昆虫，軟体動物そして爬虫類を含む他の動物にも遊びを認めることができる．

　動物の遊び行動は，走る，転がるといったひとり遊び(locomotor-rotational play)，石や木の枝など移動可能な物体を単独でもて遊ぶ対物遊び(object play)，追いかけ遊び(play-chasing)や取っ組み合い遊び(rough and tumble play)などの社会的遊び(social play)の3つに分類されて研究されることが多い．哺乳類の多くの目(oder)でこれらの3つの遊びが認められている．図65には，Burghardt[5]による，脊椎動物の主な集団(group)における遊びの系統発生を示す．無脊椎動物についても例えばタコや，近年ではアシナガバチの仲間 *Polistes dominulus* で遊び行動が観察

されている[6]。

　上記のような動物にみられる3種類の遊びはヒトやそのほかの霊長類に共通であるが，構成，演劇，言語，ふり，ゲームなどといったヒトの遊びがより一般的な研究対象であった[5]．しかしながら神経科学の進歩は，多くの種(species)に認められる遊びが，系統発生的に古い行動や脳，神経伝達物質システムに関わることを明らかにし，より複雑な遊びも他の種にもみられる基本的な遊びから発生することを示唆している．このような比較研究から，Burghardt[4]は，遊びを3つのプロセスに，つまり，①めったに遊ばないあるいはただ単純に遊ぶ動物の行動や，刺激の剥奪の結果低い閾値で生じる行動にみられる原始的な遊びを一次プロセス(primary-process)，②循環機能や体の柔軟性の維持，老化の防止などのより適応的な機能を持つ遊びを二次プロセス(secondary-process)，さらに，③発達の指標や認知的な成熟に達するのに重要であり，創造性やイノベーションにつながる遊びを三次プロセス(tertiary-process)，と区別した．根幹となる一次プロセスの遊びは，三次プロセスの遊びを盛んに行う動物にもみられると考える．

　このような3つの段階を，Panksepp[7,8]は以下の異なる枠組みで捉えている．一次プロセスを遺伝子によって決定される，生得的な情動を支える皮質下のメカニズム，二次プロセスを，古典的条件づけやオペラント条件づけのような，基本的な情動の学習と記憶のメカニズム，そして三次プロセスを，複雑な知覚や思考，気質(temperament)などの，低次の情動プロセスと新皮質による高次の精神機能が相互作用するメカニズムと捉える3段階である．そして，一次プロセスである生得的，基本的な情動はすべてのレベルの精神機能に影響を及ぼすと考える．

B　脳との関連

　変温動物の爬虫類，鳥類，哺乳類などの遊びに連続性が認められるという知見は，大脳基底核や辺縁系などの共通の神経システムが遊びに関わることを示唆する．以下に脳の部位と遊びの関連を紹介する．

1）中脳・視床・視床下部

　Panksepp[8,9]は，一次プロセスにおける社会的情動システムとして，社会的分離によって生じるパニック（panic），性愛（sexual lust），母性的な行動（maternal care）などとともに，遊び（play）を提言している．これらの情動は，マウスからヒトまで自己相似（self-similar）の系統発生的に古い皮質下の脳部位に制御されながら，高次の精神プロセスに影響を及ぼしているという．ここでいう遊びの情動とは，取っ組み合い遊びに代表される，笑顔や笑い声，スキンシップを伴う活動性の高い身体遊びの衝動を指し，喜び（joy）あるいは幸福感（happiness）を生み出す主要な情動システムと考えられている．

　Pankseppら[10]は遊びの情動の生物学的研究を進めるにあたり，仔ラット同士がじゃれ合うときに特異的な高周波領域（50 kHz）の音声を発することを発見し，それを快情動表出の客観的指標として用いた．さらに，子どもを笑わせる手っ取り早い方法がくすぐることであることをヒントに，動物実験でラットに快情動を引き起こす，つまり50 kHzの音声を発せさせるために触覚（くすぐり）刺激を与えるTickling刺激法を確立した．彼らは，ラットの50 kHz音声はヒトの笑いとその神経メカニズムを共有すると提言し，ラットの遊戯的なかん高い声についての神経学的な研究はヒトの笑いと喜びの神経学的研究に通じると述べている．

　このように遊びを情動・動機づけ研究の枠組みで捉える立場[9]から，例えば，空腹や喉の渇きが飲食行動を促すように，遊びの欠乏によって遊び行動が起こることが実証されている．また，ラットの新皮質を発達初期に切除しても遊ぶことには影響を及ぼさないこと，一方，視床の体性感覚野に投射する領域では小さな損傷も遊びを著しく減少させることがわかっている．このようなラット研究は，遊びの神経メカニズムが，視床，視床下部，そして中脳などを含む古い脳に帰することを示唆してきた．最近では，Tickling刺激法を活用して作られたlaughing rat（実験モデル）を用いて，快情動の表出に関連する遺伝子（群）の解析が進められている[8,11]．

2）扁桃体

　性差は遊びに関する研究テーマの1つである．伝統的に雄は雌よりも跳ぶ，跳ねる，取っ組み合うなどの遊びが多くみられると考えられがちだが，統計的に必ずしも有意な結果は得られていない[6]．アンドロゲンが関わる扁桃体は，社会的行動ならびに性によって分化した(sex-differentiated)行動に関係するため，遊び研究者の注意を引いてきた．その切除実験の結果は必ずしも遊びの性差を説明しないが[12]，扁桃体は遊びにおいて相手の情動を読むことを可能にするなど，おそらく他の辺縁系とともに遊びの社会情動的な側面を担っている[6,13]．

3）基底核

　大脳基底核は大脳皮質から入力線維を受け，視床を介して主に前頭葉の運動関連領野に帰るループ状の神経回路を形成する．随意運動の発現と制御に重要な役割を担う中枢として知られているが，報酬に基づく系列運動学習にも関係する．大脳基底核の入力部に当たるのが被殻および尾状核よりなる線条体であり，Graham[14]はヒト以外の14種の霊長類における線条体の大きさと社会的遊びの進化的な関連を，独立対比(independent contrast)を使った系統種間比較法(phylogenetic comparative methods)を行い検討した．その結果，霊長類の線条体の相対的な容積は，社会的遊びに費やす時間比率とは種を超えて正の相関を示したが，非社会的遊び(他者との相互作用を伴わない遊び)に費やす時間比率とは相関を示さなかった．つまりこれらの共進化(coevolution)が示唆された．これまでも，被殻-尾状核損傷によってラットの取っ組み合い遊びが有意に減少すること[9]，ドーパミン阻害剤を注入されたラットは正常な線条体におけるドーパミン機能を失い，遊びはするが，ふさわしい運動系列を選ぶことができず，社会的遊びにおけるまとまり(coheciveness)の低下を示すこと[15]が報告されている．

　線条体は脳の中で最も強くドーパミン性の入力を受け，報酬の予測に関連した活動を示すが，報酬の経験は社会的遊びに含まれるリスクテイキングな行動に極めて重要である[14]．危険を伴う行動をとって，新しいスキル

の完遂に成功することの高揚感は，線条体や脳のほかの部位のドーパミン取り込みに負うところが大きい．こうしたリスクテイキングな行動を通して身体的，社会的な新しいスキルを獲得することで，緊急あるいは予期できない事態に適応していく[16]．

4）小脳

小脳は，緻密な運動やその学習をつかさどる運動中枢として知られる．ByersとWalker[17]は，動物が危険をおかしてまで遊ぶのは骨筋系の発達を促す運動トレーニングとしての意義があると考え，この説を検証するため，哺乳類における運動の解剖学的・生理学的効果に関する文献をレヴューした．その結果，運動によって養われる身体的な強さや忍耐強さは，幼若期（離乳から性的成熟まで）だけでなく，成人にも認められる一時的な効果であることがわかった．一方，小脳におけるシナプス発生と骨格筋繊維タイプの分化は幼若期のある一定の時期のみに得られる永続的な効果であることを，マウスの移動遊び，ラットの移動ならびに社会的遊び，ネコの社会的遊びの頻度の発達的データをもとに示唆し，幼若期に集中して生じる遊びがニューロンや筋肉の発達に決定的な影響を及ぼすことを論じた．

また，系統種間比較法を用いてヒト以外の哺乳類における社会的遊びの頻度と小脳の大きさの関係を検討した結果[18]，両者の間に正の相関が報告されている．

5）前頭葉

Pellisらは，ラットの取っ組み合い遊び（社会的遊び）における攻撃と防御の2匹の体勢（posture）が年齢とともに変化することに着目し[19]，皮質を切除されたラットでは遊びの動機は維持されたままだが，この体勢の変化が消失することを報告した[20]．このことから遊びの年齢による変化は神経学的に説明できると考え，適切な社会的行動の遂行に関わる前頭前野と遊びの関係を検討している[21,22]．前頭前野損傷はヒトやその他の動物においてさまざまな障害を引き起こすが，ラットの取っ組み合い遊びの頻度や内容には影響を及ぼさない．しかしながら，動物の社会的スキルを変化さ

せる．前頭前野のうち，眼窩前頭皮質（五感のすべてと辺縁系からの入力あり・運動野からの入力は弱い）の損傷によって相手によって振舞いを変えることが不可能になり，内側前頭皮質（運動野とのつながりあり・報酬系とのつながりは弱い）の損傷によって相手に合わせて振る舞うことが難しくなる．一方，また幼若期に遊ばなかったラットは，相手によって態度を変えたり，相手に合わせた行動をすることができなかった．つまり，前頭前野損傷の遊び経験を持つラットは，健常脳の遊び経験のないラットと同様な，社会的スキルの障害を示す．

　Bellら[23]は，遊び仲間との経験が前頭前野の神経細胞に及ぼす影響を調べるために，遊びの臨界期と考えられる生後30～55日を，成人ラットと生活する（遊びはほとんどなし）群と，遊び相手になるラット（1匹あるいは3匹）と生活する群に割り振り，ゴルジ染色法によって，内側前頭皮質と眼窩前頭皮質の神経組織を調べた．その結果，眼窩前頭皮質の神経細胞は遊びの有無には関係なく一緒に過ごす仲間の数に反応して，一方，内側前頭皮質の神経細胞では，特に遊び経験の有無に反応して変化が起こることがわかった．具体的には，眼窩前頭皮質において社会的相互作用は神経細胞の基底樹状突起（basal dendrite）の増殖に重要であり，一方，内側前頭皮質では遊び経験が神経細胞の尖状樹状突起の刈り込みに決定的と考えられた．

　そのほか，前頭前野は恐怖や不安などの負の情動をつかさどる扁桃体の働きをコントロールすることがわかっている．その発達を遊びによって促すことは，予期できない事態に対し過剰な情動反応を防ぎ適応的な行動をとることにつながり，遊びの目的の1つを支持することになる[16]．

6）神経伝達物質

　遊びの楽しさに関わるのは，ドーパミン，内因性オピオイド（エンドルフィンはその1つである），内因性カンナビノイドなどの神経伝達物質である．そして近年，楽しむという精神過程は，動機づけと快楽に再分されてきた．つまり，中脳辺縁系ドーパミンシステムつまり中脳黒質緻密部の内側に広がる腹側被蓋野からの側坐核への投射経路は，快楽よりむしろ動機づけに関わり，一方，側坐核，腹側淡蒼球，そしておそらく扁桃体で局

所的に分泌されるオピオイドやカンナビノイドは,主観的な快楽をもたらすことが示唆されている[12,24].遊んでいるときは最適のドーパミン信号が出ているが,これを刺激することがさらに遊びを増すことにはつながらない.ドーパミンとは異なり,モルヒネ,メタドン,βエンドルフィンのような内因性オピオイドは遊びを増加させる.また,3種のオピオイド受容体のうち,ミューオピオイド受容体が唯一社会的遊びに関係する.そのほか,カンナビノイドは,多幸感・知覚の変容,抗不安といった作用を持ち,その受容体は,大脳皮質,大脳基底核,海馬,小脳,視床下部など,脳全体にわたり広く分布している.近年,統合失調症を始めとした精神疾患とカンナビノイド受容体(CB1)および内在性カンナビノイドとの関連性が指摘されている[25].

そのほか,くすぐり刺激によるラットのかん高い声がNMDA受容体のアンタゴニスト(MK-801)で消失することから,快の情動反応にはグルタミン酸塩が極めて重要であることが示唆されている[10].

C 遊びと病理

1) 不安

冒頭で紹介した定義にもあるように,遊びはストレスのないリラックスした状態で生じる.ラットは,栄養が十分でないときや生理的に不快なとき,不安や恐怖を感じているときには遊ばなくなるが,これらの状況が変わるとすぐにもとのように遊び始めることが観察されている.Siviy[26]は,ネコの匂いを用いて負の情動を引き起こし,幼若ラットの遊びを抑制する実験は,ヒトの子どもにおける不安の脳メカニズムを理解し,その治療法を開発することの一助となると述べている.例えば,手で触れられたラット群は,触れられていないラット群よりも全体的によく遊び,恐怖条件づけが起こりにくかった.ただし,恐怖条件づけを経験後,リスクを察知したときの両群の行動に違いはなかった.そのほか,抗不安薬は,ネコの匂いのために減少したラットの遊びを増やすことはなかったが,次に続く脅威に対処できるよう防衛的な構えを促すという報告もある.不安が生じる

場面で遊びがストレスを和らげることはヒトの子どもでも実証されつつある[26]．

2）注意欠陥多動障害（ADHD）

　不注意，多動性，衝動性の3つの主症状からなるADHDの子どもは，中枢刺激剤であるメチルフェニデートの投薬によって，行動に著しい改善がみられる．中枢刺激剤は皮質の覚醒を促し，新皮質はすべての一次プロセスにおける強い衝動を抑制する働きを持つ．遊びの衝動は皮質下に生得的に備わっている一次的な衝動であり，もしそれが満たされないとADHDの症状となって現れる．言い換えると，メチルフェニデートは遊びの衝動を抑制すると考えられている[9]．ではADHDの子どもは遊びの衝動が強いのだろうか．自由遊び場面での観察では，彼らは健常児に比べ，社会的ではなくひとり遊びが多い．これに関して，ADHDの子どもの粗暴で原始的な振舞いに健常児が関わることを避けている可能性もある．Panksepp は幼児の取っ組み合い遊びについて，よく統制された動物行動学的な分析を行った後[27]，それが前頭葉の抑制機能の発達を促すことを示唆し，ADHDの子どもたちを対象に，十分な身体遊びを使った介入プログラムを試みている[28]．薬物療法に警鐘を鳴らすこのような立場は，近年ではADHDに対する精神分析的な介入に影響を及ぼしている[29]．

3）自閉症スペクトラム障害（ASD）

　ASDの子どもは，コミュニケーション障害，対人的相互作用の障害，想像的活動の障害に関連したさまざまな症状を示す．症状が顕在化し始める1歳前後には，彼らの脳で領域を超えた広汎な神経ネットワークの組織化プロセスの異常が始まるとされる[30]．Pankseppは，ASDでは皮質下いわゆる辺縁系の構造が脳の他領域と健常発達のように相互に連結していない可能性を示唆した[9]．

　Kaner[31]は，ASDの子どもには，生得的に備わっているはずの他者と情緒的接触を行う能力が，欠如していると述べている．例えば，あやしても笑わなかったり，抱っこしてもそっくり返ったりと，なかなか一緒に遊ぼうとしてくれない．しかし，健常児のように双方向の働きかけや創造的な構造を持たないものの，"取っ組み合い遊び" を好み，それが彼らにとっ

て唯一の社会的な遊びである場合がある．Pankseppは少量のオピオイドを投与された幼若ラットが同様な行動を示すことから，ASDの子どもは内因性オピオイドあるいは関連する分子が過剰な状態にあり，既に社会的な満足感を感じているために社会的な遊びの欲求が低いと考えている[9]．

D　ヒトの遊びと発達

"遊びの情動"が生み出す普遍的な遊び，代表的には"取っ組み合い遊び"が哺乳類に共通にみられるのに対し，ダンス，音楽，ドラマなど，ヒトの遊びは年齢を重ねるに従いバラエティに富んでくる．Pankseppによると，後者は，前者の系統発生的に古い脳を発信源とする遊びの情動が高次の精神機能によって制御され，また生後の環境で出会った文化要素と結合した結果と考えられる[8,9]．図66ではヒトの遊びの発達について，清水[32]の発達構造図に"遊びの情動システム"を加えて作図を試みた．清水の構造図は，ピアジェの視点を大きくは参考にしながら遊びを巨視的に捉えたものであり，図66上段に広がるこれらの遊びは，発達する皮質の機能によって遊びの衝動が形を変えていったものと考えられる．一方，遊ぶことで前頭葉の抑制機能の発達が示唆されているので[28]，最後にこの点について考えてみたい．

Panksepp[7]は，系統発生的に古い皮質下の情動と高次の精神機能が相互作用する三次プロセスの1つとして，気質（temperament）を挙げている．気質とはRothbartら[33]によると，反応性と自己制御における体質的な個人差であり，生物学的（遺伝・成熟）に規定された比較的永続的なものであるが，経験によっても影響されうるものである．ここでいう反応性は，内外の刺激に対する運動反応や情動反応そして注意を定位するなどの反応を指し，一方自己制御は，反応性を調整するプロセスであり，前部帯状回，前頭前野を中心とする実行注意ネットワーク（executive attention network）がその役割を担うと考えられている[34]．

中川と鋤柄[35]は，発達初期にくすぐり遊びなど取っ組み合い遊びの類を多く経験することが気質の発達にどのような影響を及ぼすかを縦断的に検討した．1.5～3歳までの縦断的な調査研究の結果，くすぐり遊びは子ども

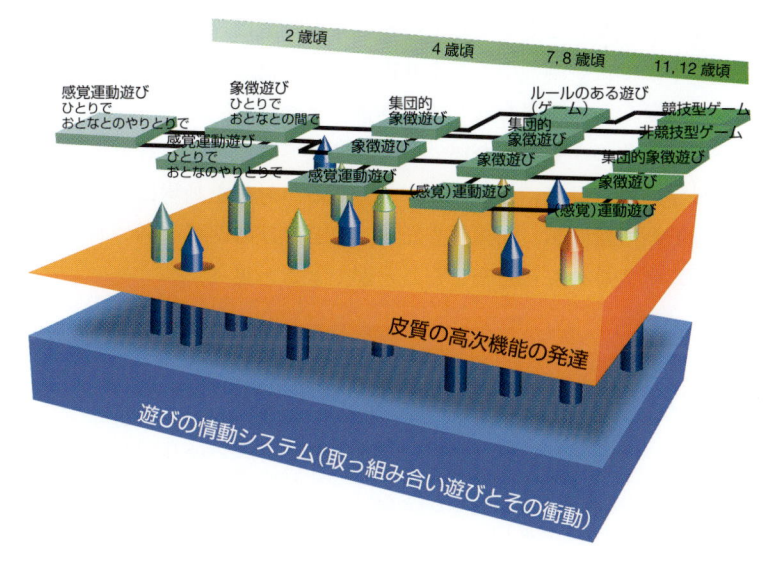

図66　遊びの発達のイメージ図
（図の一部は清水[32]より）

脳の高次機能が発達するに従って遊びにバラエティが増えていくが，これらの遊びはどれも皮質下の情動システムをエネルギーの源とする．円柱は遊びのエネルギーを表し，円柱の色がオレンジに変化しているほど高次機能の影響を受けていることを示す．色が変わらず皮質を突き抜けている円柱は，皮質下から直接遊びを生み出すような強い衝動の存在を示唆する．

が声をたてて笑う代表的な場面であると認識されていること，その頻度が高いほど"強い刺激を好む"尺度（high intensity pleasure scale）と"注意集中"尺度（attention focusing scale）の得点が高くなることがわかった．前者は高潮性（surgency）の因子に，後者は自己制御に関わる因子に負荷が高い下位尺度である．ただし，これらの正の相関は，第2調査時点（月齢24カ月以上30カ月未満）の遊びをもとに群分けしたとき得られたものであり，その因果関係については明らかではない．つまり，遊びが気質をはぐくんだのではなく，気質に応じて遊びが選択された可能性も考えなくてはならない．

　Brown[2]は脳科学に進化論的視点を取り入れたEdelmanに依拠して，遊びと同じようにレム睡眠は新規の神経回路を柔軟に形成し，より適応的

な脳を作り上げることを示唆している．レム睡眠は進化的に古い眠りであり，その中枢は古い脳の中でもより古い延髄，橋，中脳である．ヒトの古い脳は，遊びやレム睡眠を通して，本書のテーマ"感じ，表現する脳"の土台を築いているのかもしれない．いずれにしても，ヒトを対象とした遊びの神経科学的研究は緒についたばかりである．対象を動物にまで広げた実験や行動観察，質問紙，面接調査など，脳と遊びの関係ついてあらゆる研究結果から考えをめぐらせ楽しむことができると思う．

● 文献 ●

1) 亀井伸孝：人の遊びをどうとらえるか．亀井伸孝・編集，遊びの人類学ことはじめ―フィールドで出会った"子ども"たち，昭和堂，京都，2009, pp 2-20
2) Brown S, Vaughan C：Play：How It Shapes the Brain, Opens the Imagination, and Invigorates the Soul. The Penguin Group, New York, 2009
3) 島田将喜：遊び研究の〈むずかしさ〉と〈おもしろさ〉．亀井伸孝・編集，遊びの人類学ことはじめ―フィールドで出会った"子ども"たち，昭和堂，京都，2009, pp 21-37
4) Burghardt GM：The Genesis of Animal Play：Testing the Limits. MIT Press, Cambridge, 2005
5) Burghardt GM：The comparative reach of play and brain Perspective, evidence, and implications. Am J Play 2：338-356, 2010
6) Graham KL, Burghardt GM：Current perspectives on the biological study of play：Signs of progress. Q Rev Biol 85：393-418, 2010
7) Panksepp J：Primary process affects and brain oxytocin. Biol Psychiatry 65：725-727, 2009
8) Panksepp J：Science of the brain as a gateway to understanding play An interview with Jaak Panksepp. Am J Play 2：245-277, 2010
9) Panksepp, J：Affective neuroscience：The foundation of human and animal emotions. Oxford University Press, NewYork, 1998
10) Panksepp J, Burgdorf J：Laughing rats? Playful tickling arouses high-frequency ultrasonic chirping in young rodents. Am J Play 2：357-372, 2010
11) 堀美代，大西淳之，林隆志・他：笑うラット―陽性刺激によりオン/オフする遺伝子―．ヘルスカウンセリング学会年報 15：37-48, 2009
12) Vanderschuren LJMJ：How the brain makes play fun. Am J Play 2：315-337, 2010
13) Lewis KP, Barton RA：Amygdala size and hypothalamus size predict social play frequency in nonhuman primates：a comparative analysis using independent contrasts. J comp Psychol 120：31-37, 2006
14) Graham KL：Coevolutionary relationship between striatum size and social play in nonhuman primates. Am J Primatol 71：1-9, 2010
15) Pellis SM, Castañeda E, McKenna MM, et al：The role of the striatum in organizing sequences of play fighting in neonatally dopamine-depleted rats. Neurosci Lett 158：13-15, 1993
16) Ŝpinka M, Newberry RC, Bekoff M：Mammalian play：training for the unexpected.

Q Rev Biol 76 : 141-168, 2001
17) Byers JA, Walker C : Refining the motor training hypothesis for the evolution of play. Am Nat 146 : 25-40, 1995
18) Lewis KP, Barton RA : Playing for keeps : Evolutionary relationships between social play and the cerebellum in non-human primates. Hum Nat 15 : 5-21, 2004
19) Pellis SM, Pellis VC : The pre-juvenile onset of play fighting in rats (Rattus norvegicus). Dev Psychobiol 31 : 193-205, 1997
20) Foroud, A, Whishaw IQ, Pellis SM : Experience and cortical control over the pubertal transition to rougher play fighting in rats. Behav Brain Res 149 : 69-76, 2004
21) Pellis SM, Pellis VC, Bell HC : The function of play in the development of the social brain. Am J Play 2 : 278-296, 2010
22) Pellis SM, Pellis VC : the Playful Brain : Venturing to the Limits of Neuroscience. Oneworld Publications, Oxford, 2009
23) Bell HC, Pellis SM, Kolb B : Juvenile peer play experience and the development of the orbitofrontal and medial prefrontal cortices. Behav Brain Res 207 : 7-13, 2010
24) Trezza V, Baarendse PJJ, Vanderschuren LJMJ : The pleasures of play : pharmacological insights into social reward mechanisms. Trends Pharmacol Sci 31 : 463-469, 2010
25) 山本経之：カンナビノイド受容体：中枢神経系における役割．日薬理誌 130 : 135-140, 2007
26) Siviy S : Play and adversity How the playful mammalian brain withstands threats and anxieties. Am J Play 2 : 297-314, 2010
27) Scott E, Panksepp J : Rough-and-tumble play in human children. Aggressive Behav 29 : 539-551, 2003
28) Panksepp J : Can play diminish ADHD and facilitate the construction of the social brain. J Can Acad Child Adlesec Psychiatry 16 : 57-66, 2007
29) Leuzinger-Bohleber M : Psychoanalytic preventions/interventions and playing "rough-and-tumble" games : alternatives to medical treatments of children suffering from ADHD. Int J Appl Psychoanal Studies 7 : 332-338, 2010
30) 神尾陽子：自閉症スペクトラムと発達認知神経科学．岩田誠，河村満・編集，発達と脳――コミュニケーション・スキルの獲得過程，医学書院，東京，2010, pp 19-38
31) Kaner L : Autistic disturbances of affective contact. The Nervous Child 2 : 217-250, 1943
32) 清水美智子：遊びの発達と教育的意義．三宅和夫，村井潤一，波多野誼余夫・編集，児童心理学ハンドブック，金子書房，東京，1983, pp 495-519
33) Rothbart MK, Derryberry D : Development of individual differences in temperament. In Lamb ME, Brown AL (eds) : Advances in developmental psychology, vol 1, Erlbaum, Hillsdale, NJ, 1981, pp 37-86
34) Posner MI : Evolution and development of self-regulation. American Museum of Natural History, New York, 2008
35) 中川敦子，鋤柄増根：気質の発達と遊び・なだめ方．小児保健研究 69 : 657-665, 2010

〔中川敦子〕

● こぼれ話 ●

音とコミュニケーション

　音声ではなく，単なる音によるコミュニケーションとして，私がすぐ思い出すのは，少年の頃一時興味を持ったモールス信号である．小学校6年生から中学1年生の頃にかけて，私はしょっちゅう秋葉原のパーツ屋に通って，貯めた小遣いで買えるだけの真空管やコンデンサー，抵抗などを買い込み，ラジオやアンプを作った．当時はまだ真空管の時代だったが，ちょうどミニアチュア真空管という，細長い葱坊主みたいな頭の付いたガラス管の下に8本ほどの足の出たものが現れ出した頃だったから，大体はこれを使って組み立てた．何しろ，一度に小遣いが溜まったぶんしかパーツを買えないわけだし，アルミの弁当箱みたいなシャーシに，自分で穴を開けて組み立てていくのであるから，何カ月もかかってやっとでき上がる．私が最初に作り上げたのは，ふつうのラジオ放送だけでなく，短波放送も受信できる2バンドの受信機だった．当時，短波放送が既に始まっていたが，わが家のラジオでは短波放送は入らなかったから，自分で受信機を作って，この短波放送を聞きたかったのである．

　苦労の末やっと完成した受信機に，2階の窓の脇にめぐらしたアンテナをつなぎ，スイッチを入れ，レシーバーを耳に当てると飛び込んできたのが，モールス信号，すなわちトン・ツーの洪水だった．もっとも最初に聞いたときには，トン・ツーがあまりにも速く繰り返されるので，ただの雑音のように聞こえたが，そのうちこれがモールス信号というものであることを知った．そうなると，今度は，手引書を見ながら，「イ」は「・—」，「ロ」は「・—・—」，「ハ」は「—・・・」などと覚えるようになる．中でも，これだけはと覚えたのは，「・・・———・・・」すなわち「SOS」だった．毎日短波放送を聞くたびに，チューニングをしながらどこからかこの信号が聞こえてきはしまいかとドキドキしたことを思い出す．そしてまた，皆がトン・ツーをマスターしたら，試験のときなんか簡単にカンニングができてしまうなと，ひとりでほくそ笑んでいたことも懐かしい思い出である．

　短波放送の世界に耳を澄ますことは，もう絶えて久しくなるが，電話やメール通信が発達してしまった今日でも，あの懐かしいトン・ツーの世界はまだ存在しているのだろうか．（岩）

5
アートの決め手は脳のネットワーク？

　私の姉は絵が上手である．大学は美大を卒業し，実家に母の肖像画がかけてあったが，それなりなのであろう．字もうまい．学生のときから書道展で入賞するほどである．だが，私はまったくダメである．美術の時間は苦痛だし，高校のとき，書道の先生に（書道，美術，音楽のどれか1つ選択する）なんで書道を選択したのかあきれかえられたほどである．受験した大学の1つでデッサンの試験があった．アグリッパなどの有名な石膏像をデッサンする試験である．こればかりは避けて通るわけにはいかないので，姉の指導を仰いだ．木炭と消しゴム代わりに食パンを使うとか，恰好だけは一人前であるが（それで回りの受験生を圧倒できた？），できは極めてお粗末．ともかく習ううちになんとか輪郭のバランスがとれるようになり，それかなとわかるレベルにまではなったものの，とてもデッサンとは言いがたいものしか描けなかった．姉も教えがいがなかったことだろう．あるいは，まったくダメからちょっとらしいまで引き上げられたことに満足したか．ともかく，おかげで合格はできた．

　その努力を無駄にして，結局1年後に歯学部に入り直すことになった．ところが，ここでも美術（アート）がつきまとう．まず第1の関門が組織，病理の標本のスケッチである．丸や細長いピンクの楕円の中に，紫の小さな丸を描いてそれを寄せ集めたようなスケッチしか描けない．解剖，これもハードルが高い．絵心のあるやつはレオナルド・ダ・ヴィンチばりのスケッチ．自分は立体感のない線画，しかもデフォルメ感がかなりきつい．

　さらに，歯学部には歯形彫刻という科目がある．石膏やワックスの棒を使って，歯の彫刻をするのである．歯というのは，臼歯の咬合面を除けば，思ったほどには複雑な形はしていない（図67）．だが，この思ったほどにというのがくせもので，歯は曲面の組み合わせで構成されている．図

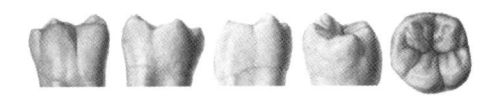

図67 ヒトの下顎第一大臼歯
咬合面(右端)は複雑であるが，側面はさほど複雑な形状ではない．ただし，極めて微妙な曲面の組み合わせで構成されているのがわかる．

を見てわかるように，この曲面の湾曲が「びみょー」なのである．それの組み合わせであるから，全体もまた「びみょー」である．それらしい物ができても，上手なやつにみせると「びみょうー」に違っているらしい．どこが違うのかを指摘してもらうのも一苦労で，向こうも何となくこのあたりが，としか言いようがない．つまり，1カ所修正すると微妙にバランスが崩れて，また違ってしまう．だから，最初から一発で削り出さないとうまくいかないのである．実寸大の歯の大きさならまだしも，練習用に数倍の大きさの歯を彫刻するとその差が余計に強調される．歯科の世界はミクロンまでわかる熟練した板金工の世界と同様に感覚の世界であり，アートの世界なのである．

このアートの微妙な感覚というのは何だろうか．

A　2つの視覚情報処理経路とアート

脳には2つの視覚情報処理経路があるとする説は，現在では教科書にも記載されている(図68)．視覚情報の認識は，最終的に頭頂連合野と側頭連合野の2つの連合野で行われる．それぞれには役割があって，頭頂連合野は視覚情報の中でも空間的な情報を扱うのに対して，側頭連合野では形態的な情報が扱われる．どうも，この2つの視覚情報処理経路ができ上がったあたりに，アート音痴の原因があるのではなかろうか．

われわれの脳は，視覚情報の中から，形，色，奥行き，動きの情報を読み取る．図68のような写真を見たときに，網膜で集められた視覚情報は一次視覚野で色と形の情報，動きと奥行きの情報に仕分けされ，それぞれの情報処理経路へと送り出される．色と形の情報は，V2野，V4野を

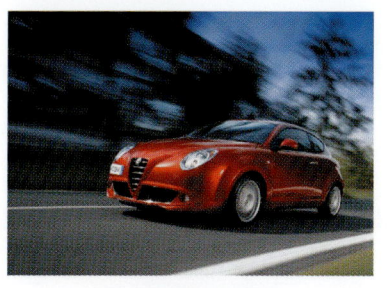

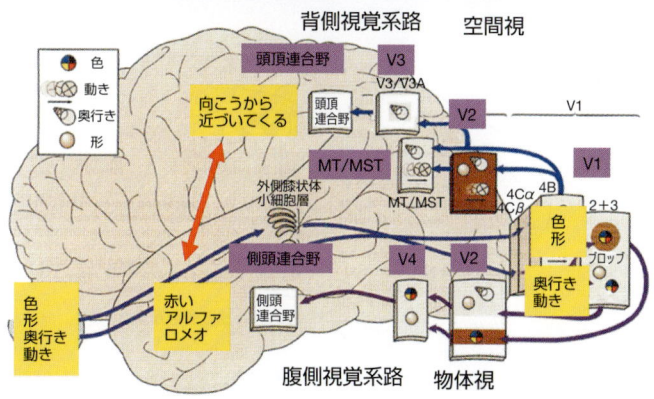

図68　2つの視覚情報処理経路

通って側頭連合野に流れる過程で「赤いアルファロメオ」という認識を生じさせる．ヒトでこの領域が損傷したときに，物体失認や相貌失認などの，見てなんだかわからないという症状が現れるその神経基盤である．一方，動きと奥行きの情報は，V2野，V3野を経て，動きはMT・MST野へ，そして奥行きの情報は頭頂連合野に集約され，「向こうから走ってくる」という認識を生じさせる．頭頂連合野が傷害されたときには，半側空間無視，立体視の障害，空間知覚障害などの症状が現れるが，その神経基盤である．そして，腹側視覚経路が物体視(what)の経路であり，背側視覚経路が空間視(where)の経路であるといわれる．

　さて，「赤いアルファロメオ」という認識と「向こうから走ってくる」という認識が脳の別々の場所で行われてそのままでは困ったことになる．常識的に考えればこれらの認識が組み合わされてはじめて，「赤いアルファロ

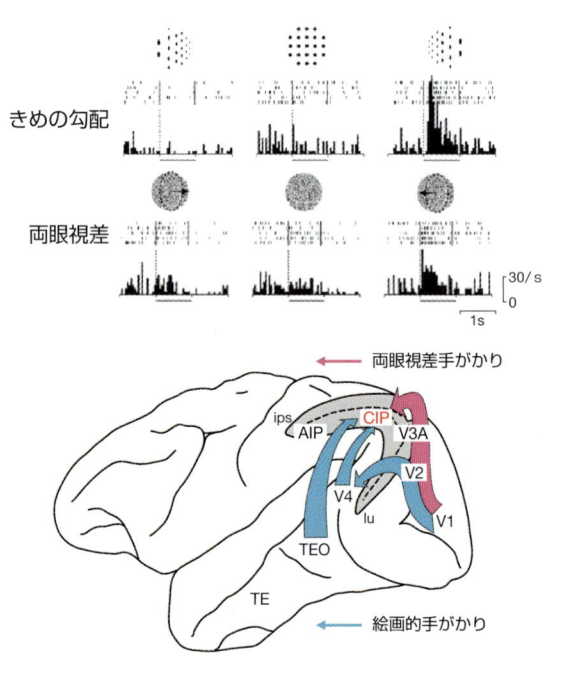

図69 きめの勾配(絵画的手がかり)および視差の勾配(両眼視差手がかり)に反応する頭頂連合野の面方位選択性ニューロン

メオが向こうから走ってくる」というこの絵についての認識が生じるはずである．ところが，この2つの経路で生じた認識がどこで統合されるのが，どのように統合されるのかについてはまだわかっていない．

　この2つの情報処理経路は，それぞれが完全に独立しているわけではない．例えば，頭頂連合野は立体視の中枢であることもわかっている．われわれが立体視をするときの一番の手がかりは，左右の眼の網膜上での像のずれ，両眼視差であり，頭頂連合野の神経細胞は視差信号をもとに3次元形態の情報処理を行っている．しかし，頭頂連合野の神経細胞は，2次元的な立体手がかりである線遠近法や，きめの勾配といった絵画的手がかりにも応答する[1,2]（図69）．おそらく，これらの絵画的手がかり情報は，腹側視覚経路のどこからか送られてくると思われる．一方で，両眼視差の情報を処理する神経細胞は背側視覚経路だけでなく，腹側視覚経路でも見つ

かっている．しかし，ヒトの脳損傷症状を見ると，頭頂連合野の損傷で立体視の障害は現れるが，側頭連合野の損傷では現れない．したがって，3次元形態の主たる処理経路は，やはり背側視覚経路にあると思われる（サルでは側頭葉の損傷でランダムステレオグラムが見えなくなったという報告があるが，これは融合の難易度の高いランダムステレオグラムについてである）．

つまり，この2つの情報処理経路は互いが完全に独立しているのかというとそうではなく，その途中や，最終過程では相互に結合していて，ある能力を発揮するにあたっては，どちらかが優位に機能するというということである．まったくの想像になってしまうが，この2つの処理過程の結合の程度が個人のアートに対する能力の違いとして現れるような気がしてならない．

B　視覚情報の質の違い

錯視が密かなブームになっている．学会でも錯視コンテストなるものが行われている．これまでの研究で，カニッツァの三角形（図70）に代表される主観的輪郭について，V2野に主観的輪郭に反応する神経細胞があることがわかっている．また，錯視ではないが，V4野の色に感受性を持つ神経細胞は，カラーモンドリアン図形の中の色パッチからの反射光の波長ではなく，その色パッチ本来の色に対して応答する，いわゆる色の恒常性を持つことが知られている．つまり，これらの腹側視覚経路の中にある神経細胞は実際の物理的特徴に反応するのではなく，知覚に対応した反応を示している．

この錯視，たいがいは（おそらくすべて）は2次元画像の錯視である．3次元の手がかりである両眼視差を使った錯視はおそらくないと思われる．線分の長さが矢印の向きで違って見えるミューラー・リヤー錯視はランダムドットステレオグラムを使って矢印を背景から浮かして呈示しても同じ効果があるといわれるが，これも3次元情報に関わる錯視ではなく，錯視の質は長さという2次元にある．陰影や遠近法などの2次元的立体手がかり（絵画的手がかり）を利用した錯視は多い．陰影については凹凸の錯視で

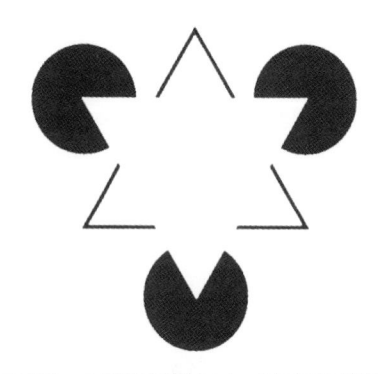

図 70　主観的輪郭カニッツアの三角形

あるクレーター錯視や仮面の錯視，遠近法については大きさの恒常性を利用して巨人に見えるエイムズの部屋などがよく知られる．

　両眼視差による錯視がないというのは，どういうことなのだろうか．メガネザルにとって両眼視差は，餌までの距離を測るためのいわば生活の道具である．人間にとっても，手の届く範囲の動作を行うにあたっては，両眼視差による位置情報が極めて重要である．現に，手術用顕微鏡は双眼鏡である．ということは，両眼視差は正確でぶれる余地のない客観的な情報として脳で取り扱われているように思われる．したがって，そこに錯視のような主観的な現象は起こり得ない可能性がある．

　大胆にいえば，背側視覚経路で扱われる情報は客観的であるのに対して，腹側視覚経路で扱われる情報にはかなりあいまいな主観的な情報である．ちょっと行き過ぎであろうか．

C　特徴の抽出

　フィルムカメラを使っていたときには，写したはずのイメージと現像してでき上ってきた写真のイメージの違いにいつも愕然とさせられた．特に，風景などで顕著で，写真の中では対象物が自分のイメージよりはるかに小さい．今のデジタルカメラにはモニターがあるので，でき上がりのイメージを撮影前に確認できるが，それでも PC の画面で確認するとやはり

C 特徴の抽出

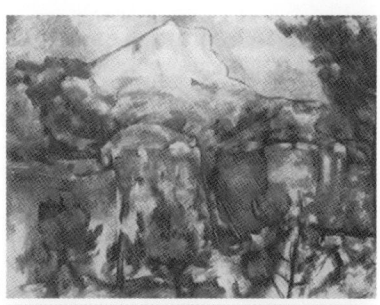

セザンヌが描いた
「サン・ヴィクトワール山」

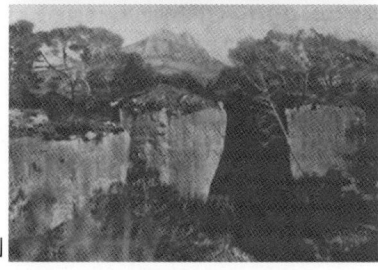

写真で撮影した
「サン・ヴィクトワール山」

図71　セザンヌのサン・ヴィクトワール山

自分のイメージより小さくなることが多い．イメージどおりに仕上げられるのがプロといってしまえばそれまでであるが，アートのできる人は見たイメージの中の特徴を捉えてそれを強調して表現できるということであろう．絵画では，セザンヌはサン・ビクトワール山の写生に代表されるように，遠くの物を写真で撮ったよりずっと大きく描いている(図71)[3]．しかし，線分の2等分をさせると人の視覚はかなり正確である．長さも絶対的なものについてはあいまいであっても相対的なものについては正確に捉えることができる．

　顔が醜くゆがむ錯視，flashed face distortion effect というものがある[4]．画面の中央に注視点，その左右に顔写真が提示される．注視点を注視している間に，ある程度のスピードで次々に顔写真が入れ替わる(図72)．左右の顔写真は周辺視野で捉えることになる．しばらく見ていると，モンスターの顔写真のように感じてしまうという錯視である．しかし，1枚1枚の顔写真をじっくり見ると，感じるほどひどい顔ではない．この錯視には

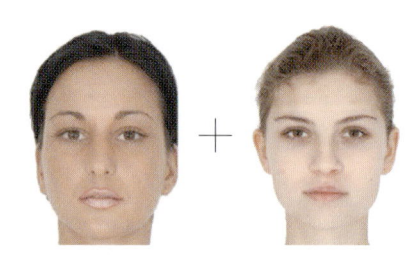

図72 Flashed face distortion effect

いくつかの仕掛けがある．まず，眼の位置が左右の顔写真で同じ高さで，ほぼ同じような眼にしてあるが，いくらか大きめの鼻，大きめの額をしたものが混ぜてある．このような仕掛けで1秒間に4〜5枚の速さで写真を入れ替えると，いくらか大きめの鼻が強調されて異様に大きく感じたり，いくらか広めの額が異様に広かったりと，1枚の写真を見たときには少し大きいかな，少し広いかなという特徴が強調されて顔が醜く見える．作者らによると，鼻の大きさや額の広さは個人を識別するときの有力な手がかりであり，眼はもちろん重要であるが，この場合，眼の位置が変わらないように設定してあるので，それ以外の特徴に注意が向きやすく，結果として，その特徴が強調されるのであろうと解釈している．

　顔というのは人間(動物一般？　少なくとも霊長類一般)にとって特異的な視覚刺激である．脳には顔の視覚情報を専門に処理する顔領域が存在している．また，陰影を逆にしても顔の場合は凹凸が変化しない，眼と鼻が逆向きになっていても顔と認識できるサッチャー錯視など，脳には顔情報を特異的に処理する回路があると思われる．顔については特徴抽出回路が元来から備わっているようだが，そのほかのものについての特徴抽出回路については自分で育てるしかないのであろうか．

D　思いを行動にする

　私も頭の中では，ああこれはこう見える，これはきれいだ，この字のこの部分はこうやってはねている，というイメージは持っている．しかし，

いざそれを自分で書いてみると，思いとはかけ離れたとんでもない代物が出現する．それを見て，イメージとかけ離れていることもすぐ理解できる．書けないもどかしさがつのる．カラオケも同じである．頭の中ではオリジナルの歌手の，あるいは，歌手になりきり自分のこぶしのきいた歌声がろうろうと流れている．だが，実際の自分の歌はいったい何だろう．歌のケースはゴルフやテニスにも通じるところがある．頭の中の石川遼のスイングはいったいどうしてここまでデフォルメして再現されるのだろうか．

　頭頂連合野にはwhere以外にhowという機能がある．行動のほとんどは視覚情報に頼っている．コップに手を伸ばすには，コップの位置の情報，大きさの情報，もし取っ手があるならその傾きの情報を瞬時に処理して，手を伸ばしその間に手首を回して角度を合わせ，指の開きを大きさに合わせることを自動的に行う．以前の筆者らの研究で，頭頂葉ニューロンの中に操作運動に関係する操作運動関連ニューロンを見つけた[5]．日常的に行っている，握る，つまむ，つかむ，押すという動作が必要なスイッチの操作をサルにも行わせて，そのときに頭頂葉からニューロン活動を記録したのである．操作運動関連ニューロンの特徴は，まず，あるスイッチを操作するときにだけ強く活動する操作運動選択性を持っていること，その活動は操作対象の形態の視覚情報と，サルが行っている操作運動情報から成り立っていた．ヒトでも頭頂葉の損傷によって，操作運動の障害，特に手の構えがうまく作れない症状を呈することが知られている．つまり，頭頂葉は，視覚情報をもとに操作対象の形態を分析し，その情報から，運動プログラムを起動させる信号を運動前野に送り，最適な操作運動を発現させる．これは何も手の運動に限ったことではなく，体の移動も同じである．普段から通い慣れた道であれば，要所，要所で何も考えずに正しい方向へ進んでいく．これは，頭頂葉には，ある風景と結びつけられた行動のリストがあって，ある風景が眼に入るとそのリストが呼び出されてそれによって正しい方向へと身体が移動する．したがって，頭頂葉には視覚情報と行動・運動を結びつける重要な役割がある．

　絵画を描く，文字を写すという行動・運動はどの回路が働くのだろうか．

美術教育について研究をしている，ある大学院生が言う．正確な輪郭の描写（例えばグリッド線を使うなど）デッサンを重ねることで絵はうまく描けるようになる．「感じたように描きなさい」という指導をするから，うまく描けなくなって美術嫌いになるのだ，と．彼のそれは，「背側視覚経路をまず利用しなさい，それから腹側視覚経路ですよ」といっている気がする．田邉の『痴呆の症候学』の中に大変興味深い絵が出てくる（図 73）[6]．病状が進むにつれて患者の描く絵のタッチがまるで変わってしまったのである．病状が進んだときのほうが，より写実的で，先に話題にした特徴の抽出（強調）が行われていない（図 73B）．この患者は前頭葉ないし側頭葉を中心とする脳の前方領域がおかされる前方型認知症で流暢性失語の症状を呈しており，田邉は，「…うがった見かたをすれば言葉が意味を失ったように，作者が絵に込めたい内容が欠落しているのかもしれない…」と記している．私もうがった見かたをすると，外界をそのまま捉える頭頂連合野はおかされていないため，頭頂連合野で処理された視覚情報に基づく行動発現がなされた結果，写実的な絵が生まれ，特徴を捉える側頭連合野との連

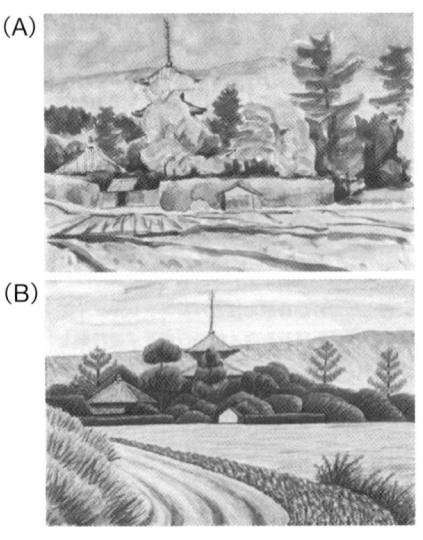

図 73　前方型認知症患者の描いた絵のタッチの変化

合をはかる(「赤いアルファロメオ」と「向こうから走ってくる」を連合する)前頭連合野がおかされたため，絵に込めたいイメージが欠落したのではないだろうか．

　結局，アートな脳とは2つの視覚経路をほどよく連合させることが可能な脳であると結論したい．どうすればできるか，それは謎である．

●文献●

1) Tsutsui K, Jiang M, Yara K, et al：Integration of perspective and disparity cues in surface-orientation-selective neurons of area CIP：Single unit recording and muscimol microinjection experiments. J Neirophysiol 86：2856-2867, 2001
2) Tsutsui K, Sakata H, Naganuma T, et al：Neural correlates for perception of 3D surface orientation from texture gradient. Science 298：409-412, 2002
3) 酒田英夫：頭頂葉．神経心理学コレクション，医学書院，東京，2006
4) Tangen JM, Murphy SC, Thompson MB：Flashed face distortion effect：Grotesque faces from relative spaces. Perception 40：628-630, 2011
5) Taira M, Mine S, Georgopoulos AP, et al：Parietal cortex neurons of the monkey related to the visual guidance of hand movement. Exp Brain Res 83：29-36, 1990
6) 田邉敬貴：痴呆の症候学．神経心理学コレクション，医学書院，東京，2000

〔泰羅雅登〕

●こぼれ話●

ビオラとともに

　私がビオラを弾き始めたのは，中学生になったときであるから，もう半世紀以上前である．それまで習っていたバイオリンが一向にうまくならないのと，体がどんどん大きくなったのとで，アンサンブルでビオラを弾くようにと，先生から命じられた．そこで，バイオリンのレッスンを受ける一方で，弦楽アンサンブルではビオラを弾くようになった．しかし，その後合唱にのめり込んだりしていたため，長い間，ビオラはケースの中で眠ったままでいた．再びビオラを手にしたのは，東京女子医大に赴任して数年後，学生オーケストラの顧問を引き受けるようになってからである．

　30年以上も開けていなかったビオラを取り出してみてびっくりしたのは，弓の毛がすっかり抜け落ちていたことである．早速弓を張り替えてもらい弾いてみたが，さすがに30年の不在は大きかった．まず，思うように音が出ないし，右腕も，左手指も，思ったように動いてくれない．そし

て何しろ，音色が自分ながら全然気に食わない．まるでビオラの響きがなく，しわがれ声の老人みたいな音しか出ないのである．駒を替えてみたり，ロジンを買い換えたり，果てはまた弦を張り替えてみたりしたが，どうにもうまくいかず，最初のステージは，われながら不満足で，散々なできだった．

　それからもう十数年が経ってしまった．学生さんたちと一緒に，毎年の定期演奏会，学園祭の演奏，そして外来棟のホワイエで年2回患者さんたちのために行う病院コンサート，それに加えて毎年3月の謝恩会での卒業演奏など，オーケストラの年中行事には休みがない．年中何かの曲のおさらいをしていなくてはならない．それでも，練習のときに，指揮者の先生方から指導を受けると，毎回新しい発見がある．音楽をどのように感じ，それをどのようにして表現していけばよいのか，それを教えられていくうちに，演奏という表現行動の複雑さに感心してしまった．美術とは違って，音楽の演奏の場合，作品を作り出した作曲家と，その作品を受け取る聴衆の間には，演奏者という第三者が介在している．演奏者は，作曲者の表現意図を実行に移すだけの存在ではあるが，実際には演奏者の感性と表現能力とによって，作曲者の表現意図は大きく歪められてしまう可能性があるのだから，演奏者の表現は，常に作曲者と聴衆の両方に向けられた，ヤヌス的なものでなくてはならない．つまり，前と後ろに控えている異なった相手とのコミュニケーションを，常に同時に営むという大変込み入った表現活動を強いられているのである．

　それに加え，ビオラにはもう1つの大きな特徴がある．オーケストラの中でビオラが主旋律を引くなんてことはめったにない．弦楽器の中で主旋律を受け持つのは，第1バイオリンかチェロに決まっていて，ビオラは常にどちらかの弾くメロディーを支えているか，あるいはワルツやポルカでは後打ちのリズムを刻むかである．すなわち，オーケストラの中で，ビオラは常に他の楽器の表現意図を汲み取り，それを支えて助けていく役割を与えられている．だから，オーケストラにおけるビオラ弾きは，一般社会における人間関係そのもののような，複雑極まりない関係に気を配りつつ，自らも表現しなくてはならない．ビオラ弾きは，その役割を果たせることが無性に嬉しいのである．（岩）

6
芸術における時間の表現

A　時間とは何か

　時間とは何かという問題は，哲学における根本的な問題の1つとして，古くから論じられてきた．アリストテレス[1]は，運動の前に感じられる「今」と，運動の後で感じられる「今」との違いを知るときに，時間が生じると考えた．すなわち物理的な運動の数を時間として捉え，円運動をもって時間の尺度とすることを唱えた．しかし，これは単なる物理的な数ではなく，その運動を数えるものの存在が不可欠であるとした．すなわち，物理現象の変異を，人間が感じ取ることが時間の存在への気づきであるという考えである．物理現象と，それを観察するヒトの脳の相互関係の中において時間を定義づけるという，このアリストテレスの見かたは，今日的な見地からみても極めて科学的なものである．

　一方，聖アウグスティヌス[2]は，時間を脳内の精神現象として捉えている．すなわち，過去の物事は記憶に蓄えられ，現在の物事は直観によって感じ取られ，未来の物事は期待の対象となる．これらの記憶，直観，期待の3つの精神現象の存在に気づくことが，時間の存在に気づくことであるとした．時が下って，カント[3]は，時間と空間は，感性(Sinnlichkeit)によって直観(Anschauung)できるもののうち，先験的に認識できる純粋直観であるとした．彼によれば，時間も空間も，それを現象とみなすときの精神の中に，表象としてのみ存在するものであるとしたのである．これらの考えかたは，時間を精神現象として捉えるというものであり，観念的時間論を確立したといえるであろう．

　しかし，ニュートンやライプニッツによって築かれていった近代物理学の発展は，時間と空間を物理学的な世界秩序であるとし，時計という時間

の測定器を日常的な道具としてしまった．すなわち，時間というものは感じられるものではなく，測定されるものであるという見かたが一般社会に広まっていったのである．このような計測される物理的時間の理論は，その後の相対性理論の提唱により一変する．すなわち，ニュートンが考えたような地上でのみ通用するような絶対時間の概念は消滅し，宇宙空間の理解に必要な，新しい時間の概念が提唱されて今日に至っている[4,5]．

これに対し，時間を身体運動の表現と関係づける考えかたが，19世紀末から20世紀初頭にかけて提唱されてきた．物理学者でもあったマッハ[6]は，計測的時間と生理学的時間の直観とを分けているが，基本的なものは，身体活動における動きのリズムであり，誰でも自己身体に固有の動きのリズムがあり，これをもってヒトは時間を直観する．マッハは，近代物理学の扉を開けたガリレオ・ガリレイが，振り子の等時性を発見する際に，自らの脈拍を数えることによって時間を計測したことを取り上げ，身体内部の生理学的時間感覚と物理学的経過事象との時間的関係に気づくことによって，時間の計測ということが正当化されると述べた．ベルグソン[7]も，ヒトは肉体的同感，すなわち自己の身体運動におけるリズムによって時間を感じ取るとし，しかもこのリズムは，感情の強度による筋収縮の状態の変化に従って変化することを指摘している．

このように，今日の時間論は，相対性理論によって裏づけられた，物理学的・計測的時間論と，古代から続いてきた観念的時間論，そして生理的時間論の3つの方向に分かれているが，本章で取り上げる時間は，主として後者の2つの時間論，すなわちカントのいう純粋直観によってのみ認識可能となる観念的時間と，マッハやベルグソンのいう身体運動によって認識される時間の2つが主な対象となる．

B　アートとアーティストにおける時間の意義

1つのアート作品が世に生まれるとき，そこには必ず作家の時間の見かたが反映される．洞窟絵画の作家たちは，描いた絵を見るものは未来の人々であることを知っていた．その未来の人々が，まさか3万年も後の人々であるとは予想していなかったとしても，作家たちは長い時間経過の

中でも変わらず，永続的に保存されていくことを願っていたに違いない．文学作品もまた，原則として長期保存的な作品である．しかし一方では，最近の参加型インスタレーション作品のように，時間経過とともに作品が変化していくことを期待して作られる作品も多い．

　一方，音楽の演奏や踊りのステージ，詩の朗読や芝居などのように，最初から時間的永続性を望むことのできないジャンルのアート作品も多い．これらのジャンルの作品は，特定の時に特定の場所で行われるパフォーマンスとして生み出されるのであり，そのパフォーマンスが行われた時点で，すでに場所と時が無条件に埋め込まれてしまう．これらのアート作品は，今日では，CDやDVDなどにして記録されることが多く，パフォーマンスに埋め込まれた場所の意義が薄れつつあることは事実であるが，それでもなお，演じられた時は，作品に無条件に埋め込まれている．このように考えるなら，アーティストは常に，自己の作品における時間の意義を感じ取っているはずであり，その意味ではすべてのアート作品には，必然的に時間が表現されているのは間違いない事実である．

　しかし作家は時に，先に述べたような純粋直観や身体運動に訴えかけるような表現を用いて，作品中に時間の経過を意図的に盛り込もうとする．それは，作品が作家の意図とは無関係に，いわば必然的に表現している時間経過ではなく，むしろそのような必然的時間経過から独立した，独自の時間経過を感じさせる時間表現である．さまざまな分野で，数え切れないほどのアーティストがこの問題と取り組み，すばらしい作品を世に問うてきた．本章では，それらの作品のいくつかを取り上げ，論じてみたい．

C　絵画における時間表現

　平面的な絵画の中に時間を表現することは，洋の東西を問わず，古くからなされてきた．わが国の絵巻物はその典型である．一連の出来事を，絵画として表現する技法として，平安時代末期(12世紀頃)に製作されたと考えられている「源氏物語絵巻」「信貴山縁起絵巻」「伴大納言絵詞」そして「鳥獣人物戯画」は，四大絵巻として世界的にも有名である．パピルス，紙，羊皮紙などを巻物にした出版物，すなわち巻子本(かんすぼん)の製作は，エジプト

の「死者の書」以来の古い技法であるが，いちいちすべてを開かねばならないという不便さから，今日のような冊子形式の本の発展に伴って，すっかり廃れてしまった．しかし，わが国においては，巻子本の形式を利用した独特の時間表現法が考案され，数多くの優れた作品が製作された．これらの絵巻物では，出来事が時間経過に従って右から左へと描かれていく．これを見るものは，右手で絵巻の最初の部分を押さえ，左手で軸に巻かれた絵巻を広げ，右手は既に過ぎ去った出来事の絵を巻き込んでいきながら，出来事の時間経過を見ていく．すなわち，時間軸は，右から左へと進行していく．しかし一方では，「異時同図法」といって，同じ画面の中に同一の人物を複数回描き，ストーリー全体の中では，短い時間経過を表現する方法もとられている．この場合は，時間経過が上から下に進行したり，あるいは左から右に逆行するように描かれ，全体のストーリーの時間経過とは異なった局所的な時間スケールを描くための技法である．「伴大納言絵詞」[8]の中の子どもの喧嘩に親が出てくる場面とか，「信貴山縁起絵巻」[9]の第3巻の東大寺大仏殿での尼君参篭の場面などは，この技法が用いられている．また，「信貴山縁起絵巻」の延喜加持の巻[9]では，醍醐天皇の病平癒に駆けつける護法童子が，物語全体の進行方向とは反対に左から現れて右向きに飛んで来るように描かれている．このため，右から見ていくと，まず護法童子が清涼殿に到着した姿が見え，次いで左方から天駆けて来る童子の姿を見ることになる．これは「逆勝手」と呼ばれる技法であり，ストーリーの時間の流れとは違った時間経過を表現するために用いられている．これもまた，物語全体の進行の時間スケールとは異なった短時間の速い経過を表現するために使われた描画技法とみることができる．スケールの異なった時間経過をこのように描き分けるという細やかな時間表現は，注目に値する．

　西洋美術において，これらの絵巻物に匹敵する作品はバイユーのタピスリー[10]である．これは，1066年のヘースティングスの戦いに勝利して，英国国王の座に就いた征服王ウィリアムの業績を讃えるため，王妃マティルドが織らせたものとされ，マティルド王妃のタピスリーと呼ばれているが，実際にこれを製作させたのは，マティルド王妃ではなく，バイユーの司教であったオドンではないかとされている．いずれにせよ，11～12世

紀に製作された70mもの長大な布に施された刺繍の物語は，巻物というよりは，教会の内部に張り巡らされるようにして展示されたのであろう．ここで興味深いのは，このタピスリーでは，出来事の時間進行が日本の絵巻物とは完全に逆方向になっていることである．すなわち，ここに描かれた出来事は，左から右へと進行しており，わが国の絵巻の時間進行とは逆の方向を向いている．このような時間軸の方向性が逆向きになっていることの最も重要な要因は，書字の方向であろう．西洋のアルファベット書字は，左から右に進むものであるのに対し，わが国における書字の方向は，少なくとも絵巻物が作成された時代には，上から下へと書かれ，行替えは常に左方向へと行われてきた．マティルド王妃のタピスリーにおいても，ストーリーの展開とは逆に，右から左に向かって進んで来る人物が描き出されている場面があるが，これらは，日本の絵巻物のように次元の異なった時間経過を表すのではなく，文字どおり空間的に反対の方向からの動き，すなわち敵方の動きを表現している．右から左へと巻物を広げながらストーリを追って見ていく日本の絵巻物とは違い，このタピスリーは横に長く広げたかたちで展示し，見る人自身が，左端から右の方向へ移動しつつ見ていったものと思われる．そこには時間表現のみでなく，2つの軍隊の戦闘場面という空間的に対峙する方向性の表現が重視されている．

　このように見てくると，ほとんど同じ頃に作成され，1つのストーリーを視覚的に展開していく点においては同じような表現方法を用いた作品であり，いずれも観念的時間を表現する技法ではあるものの，日本の絵巻物においては，その中に身体的時間をも表現しているという点に注目すべきであろう．このように異なった時間論を同一の作品中に込めるという時間表現の巧妙さにおいて，日本の絵巻物の技法は実に独創的であるといえる．

　絵画における時間表現にはこれとはまったく異なった技法もあり，そのような画家のひとりに，夭折した画家有元利夫がいる．子どもの頃から，時間に耐えて風化した存在を好んだ彼は，イタリアでフレスコ画を見て，そこにわが国の「寂（さび）」に通じるものを感じ取った．欠損を漆喰で埋めてあったり剝れかかっていたり，「風化」したフレスコ画は，「時間そのものが喰い込んでいる感じがして気持ちが安らぐ」，と書いた彼は[11]，自らの作品表現にも「風化」を埋め込んだ．彼は，油彩に加えて画面に浸み込むような岩

絵の具を用いたり，描いたキャンバスや紙をいったんしわくちゃにしたりして，画面の上に「風化」を実現しようとしただけでなく，額縁に歯科ドリルで虫食いの痕を再現しようとしたり，漆塗りの乾漆仕立てにしてその一部を剥がしたりして，時間を表現しようとした[11]．静謐な彼の画面から感じられる古風な美しさは，ストーリーの展開という技法とは違って，画面の中に浸み込んでいくかたちで，観念的時間を表現しているといえる．

絵画における時間表現の方法として，身体運動を描く絵画技法がある．筆者は，先にそのような表現技法を用いた作品としてマルセル・デュシャンの「階段を降りる裸体 No.2」を取り上げた[12]．身体運動的な時間の表現に体系的に取り組んだのは，未来派の画家たちであり，運動の視覚化という絵画技法を試みている．しかし，彼らの制作した作品から感じ取られるのは運動そのものの知覚，すなわち運動覚であり，時間表現の方法としては，必ずしも成功しているとは思われない．

D　音楽における時間表現

音楽は元来時間軸の上でしか存在し得ない．ポリフォニーという空間的な要素があることは事実だが，リズムにしてもメロディにしても，常に時間軸の中で実現されるものであり，音楽という営みに時間が内蔵されているのは当然のことである．その中で，特にリズムという要素は，音楽における時間表現に大きな役割を果たしている．マッハ[6]やベルグソン[7]が示したように，時間の知覚には，身体運動の繰り返しのリズムが重要であり，音楽はまさにその点において身体的時間を表現している．しかしそれゆえに，音楽をもって別の次元の時間，すなわち過去・現在・未来という観念的時間を表現することは困難である．それでも，音楽作品によってその困難な表現を行おうとした試みは少なくない．その多くは，ことさら古い表現様式の音楽作品を作り出すという試みであり，近代音楽でしばしば取り上げられてきた．例を挙げるなら，ブラームスの交響曲第4番の第2楽章，ストラビンスキーのプルチネルラ，レスピーギの古代舞曲とアリア，アルボ・ペールトのティンティナブリ様式に基づく一連の作品などがある．これらはいずれも，その懐古的な主張が極めてはっきりと表現され

た作品であり，その点において観念的な時間の表現であるといえよう．

これに対し，身体的時間表現をそのまま使いながら，観念的時間を表現するという特異な表現方法を用いた作品も存在する．その1つは，ラヴェルのボレロであり，終始一貫したボレロの単純なリズムの繰り返しの中に，われわれは，淡々と流れいく観念的時間，すなわち過去・現在・未来へと経過していく時間を感じ取る．舞踊家イダ・ルビンシュテインから，舞踏音楽の作曲を依頼されたとき，米国旅行から帰国したばかりであったラヴェルの脳裏には，オートメーションで製品が作られていく工場のイメージがあったのではないであろうか．ベルトコンベアのラインを思わせる単一のリズムが淡々と刻まれていく間に，さまざまな楽器の組み合わせによって次第に厚みを増し，華やかになっていくメロディが，製品の完成していく様を表現していると考えるなら，この身体的時間の繰り返しの中に，観念的時間の経過が表現されているといえよう．実際，作曲家自身，この曲の場面設定を工場にしたがっていたという[13]．同じリズムの繰り返しによって時間経過を表現するという手法は，アリストテレスの時間論，すなわち運動の数が時間であるという考えに裏づけられた時間表現，ということができるのではないだろうか．

同じような表現方法として筆者が挙げておきたいのは，ショスタコービチの交響曲第7番「レニングラード」の第1楽章の後半において，執拗に繰り返されていく"戦争のテーマ"である．小太鼓のリズムの上に繰り返されていく，表面的にはナイーブで単純な行進曲のメロディは，レニングラードを包囲せんと迫り来るナチス・ドイツの大軍の侵攻の恐怖を表現している．次第に楽器の数を増し，音量が大きくなって，最後には混沌とした音の渦に巻き込まれていくような"戦争のテーマ"の繰り返しは，迫り来る恐怖が現実のものとなっていく時間的過程を的確に表現している．不安と恐怖の時間経過を表現した音楽として，この曲に勝る作品はないであろう．これはまさに，観念的時間を表現した音楽作品の傑作である．

E　舞台における時間表現

舞踊であろうと，演劇であろうと，オペラやミュージカルであろうと，

さらに映画であろうと，これらの芸術はすべて，音楽と同様，時間軸上でのみ存在するものであり，しかも舞踊の一部を除いては，観念的時間の支配下にあるストーリー性を表現するものであるため，過去・現在・未来という時間軸に常に束縛されているという特性を持つ．その中でしばしば工夫されるものに，同時性の表現がある．舞台の上で流れる時間経過は常に一方向性であるから，異なった場面で同時に進行するストーリーを表現するには，それなりの表現方法がとられる．演劇においてよく行われるのは，舞台を上下に二分し，それぞれにおいて別々のストーリーを展開させるという手法である．例えば，ミュージカルの「ミス・サイゴン」東京公演の大詰めでは，異なった場所におけるストーリーの同時展開が，この形式によって表現されていた．

舞台においては，複数の登場者が同一空間において同時に行動するため，同時点における個々の登場者の心境の差を同時に表現できるが，演劇の台詞は常にひとりずつが順繰りにしゃべっていくのに対し，オペラやミュージカルでは，重唱という形式で，複数の人物が同時に自分の心境を述べていくことが可能である．実際，ピーター・シェーファーの戯曲「アマデウス」では，モーツアルトが，「芝居では一人ひとりが順番にしゃべっていくだけだが，オペラでは複数の人間が同時に歌うことができる」と述べる台詞がある．その典型は，ベルディのオペラ「リゴレット」終幕の5重唱であろう．5人それぞれのまったく異なった心境を同時進行で表現することは，演劇では不可能なことである．

舞台において表現されるストーリーは，いわば実時間で経過していくのがふつうで，演じられる人物と観客は同一の時間経過を共有しているのがふつうである．しかし，この原則を打ち壊すような舞台表現も存在する．ジロドゥーの「オンディーヌ」第2幕では，未来の出来事が先行して語られ，演じられるときは何度も行きつ戻りつしながら，ストーリが展開する[14]．

舞台における時間表現という点で最も特異なのは，太田省吾の状況劇場であろう[15]．彼の作品では，何気ない日常的な動作が，まるでスローモーション映画を見るように，実にゆっくりと演じられる．歩み寄るのも，水を飲むのも，争うのも，殴り合うのも，実際の運動の約5倍の時間をかけて演じられる．太田省吾は，ストーリー性を表現する演劇は，いわば人間

の行動の抄録のようなものであるとし，抄録ではない人間の行動の全記録をめざした舞台を作り上げようとしたと述べているが[15]，身体運動的時間の表現法として注目に値する考えかたである．

F 文学における時間表現

　文学もまた，長い間，人間の行動の抄録を描くことをもって，その表現方法としてきた．その表現方法は，ストーリーという時間軸上に並べられた抄録のかたちでまとめられたエピソードの集積である．その結果，いわゆる長編小説の類は，ストーリーを形成する数多くのエピソードについて，その時間経過をしっかりと表現することになるため，作品の分量は必然的に長くなる．しかし，いくら長く述べたとしても，そこで述べられた人間行動全体の真の時間経過に比べれば，それを読む時間の経過は比較にならないほど短いのがふつうである．すなわち，文学作品というものは，人間の行動の時間経過を抄録化することで，基本的には時間経過を短縮するのが長い間の慣習的手法であった．なぜなら，そこで問題となる時間は，あくまでも，過去・現在・未来という観念的時間経過だけだからである．しかし20世紀文学においては，小説におけるこのような人間行動の抄録化に飽き足らず，ストーリーを読み解いていく時間経過に対する問題意識を強く抱いた作家たちが現れた．マルセル・プルースト，ジェイムス・ジョイス，そしてバージニア・ウルフの3人は，いずれも，そのような観念的時間の枠組みにとらわれることのない小説作品を作り上げた．プルーストの『失われた時を求めて』[16]や，ジョイスの『ユリシーズ』[17]，あるいはウルフの『ダロウェイ夫人』[18]では，過去の記憶を想起する過程をたどる時間経過や，町の中を歩きながら次々と出会うさまざまな事象の時間経過が，ストーリーの展開とは直接関係することなく記述されていく．これらは身体運動や精神活動の生理的時間経過を意識した作品であるといえる．これらの作品の読み手には，語り手の身体活動の実時間を共有することが求められているのだ．これに対し，ウルフの『オーランドー』[19]では，何百年にもわたって生き続ける主人公というかたちで，理屈上はあり得ない時間経過を描き出している．また，同じくウルフの『波』[20]では，幼い頃

の出来事から現在の思いへの時間的な経過が，岸辺に寄せて砕け散っていく波の1日の描写とともに述べられていくという手法によって，古典的な小説におけるストーリーの直線的な時間進行に抵抗している．文学的創造において彼らが行ったことの最も大きな意義は，文学から，古典的な技法であった，ストーリーという観念的時間の枠組みを取り払い，小説における時間表現の豊かさを創造したことであるといえよう．

　時間表現の技法において極めて独創的な作品は，村上春樹の『世界の終わりとハードボイルド・ワンダーランド』[21]であろう．交互に並行して語られていく2つの異なったストーリーを読み進むにつれて，このまったく関係がないように思われ，またストーリー展開の速度においても対照的なストーリが，実は前後につながった1つのストーリーであるのではないかと読者が気がつくに至る．このような，時間の循環を感じさせる技法は，マンチェフスキ監督の映画作品『ビフォア・ザ・レイン』にも用いられている．バルカン半島における民族紛争が，いつ果てるとも知れない復讐の連鎖からなっていることを示すため，この監督は映画の冒頭の場面と終わりの場面とを，まったく同じにしている．すなわち，この映画のストーリーには終わりがなく，永遠に循環するのである．

　文学における時間の扱いは，近年ますます巧妙になってきている．マイケル・カニンガムの『めぐりあう時間たち』[22]では，小説における時間表現の先駆者であるバージニア・ウルフの1日，彼女の小説『ダロウェイ夫人』に登場するクラリッサ・ダロウェイの1日と，その小説を読む読者ローラの1日，クラリッサという名前ゆえにダロウェイ夫人というニックネームで呼ばれるクラリッサ・ボーンの1日が，互いに数十年の時間を超えて複雑に絡み合い，興味深い効果を醸し出している．朝吹真理子の『きことわ』[23]でも，過去と現在，そして未来の時間までが，夢と記憶を介して錯綜し，時間の流れの不思議さが実に巧みに表現されている．この小説の中では，四半世紀前の少女時代，永遠子（とわこ）と過ごした夏の思い出が詰まっているが，今は取り壊す予定の別荘に来た貴子（きこ）は，壁にかかったままの黄ばんだカレンダーを前にして，「身のうちに流れる生物時計と，この家の時刻と，なべて流れているはずの時間が，それぞれの理（ことわり）をもってべつべつに流れていたように思えた．」[23]と書かれている．この思いこそが，本章で取

り上げている，芸術における時間表現の本質的問題意識なのである．

G　時間論からみた芸術

　以上のように，さまざまな芸術活動において，作家たちは時間というものを作品の中でいかに表現するかに努めてきた．芸術活動というものは，作品の受け手に対して，常に特定の時間表現を与えているということができる．時間を表現しようとする作家は，彼らの作り出した芸術作品を鑑賞する人が実際に鑑賞に要する時間経過とは別の時間経過を，自らの作品の中で表現しようとしてきた．絵画のような視覚に訴えかける造形美術においては，その対象が動いていないかぎり，視覚情報の中には時間情報は含まれていない．また，原則として鑑賞に要する時間経過には制約がない．一瞥しただけで鑑賞したという場合もあれば，長時間にわたって作品の前に立ち止まり，鑑賞し続ける場合もある．言い換えるなら，鑑賞に時間的制約がないというところに，時間表現の困難さが存在する．このような条件があるにもかかわらず，絵画作品の中に，観念的時間，あるいは身体運動的時間を表現した作家がいることは，先に示したとおりである．

　音楽や舞台芸術においては，鑑賞者は作品を演ずる演奏者，あるいは役者たちと一定の時間経過を共有するのが原則である．したがって，これらの芸術作品には，当然のことながら時間情報が含まれている．言い換えれば，作品そのものが特定の時間表現を持っているわけである．すなわち，これらの芸術活動における時間表現は，作品に固有の時間とはまったく独立した時間を表現するものでなくてはならない．これらの芸術作品は，すべて身体運動的時間に従って展開していくものであるが，多くの作家は，この展開の方法を巧みに変化させて，これを観念的時間に変換していく．また，身体運動的時間の経過そのものを変化させるというような時間表現も実現されていることは，ここに示したとおりである．

　文学作品，特に小説においては，古くからストーリーの時間軸に沿った展開が主流であり，またそれも個々のエピソードを抄録化して順次並べて表現するのが常であった．こうした小説の手法に逆らって，時間表現の立場から新しい表現方法を確立する作家たちが現れたのは，20世紀である．

その意味で，20世紀以後の文学の特徴の1つは，時間表現文学であるともいえるのではないかと思う．

芸術作品における時間の表現についての研究は，いまだあまり検討されたことはなく，この大きなテーマに対しては，本章もいわば手探り状態での序論ともいえる．今後，この観点からの研究が進むことを期待したい．

● 文献 ●
1) アリストテレス・著，出隆，岩崎允胤・訳：アリストテレス全集3 自然学．岩波書店，東京，1968，pp 164-190
2) 聖アウグスティヌス・著，服部英次郎・訳：告白(下)．岩波文庫，東京，1976，pp 111-143
3) カント E・著，篠田英雄・訳：純粋理性批判(上)．岩波文庫，東京，1961，pp 86-97
4) ライヘンバッハ H・著，市井三郎・訳：科学哲学の形成．現代科学叢書10．みすず書房，東京，1954
5) Hawking SW : A Brief History of Time. From Big Bang to Black Holes. Bantan Books, Toronto, 1988
6) マッハ E・著，野家啓一・編訳：時間と空間．法政大学出版会，東京，1977
7) ベルグソン H・著，服部紀・訳：時間と自由．岩波文庫，東京，1937
8) 黒田日出男：謎解き伴大納言絵巻．小学館，東京，2002
9) 泉武夫：信貴山縁起絵巻．小学館，東京，2004
10) Rud M : La Tapisserie de Bayeux et la Bataille de Hastings 1066, 4ème Édition. Christian Ejlers, Copenhague, 1996
11) 有元利夫，有元容子，山崎省三：有元利夫 絵を描く楽しさ．新潮社，東京，2006，pp 46-49
12) 岩田誠：見る脳・描く脳―絵画のニューロサイエンス．東京大学出版会，東京，1997，pp 159-160
13) ニコルズ R・著，渋谷和邦・訳：ラヴェル―作品と生涯―．泰流社，東京，1987，pp 183-190
14) ジロドゥ J・著，二木麻里・訳：オンディーヌ．光文社古典新訳文庫，東京，2008
15) 太田省吾：劇の希望．筑摩書房，東京，1988
16) Proust M : À la Recherche du Temps Perdu I Du côté de chez Swann. Gallimard, Paris, 1987
17) ジョイス J・著，柳瀬尚紀・訳：ユリシーズ①②③．河出書房新社，東京，1997
18) ウルフ V・著，近藤いね子・訳：ダロウェイ夫人．みすず書店，東京，1999
19) ウルフ V・著，川本静子・訳：オーランドー．みすず書店，東京，2000
20) ウルフ V・著，川本静子・訳：波．みすず書店，東京，1999
21) 村上春樹：世界の終わりとハードボイルド・ワンダーランド．新潮社，東京，1988
22) カニンガム M・著，高橋和久・訳：めぐりあう時間たち．集英社，東京，2003
23) 朝吹真理子：きことわ．文藝春秋 89：390-443, 2011

〔岩田　誠〕

あとがきにかえて

■○×で表現できない感性

　河村　本書の前半は「感じる脳」ですが，「感じる」というと，美醜や善悪といったものが挙げられます．感じかたは人それぞれですが，例えば平安美人のように誰しもが美しいと思う平均的な基準はあると思います．ただ，その基準は，時代による価値観の変化というか…．感性というのは，もしかしたら普遍的なものではなくて，時代や環境要因に影響を受けるものなのでしょうか．

　岩田　それはもう，間違いなく，その文化のなかで理解せざるを得ないわけです．だから，その個人が，いついる個人なのかが大きな意味をもってくるわけです．先生がおっしゃったように，唐三彩の美人を見ると，皆，ふっくらしていて，あの人たちがいま出てきたら，ミス・コンテストには絶対受かりっこないでしょ？　逆に，いまのミス・ユニバースが唐の時代では，まったく宮廷には入れてもらえない．でもなぜ，唐の時代といまの時代の美人が違うのかをきちんと説明するのは難しいですよね．その文化全体を見てみないと，たぶんわからないでしょう．

　いまだってそうで，例えばイスラムの世界とクリスチャニズムの世界の「正しいこと」というのは違うわけだし，それに従って美とか，正義というものもまったく変わりますよね．それを育てているのは，何も土地だけではなくて，そこの人たちが全身で受けている風土というか…．つまり，砂漠に住んでいる人と，森の中に住んでいる人とは，当然，美とか，正義とかいうものの感じかたは違っているのだろうと．

　河村　「感じる脳」の中には，色彩，音感，香，味覚，ヴァーチャル・リアリティとあります．神経心理学で扱う「感じる脳」というと，体性感覚とか，視覚と，聴覚といったもので，ふつう，こういったものは出てこないですね．音感というのも，ちょっと違いますね．

岩田 そうですね．例えば，絶対音感が音楽に必要かというと，たぶん全然必要ないですよね．相対音感で十分です．逆に，音楽をやっていると絶対音感があるというのがわかってくる．それだけの話じゃないかなと思いますね．

先生も，私も，西洋音楽をやってるでしょう？ 西洋音楽をやっていると，西洋音楽の音階にきちんと入れちゃう．ところが，西洋音楽以外のものを聞いていると，「ちょっと音程が外れてる」というふうに思っちゃうんです．邦楽の音階は西洋音楽からいえば全部「外れてる」といってもいいぐらいだけど，それが逆に，非常に豊かな音階をもっている．半音の間に，いくつもの音があるという世界で，一見，表現力に富んでいる世界と思うものに実は表現力がなくて，「どうも外れてるな」と思うものに，本当は非常に表現力があるというようなことが，世界にはたくさんあって，そういったものを僕たちは見逃してはいけないと思うね．

色もそうです．日本語の色名は非常に少ないんですね．赤とか，青とか，黄色というのは色の名前ですが，茶色はお茶の色，桃色は桃の色で，物の名前なんです．例えば「赤」もいろいろあって，朱色の朱は，水銀．紅は紅花でしょう？ 色の名前じゃなくて，物の名前を使うから，非常に微妙な色の差まで表現しちゃうんですよね．そういう意味で，本来，日本語には色の名前が少ないがゆえに，われわれは非常に豊かな色彩世界を言葉で表現できてしまう．色の名前がもっと多くて，それで全部カテゴリー化してしまうと，微妙な差を表現しなくなってしまうと思うんです．

神経心理学をやっていると，いくつかのカテゴリーにきちんと分けてしまって，それから外れていると「これは間違い」としてしまいやすいですが，よくよく考えてみると，それが本当にいいわけではないかもしれない．それはやっぱり文化の差なんですよね．

■祈り，癒しとしてのアート

河村 色のお話が出てきましたが，「表現する脳」では，最初にアート教育についての話題があります．例えば先生は，お孫さんにアートの教育をなさっているでしょうか．

岩田 僕自身は，孫がどういうことをしているのかを見ているのが面白

くてね．実は，自宅の近くにある絵画教室に入れてみたのですが，表現力が豊かなことを，皆にやらせているんです．つい先日，そこの展覧会があったので見に行ったんです．中学生ぐらいの子が人物像を書いているんですが，実に面白く描いていて，いわゆる写実的なものではないんですが，色使いはいいし，すごく楽しくて，いい絵なんですね．そういうことを教えてくれるのはいいと思うし，なぜ，子どもはそういうことができるのかというのに興味をもっているんですよ．

　芸術家といったら，昔は「食えない職業」の代名詞でしょ．アートをやるよりは，畑を耕して，作物をつくったほうが，ずっと生産性が上がると思うんだけれども，貧乏でもやっていくという話が多いわけです．豊かになってからアートが出てきたというのなら話はわかるんだけど，全然そうじゃない．それこそ洞窟の壁画に遡るわけですよ．3万年以上も前，ヒトは洞窟の中に絵を描いていた．生活をしていた場所ではない．わざわざ真っ暗なところへ，灯りを持って行って絵を描いたわけだけれども，たぶんあそこには音楽があったろう．音楽があって，踊っている絵があるからダンスもやったんだろう．要するに，洞窟はいまでいう映画館みたいなところかもしれない，それも壁画のある．

　そんなところで古代の人は何をやったのか．それは，僕は広い意味での「祈り」があったんだろうと思うのです．その時代は，芸術，宗教，医療が，まったく未分化で一緒のものだった．それが，広い意味での「祈り」というものだったと思うのです．たぶん洞窟に住んでいた時代のクロマニヨン人にとって，生活はかなり厳しかったはずです．毎日生きていくのだって大変だっただろうし，地震や嵐，山火事だってあります．そういったときには，大勢の人が亡くなるだろうし，そういう抗いがたい自然の力というのをとことん知っていたと思うんです．そこで，自分よりもうんと力のある

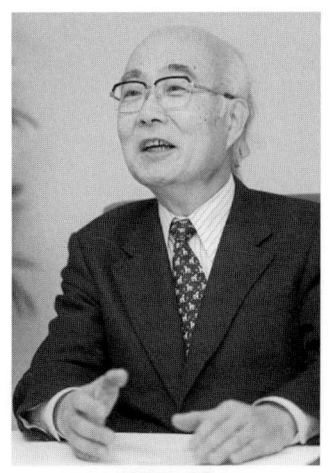

岩田　誠

自然にどう働きかけるかを，人間は考えたはずです．荒々しい自然から逃れるために，洞窟というのは非常にいい場所でしょう．お母さんの胎内みたいなものだから．そこへ行ってそこに絵を描いたり，音を出したり，踊ったりして，自然に対する畏れを抱き，何とか鎮まってほしいと願った．

そのなかで，病気やけがが治ることがあっただろうし，それはたぶん原始的な宗教で，それとアートがいつも一緒だったとすると，それこそが「祈り」であり，そこで行われていたのが，今流にいえばhealing＝癒しです．だから，宗教も，アートも，医療も，「癒し」という言葉を共通に使うでしょう．そういう意味で，healingがアートの根源に結びついているとすると，人間は，いかに生活が苦しくて食えなくても，healingを求めて何かをしようとする．芸術は，その名残りじゃないかと思うのです．

河村 遊びではなくて，生きていくために….

岩田 ええ，生きていくために，どうしても必要だった．それでなければ，こんなに昔からわざわざ暗いところへ行ってあんなにすごい絵を描いて，踊ったり，音楽をすることに意味がないもの．食っていくのに関係ないんだから．そうじゃないかなと，僕は最近，つくづく思っているんですよ．それのきっかけになったのが，土取利行さんの実験なんです．

河村 その実験のこと，簡単にお話しいただけますか．

岩田 洞窟の中の音響を調べているフランスの考古学者と音響学者がいるんです．実際にいくつかの洞窟で音響調査をしてみると，絵が描かれている洞窟とそうでない洞窟があって，描かれているところは，ある一定の周波数の残響効果が非常にいい．つまり音響がよくて，描かれていないところは残響効果が少ない場所だということがわかって，それを論文で発表したんです．そしてその考察に，「ということは，何かの音を出していた可能性がある」と．

それを知った土取さんという日本人の打楽器奏者が，実験してみようと思い立ったわけです．彼は，その研究をした人のところへ連絡をとって，クーニャックという洞窟へ行って彼が前から考えていた鼻笛を吹いてみたり，鍾乳石や石筍（せきじゅん）をはじいたり，叩いたりして音楽ができるということを証明した．そして，そこには実際に踊っているような絵も

あるので，音楽と踊りと絵画というのが，洞窟で結びついたのではないかと，彼が書いているのです．

河村 非常に興味深いですね．でも，なぜそんなことをしたのでしょう．

岩田 僕も考えました．あんな暗いところへわざわざ行くのは何だろうと．土取さんも「静寂」と言っていたけれども，自然の喧噪のないところ，自然から遠ざかることを求めたんですよね．

昨年，東日本大震災があってわかったんですけど，自然というのはやっぱり怖いんだと．その自然の怖さから逃れるために人間が行くところは，洞窟しかない．洞窟以外のところは，光はあるし，音はあるし，やっぱり怖い．洞窟の中にいるのがいちばん安全じゃないかと．そう考えると，わざわざあんなところへ行ってアートをやったというのは，自然から逃れてのことだったんじゃないか．自然が怖いから，自然を鎮めてほしい，それが「祈り」というものになるのではないかと思ったんですね．

河村 すごく納得できます．自然というのは，うるさいですし，怖いですよね．若い頃，単独行で山に行きましたけれども，ぜんぜん静かじゃない．真っ暗ななかで，音源が何かわからない音がたくさんするんです．風の音もあるし，木の音もあるし，雨が降れば音がするし，動物の鳴き声やとんでもないものも聞こえてくるので，非常に怖いです．そこは，洞窟とは違うところですね．

岩田 グリム童話の怖い話は，みんな森の中の話だものね．

僕ら日本人は，あまりにも森に近いところにいるので，どちらかというと親しみを感じている．たぶん生えている木が違うんですね．日本の森といわれているところは針葉樹が多くて，先が見えるでしょう．ところがヨーロッパの森はもうちょっと丈が低くて，葉がこんもり茂ってしまうと先が見えない．それがたぶん怖かったんじゃないですか．

それともう1つ，ヨーロッパの森というのは王様の持ち物で，禁猟区だったんですね．鹿が放してあって，その鹿を殺すと首を切られちゃうんです．特にイギリスはそうだった．そういう意味でも，森はうっかり入ると怖いところだった．そういう恐怖感もあったといます．

■言葉と描画

　河村　「表現する脳」についてずいぶん話してきましたけれども，言葉については，本書では多くは触れられていません．その点についてはいかがですか．

　岩田　いま面白いのは，言葉の獲得ですね．小さい子が，ずいぶん難しい表現をパッとするんです．僕は，チョムスキー（Avram Noam Chomsky）の言ってることはホントだなと思いますよ．教えたことのない言葉表現を，パッとするんです．どこで，こんなことを学んだのかと思うような，ギョッとするような表現をします．

　河村　僕も，3歳と，6カ月と孫が2人いるんですが，だんだんその境地がわかるようになりました．3歳の子は，ともかく動くんです．子どもはみんなそうかもしれないんですが，1分，2分…もうじっとしていられない．「君，2分ぐらい動かないでいられないの？」と言ったら，「あ，言われちゃった！」と言うので，本当にビックリしたんです．天才じゃないかと思いました（笑）．

　親がそういう言葉を使っている可能性はありますけど，状況と言葉が一致しているのに驚かされます．3歳ぐらいでも，感性とか，知性とか，かなりおとなに近い部分をもっているということでしょうか．

　岩田　それが，人間の人間たるところであろうと思います．アートというのは，一種の表現ですよね．表現行動自体は，どんな動物でもやります．だけど，表現するときに言葉をもっているか，もっていないかというのは，ものすごく大きな差でね．

　声にはできないけど，言葉にはできることというのがありますよね．自分が何を考えて，何を感じているのかというのは，言葉にしかできないですよね．声では，それはできない．声は何のためにあるかというと，皆に対して自分の存在を

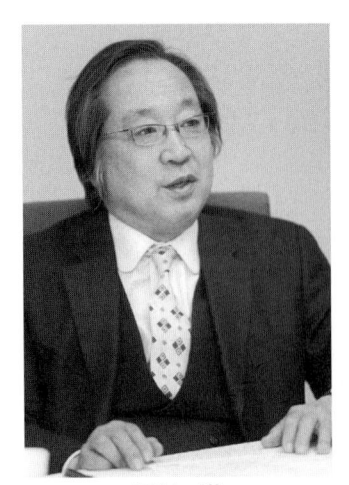

河村　満

知らせるか，皆にある特定の行動を起こさせるかのどちらかしかないわけで，「俺は本当はこう思ってるんだよ」とか，「わぁ，きれいな花だなと俺は思ってるよ」ということは，声ではどうしても伝えられない．

そういう能力を，言葉はもっているわけでしょ．それを人間は，3歳ぐらいになるとわりと自由に使いこなし始めるわけです．自分の思っていること，感じていることを，非常に的確に相手に表現することができるようになってくる．それがあるからこそ，アートで表現できる．だから，絵を描くとそれに意味が出てくるわけです．

例えば，ゾウが絵具を鼻で投げて絵を描いても，ゾウが自分の思いをそこに表現しているとは誰も思っていないですよね．ところが人間は，ただやみくもに描いているように見えても，例えば「ママのお顔」というふうに描き出すと，お母さんのことを考えて，それがやさしいお母さんだったら笑っている顔になるとか，そこで自分の考えを表すわけです．それは，言葉がなければできないことだと思います．

■「感じる」時間

河村 先生は時間表現のところで，文学について触れられていますが，そちらに関してはいかがですか．

岩田 僕は，前から時間というのは何かというのをずっと考え続けていまして，いまだにはっきりした答えがあるわけではないんだけれども，実はそれを考えるきっかけになっているのが文学です．

文学は，いちばん自由に時間を操るわけです．いわゆるふつうの物語というのは，必ず時間の順番に進んでいって，それを逆転させたら，読んだ人には，「これ何？」ということなるわけです．そういったものに接しているうちに，僕は「文学というのは時間というものを非常にうまく使っている．そこがミソなんだな」と思ったんです．それは，音楽とか，絵画にはなかなかできないことです．いま，ビデオアートみたいなものが流行って時間表現が簡単にできるようになりましたが，そういうものがなかった時代には，絵描きさんは，どうやって時間を作品に込めていくか，すごく苦労して，いろいろ工夫したようです．

時間とは何かということを考えているなかで参考になったのは，哲学者

の中村雄二郎先生の書いた『共通感覚論』です．その中に，ミヒャエル・エンデ(Michael Ende)の『モモ』を取り上げたものがあります．時間を人から取り去っていく集団がいて，その人たちと闘う少女モモが取り戻そうとしていた「時間」とは何なのかが，非常にうまく書かれています．

　例えば朝，遅れないように走って電車に飛び乗る人は，時間に追われ，時間泥棒に時間を取られた人という考えかたをするわけです．そういったものが，どうして出てきたのかと考えたら，時計の登場が原因なんですよね．時計が，時間泥棒なんです．

　このあいだ，今度大学へ推薦入学で入ってくる学生さんたちの入学前セミナーで，『蘭学事始』の読み合わせをしたんです．そのなかに，「明日，腑分けがあるから，浅草の山谷の茶屋で待ってるぞ」という文章が出てきます．「待ってるぞ」といっても，現代のように「何時何分に待ち合わせて…」というのではなくて，何時になるか見当もつかない（笑）．どのくらい待ったのか知らないけれども，それでもちゃんと物事は起こる．そういったものが時間だとなると，本来僕らのもっている時間というのは感覚であって，「計るもの」ではなくて「感じるもの」なんですよね．

　河村　そうだと思います．

　岩田　「感じる時間」が僕たちから失われ，「計る時間」に変わったというのが，ミヒャエル・エンデが『モモ』の中でいっていることの1つの意味だというのがわかります．文学者といのは，実は感じる時間を表現しているんですね．

　フィリップ・ソレルス(Philippe Sollers)といって，当時ヌーヴォー・ロマンといわれた『Jardin(庭園)』という小説では，時間が前後するんです．いろいろな状態が描写されるんですが，時間を逆転させたり，時間をずらすことで事件が語られていく，非常に面白いプロットをとっていて，「へぇー」と思いました．

　僕らは，時間というのは一直線で，さっきあったことと，いまあることの前後関係を考えるとき，過去形で喋るか，未来形で喋るかで時間を表現しているように思うけれども，それはわれわれが感じているだけの話であって，例えばてんかんの患者さんは精神運動発作を起こしていると，時間が途切れているわけでしょう．自分としては次の瞬間に移ったつもりで

も，そこには1時間のギャップがある．自分には途切れた時間があったことは，人から聞いてわかるわけですが，患者さんのなかではまったく途切れない生活が完結している．僕らの身の周りには，そういうことがたくさんあるじゃないですか．

そういうものを見ていると，文学もまったく同じで，ふつうの小説は，実は精神運動発作みたいに，あいだを全部切ってるんですよね．アレクサンドル・デュマ（Alexandre Dumas）の『モンテ・クリスト伯』なんていうのは，そうとうたくさんの精神発作運動で切り取った部分があるといってもいいんですよね．そうじゃなかったら，あんなに何年も続くストーリーの小説を，1冊の本に収められるはずがないので．

そういうことを思って，文学というのは面白いなぁと思いました．ちょっと変な，やぶにらみ的な感想だけれども．

■「自分がここにいる」証

河村 脳とアートということになると，例えば創造性とか，芸術性とかいうことになるのですが，そうったものは定義できるのでしょうか．

岩田 創造性は，しようと思ったらできるでしょうね．創造というのは，具象的なもの，あるいは具体的な考えのないところで，それとは直接関係のないものからそれを創り出していくということだから，例えば口笛で1つのメロディをつくったら，それは創造ですよね．それが知っている曲であったとしても．

そういう能力を人間はもっているし，実はその程度だったら動物もある程度の創造はするわけです．例えば，ニューギニア・カラスは木の葉っぱを使って虫を捕りますが，カラスの類が皆やるわけではないから，1羽が始めて，それが見よう見まねで，ある程度の文化として広まったんでしょう．そういった能力はもっているけれども，動物たちは，自分たちが生きていくための道具としてしか使っていない．道具としてではなく，それをアートのほうにもっていけるのが人間であって，そうすると，初めてそこに独創という言葉を使ってもいいようなことが出てくるのだと思います．やはり創造から独創になっていくときに，自我の形成というのが，避けて通れないものじゃないでしょうか．

「自分はここにいる」というのを，ただ「アーア，アー」と声を出すだけでは飽き足らなくて，「自分がここにいる」ということを，それこそ時空を超えて残したい．明日，ここに来る人にも「俺がここにいた」ということを知らせたい．そのためには，何かそこに自分が表現したいものを創造して，それを創ったのは自分だということを示さなければいけないから，どうしても独創というものが必要になる．そういうプロセスじゃないかなと思うんですよ．それくらい人間は，自己存在を主張したいんじゃないかなぁ．

もともと，動物には縄張り意識というのがありますよね．ただ，それは単に自分の餌場を確保するとか，つがいになるメスを確保するという意味しかない．つまり生活のためということでしょうけれども，人間は，生活のためでなくても自己存在を主張するわけですよね．

河村 それは，なぜなんでしょうか．

岩田 その答えをある程度出してくれている人がいました．それは，ハナ・アーレント (Hannah Arendt) という社会心理学者です．彼女は『人間の条件 "The Human Condition"』という本の中で人間の活動を3つに分けています．それが，labor と work と action です．

Labor は生きていくために必要なことで，食物の採集とか，料理とか，家事や収入を得ることそのものです．第2の work はその上に成り立っているもので，端的にいうと道具の製作です．道具を製作することは，それで直接生きていくわけではないけれども，よりよく生きるとか，何かをなすときに必要なことで，それには特殊な技能が必要です．labor は誰にでもできますが，work は特殊な技能をもっている人にしかできないものなんですね．

最後の action は，社会活動です．彼女は，この3つのことの原型としてギリシアのポリス (polis) を挙げています．ポリスの社会で人間が生きていくためにいちばん大事だったのは action，自己主張することです．それが，ギリシアの市民であることの証なんです．市民というのは，「権利をもっている」という意味であって，アテネの市民というのは，アテネに住んでいる人たちのごく一部でしかなかったんですね．人は神と違って永遠の存在ではないということを，よく知っていたギリシア人にとって，action というのは，自己存在を永遠化するための活動です．時空を超えた

自己主張というものが，彼らの action なのです．
　これに対し，labor といういちばん下層の仕事は，全部，奴隷の仕事だった．奴隷には action を起こす資格がないので，自分の意見を言ったり，自分の感情を述べたりすることは公には許されていない．それがフランス語でいう déprivés = 奪われた状態であり，それが private = プライベートなんですね．だから，ギリシアの世界でプライバシーを今流にいうと，"公民権を失った状態"です．いまはそれが転用されて，プライバシーはいちばん大事なことだと考えられていますが，ギリシア時代には，取るに足らないことであり，労働だけの世界．つまり家庭の中だけで通用する出来事がプライバシーであって，公には何の意味ももたないことだったわけです．

河村　アートというのは，日本語では美術とか，芸術という言葉に訳しますけれども，work とか，action とはちょっと違った種類の言葉ですね．

岩田　基本的には，ギリシア時代には芸術に当たるものは，action ですね．日々生きていくためには必要ないけれども，公的な発言という位置づけになっていた．公的表現ができる技術者であるということで，彫刻家は非常にギリシア時代には偉い存在だったんですね．
　ところが近代になってくると，labor，work，action の差がどんどんなくなっていく．つまり，まったく技能がない人でも道具が作れるようになる．その最たる例が産業革命で，大量生産になると，自動車の作りかたをまったく知らなくても，言われるとおりにすれば，自動車作りに参画できる．だから，仕事としては labor でも，実際にやっているのは work のレベルになっている．これによって，今度は労働者ということで発言してくるようになると，それは action になってくる．だから，ギリシアのポリスの社会から見ると，その全部がゴチャゴチャになってしまっていて，それが近代社会だと，ハナ・アーレントは言っているわけです．

河村　これまで「癒し」とか，「祈り」とか，「表現行動」といったキーワードが出てきましたが，認知症の治療にアートというのは…．

岩田　ものすごく重要だと思います．特にいま，僕はいろいろなところで dementia の人と接する機会が多いのですが，芸術表現というのがどん

なに大事なものか，よくわかります．小菅とも子さんという人の『折り梅』の原作になった『忘れても，しあわせ』というのを見ると，あの人も絵を描くことによって（症状が）収まっていくんですよね．

　絵を描くことや，歌を歌うことは表現行動ですが，自分の思いを表現していくことができないと，いかに人間の気持ちが変なふうに動いてしまうか．dementiaの人の，いわゆる問題行動といわれるものは，表現行動をきちんとしていただくことによって，そうとう抑えられます．実際にやってみて，そう思います．やはり，拘束するよりは絵を描かせたり，歌を歌ったりすることのほうが，ずっと大事じゃないでしょうか．

河村　今日は，大変いいお話が伺えました．この対談自身が，1つの学術的な作品になっているような気がします．

〔岩田　誠・河村　満〕

索引

【欧文】

absolute pitch　47
amnesic amusia　168
amusia　150
Anschauung　9, 223
autonomy　96
βエンドルフィン　87
base-rate fallacy　53
Broca　169
calcarine sulcus　41
cerveau honnête　11
cerveau menteur　11
CG　95
chemotopy　84
cognitive fluidity　12
conduction amusia　160
CV　102
Dejerine　172
DV　192
event-related potential (ERP)　27
expanded working memory　13
expressive amusia　150, 168
Farnsworth-Mounsell 100 Hue Test　34
flashed face distortion effect　217
fMRI　21
Gall　169
G 蛋白　65
head mounted display (HMD)　95, 97
Henschen　169
Homo pictor　6, 7
instrumental amusia　168, 169
interaction　96
Kinect　102

magneto-encephalography (MEG)　27
metaphore　10
Mind's Eye　168
MST 野　213
MT 野　23, 213
musical agraphia　168, 169
musical alexia　168
musical alexia with agraphia　168, 169
musical anhedonia　156, 162
musical emotion　149, 162
N400　27
Oliver Sacks　167
OR 蛋白　65
Panel D-15　34
paramelodia　158
perception　9
perfect pitch　47
pitch height　48
posterior cortical atrophy (PCA)　40, 167, 172
presence　96
pseudo-haptics　104
pure amusia　150
receptive amusia　150, 168
SD 法　23
sensation　9
shape-from-shading　40
Sinnlichkeit　9, 223
Tickling 刺激法　200
V1/V2　22
V2 野　212
V4 野　212
Verstand　9
VR　95
working memory　11

Yamadori 171

【和文】

あ

アート　111
アート教育　113,121
アカデミア・デッレ・アルティ・デル・ディゼーニョ　113
アルタミラ　6
アンドリュー・ロイド＝ウェッバー　111
アンドロステノン　73
遊び　132
　──の情動　200,206
　──の定義　197
イメージ
　──,外化　133,134
　──,共有　133,134
　──,想起　129,130,133,134
異時同図法　226
移調同一性　53
移調メロディの再認　55
一次視覚野　43
祈り　15
色残像　32,35,41,43
色の恒常性　41,43
因子分析　23
隠喩　10
ヴァザーリ　113
嘘　77
嘘つき脳　11,12
運動　223,228,229
運動系　101
運動障害　188
運動野　23
エイムズの部屋　216
エヴェリン・グレニー　179
エリック・サティ　180
エレン・ウィナー　118,119

絵巻物　225
映画　230
演劇　229
オクターブ・エラー　50
オピオイド　203,204,206
オペラ　229
オレキシン　89
おいしさ　86
大型類人猿　127,131
大野和士　192
音の高さ　48
踊り　7,15,225
音楽　6,7,225
　──の力　194
音楽的音高　48,49
音楽的情動　149
音楽的能力　53
音楽療法　185
　──,自閉症　187
　──,発達障害児　187
音楽療法協会　186
音楽療法士　184
音響芸術　112
音高　48
音程　55
　──の識別　54

か

カニッツァの三角形　215
カラーモンドリアン図形　215
カンナビノイド　203,204
下前頭回　24
仮想身体　101
仮面の錯視　216
海馬　42,43
海馬傍回　25
絵画　6,227
絵画的手がかり　214
顔領域　218
確証バイアス　53

楽譜
　──の失書　168
　──の失読　168
　──の失読失書　168,172,173
　──の失読失書症例　174
　──の純粋失書症例　176
　──の純粋失読　172
楽器　9
　──の失音楽　168,169
感覚　9
　──,フィードバック　132
感覚間相互作用　104
感覚系　101
感覚統合療法　188
感覚入力　97
感性　9,10,20,79,223
緩和ケア　188
観察学習パラダイム　139
観察者中心の見え　115
鑑賞能力の選択的障害　156
眼窩前頭前野　25
眼窩前頭皮質　83
きめの勾配　214
気質　199,206,207
基準比率錯誤　53
基本味　80
機能的近赤外線分光法　90
疑似触覚　104
逆勝手　226
旧人　5,6,8
旧石器時代　125,129
嗅覚　63
嗅覚中枢経路　68
嗅覚ディスプレイ　100
嗅覚野　73
　──,イヌ　73
　──,ウサギ　73
　──,ヒト　74
嗅球　65
嗅細胞　65
嗅毛　65
共同注意　133,134

恐怖条件づけ　204
教育　14
教科学習　120
クレーター錯視　216
クロード・モネ　122
くすぐり遊び　206
空間　10,223,228
空間視　213
空間軸　106
空間知覚障害　213
系統発生　198,199
芸術　3,15
芸術アカデミー　114
芸術活動　4～6,9,11,12,14,15
芸術的知能　120
健忘性失音楽　168,172
嫌悪刺激　25
言語障害　188
コックス　118
コミュニケーション障害　28
コラド・リッチ　114
コンピュータ・グラフィクス　95
コンピュータビジョン　102
個性　131
個性化教育　120
五感　97
五感情報技術　101
悟性　9
工房　112
香　64
香道　64
後期陽性成分　27
後頭葉外側部　38
後頭葉内側部　38,40
高次感覚　103
高次機能　103
高次中枢　103
高次脳機能障害　188
高臨場感　97
国立高等演劇学校　114

さ

サヴァン　13
サッチャー錯視　218
作業記憶　10,12,13
災害 FM 局　194
錯視　215
錯メロディ　158
シミュレーション　96
シミュレーション機能　107
シャテルペロン文化　5,8
ショーヴェ洞窟　6
シンボル　130
ジェスチャ　102
糸球体　65
糸球体応答　65
恣意的イメージ　130
視覚的フィードバック　131
視覚的リアリズム　115
視床　200
視床下部　200
視床背内側核　71
自己報酬　131,132
自閉症　187,188,193
　　──に対する音楽療法　187
自閉症スペクトラム障害　205
事実　77
事象関連電位　27
時間　10,223,224
　　──,観念的　224,227〜229,232,233
　　──,身体運動的　228,231,233
　　──,身体的　228,229
　　──,生理的　231
　　──,物理的　224
時間観　108
時間感覚　106
時間経過　231
時間軸　106
時間表現　225,227,228,232,233
時間表現文学　234
時間論

──,観念的　224
──,生理的　224
──,物理学的・計測的　224
色覚異常　36
色覚障害　35
色彩　31
失音楽　167,168
失音楽症　150
失書　169
失読失書　169
質感　21
実行注意ネットワーク　206
社会的遊び　198,201,202
社会的環境　133
社会的参照　133
受容性失音楽　150,168
受容部位　65
樹状突起　203
宗教　15
集団精神療法　189
純粋な失音楽症　150
小脳　202
正直脳　11
抄録化　231
上前頭回　24
上側頭回　24
情動　204
情動行動　3
触覚ディスプレイ　99
身体運動　224,228
神経難病　188
真実　77
深部感覚　97
新人　5〜7,9
ステロイド臭　73
錐体細胞　31
セザンヌ　217
セミール・ゼキ　121,122
正準の見え　115,116
性誘引物質　73
精神科作業療法　189
精神分析　205

索引

絶対音感　47,53
　──の遺伝的基盤　59
　──の獲得過程　52,58
　──の初期学習仮説　59
　──の敏感期仮説　59
　──の問題点　55
絶対音感保有者の割合　57
舌状回　33,36,38
線遠近法　214
線条体　201
全人教育　121
全米アート教育学会　111
前頭眼窩野　24
前頭前野　24,42,202,**203**
前頭葉　43,220
前頭葉眼窩回　68
前頭連合野　90
前部帯状回　26
前方型痴呆　220
前梨状皮質　69
早期教育　120
相対音感　48,53,60
相対音高　55
相貌失認　37,213
創造性　199
操作運動関連ニューロン　219
造形芸術　112
側頭葉下部　43
側頭連合野　212

た

ダ・ヴィンチ　112
多義図形　103
多重知能理論　118,119
対称性判断　26
対象物中心の見え　115
対物遊び　198
対面コミュニケーション　133
大脳基底核　201
大脳皮質性色覚障害　36,38
大脳皮質味覚野　83

探索　134
探索的行為　131,132
知覚　9
知的リアリズム　115,117
中心後回　23
中脳　200,208
注意欠陥多動障害　205
長期作業記憶　13
鳥距溝　41
直観　9,223
データグローブ　95
デビッド・マー　115,116
手の構え　219
定位操作　**127**,132
適応　130,132
伝導失音楽　160
トーンクロマ　49
トップダウン・アプローチ　139
トポスの権利　7
トリックアート　103
ドーパミン　88,201〜204
ドメスティック・バイオレンス　192
取っ組み合い遊び　198,**200**,202,205,
　206
島　23
頭足人画　116,117
頭頂連合野　212
同時性　230
洞窟画　6,7,125,129,224
動機づけ　130,133,134,200,203
動産芸術　8,9
道具使用　**127**,132
特殊感覚　97

な

なぐりがき　116,126,131
内因性信号応答　67
内的なルール　131,132
ニオイ
　──,意味づけ　76
　──,識別　76

ニオイ濃度　70
二次視覚野　43
日本音楽療法学会　187
日本臨床音楽療法協会　187
認知症　188
認知的流動性　12,14
ネアンデルタール人　5
ノーマン・フリーマン　115

は

ハワード・ガードナー　118
バーチャルリアリティ　95
バイオミュージック学会　187
パーキンソン病　188
パフォーミング・アーツ　111
パリ国立高等音楽・舞踊学校　114
背側視覚経路　213
発達障害　187
　──に対する音楽療法　187
反対色　32
反対色説　32
半側空間無視　213
ヒーリング・ミュージック　183
ピアジェ　206
ピエト・モンドリアン　122
ピッチ　48
ピッチクラス　49,50
ピッチハイト　48〜50
ピッチらせん　49
比率判断　26
皮質盲　36
美　4
美醜判断　24
美術・工芸教育　111
美的判断力　20
東日本大震災　194
光トポグラフィ　191
表現行動　3
　──,指示的・表象的　4,9,14
　──,操作的　4,8
表出性失音楽　150,168

表象　126,127〜129,133,134
表情芸術　112
表面感覚　97
描画模倣課題　127
描画療法　134
敏感期　52,58
フェルメール　122
フランス国立リヨン歌劇場　192
部分的絶対音感　52,58
舞台　229
舞踊　229
腹側視覚経路　213
物体視　213
物体失認　213
文学　231
文脈　108
ベキ関数　70
扁桃体　25,83,201
ホモ・サピエンス　125
ホモ・ピクトル　6,7,126
哺乳類　198
補完　128,129
補償教育　121
補足運動野　23
報酬　131
報酬系　24,88
紡錘状回　22,32,33,36,38,41,42
紡錘状回前部　43

ま

マンガの影響　117
ミケランジェロ　121,122
ミダゾラム　86
ミュージカル　229
ミューラー・リヤー錯視　215
ミラクルフルーツ　84
味覚受容体　81
味覚伝導の脳内経路　82
味蕾　81
右半球優位　74
ムスティエ文化　5,6

メタクッキー　105
メチルフェニデート　205
メロディ　15
モジュール　12
モリーン・コックス　117
モルヒネ　87
モンドリアン図形　42
模倣　14
妄想　78
網膜　31

や

四次視覚野　41,43
欲動　3

ら

ライフログ　107
ラスコー　6,7

ラベルドライン　84
ランダムステレオグラム　215
リズム　15,228
リュケ　114
梨状皮質　68
立体音響システム　99
立体視の障害　213
両眼視差　214
両耳聴　99
レイプ　192
レム睡眠　207
レンブラント　112,113
レンブラント工房　112
ロックアート　125
ロボット
　──,絵を描く　137
　──,踊り　140
　──,ピンピッキング　138
ロンドン・アーツ教育スクール　111